食品成分最新ガイド

栄養素の通《ツウ》になる

第4版

女子栄養大学教授
上西一弘

女子栄養大学出版部

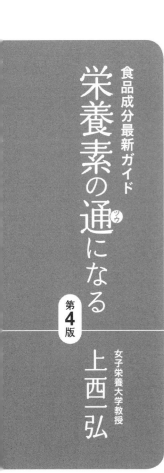

はじめに

『栄養素の通になる』――第4版となりました。

私たちが生きていくため、成長するため、健康を保つため、あるいは病気から回復するためには、体の外から栄養素を適切に摂取する必要があります。

栄養素には大きく分けて2つの種類があります。1つは炭水化物、脂質、たんぱく質などのエネルギー源になる成分で、もう1つは、エネルギー源にはなりませんが、骨の中のカルシウムのように体を構成する成分であり、ビタミンのように体内のさまざまな機能を調節するために働く成分です。

これらの栄養素について、厚生労働省から発表されている指針「日本人の食事摂取基準」と文部科学省発表の「日本食品標準成分表」をもとに、各栄養素の基本的な情報と、なにをどれだけ食べればよいか、どのような食品に多く含まれているかなどを、栄養素にまつわる大小さまざまのエピソード（ネタ）とともに紹介したのが本書です。

本書は、２００８年3月に第1版が上梓されました。当時は「日本人の食事摂取基準（２００５年版）」に基づいて書かれていましたが、その後、「食事摂取基準」の改定、「日本食品標準成分表」の改訂に合わせて、本書も第2版、第3版と改訂されました。

今回は、2015年4月から使用されている「日本人の食事摂取基準（2015年版）」と、2015年の暮れ（クリスマスの日）に発表された「日本食品標準成分表2015年版（七訂）」に合わせて、加筆・修正を行ないました。

食事摂取基準の値は2015年版に改定、栄養素がどのような食品に含まれているかの数値も、成分表に基づきすべて見直しています。

また、今回の改訂では、巻末に、「国民健康・栄養調査」の結果から、栄養素のおもな供給源を示すことにしました。現在、私たちがどのような食品から栄養素を摂取しているかがわかります。

栄養学は日々進歩しています。最新の情報を皆さまにお届けしたく、本書を改訂しました。今回の改訂にあたっても、当初からお世話になっている監物南美さんに助けていただきました。わかりやすいイラストは、伊波二郎さんに描いていただきました。改めて感謝申し上げます。

本書が皆さまの健康の素になりますように。

女子栄養大学教授　上西一弘

食品成分最新ガイド
栄養素の通になる―もくじ

Contents

本書について

その1 栄養素の基礎データ

各栄養素の化学名（元素記号）、特徴、欠乏症、過剰症、多く含まれる食品などの基本的な情報を簡潔にまとめています。

●**欠乏症・過剰症**　健康な状態の人が食品から摂取することを前提に、その栄養素が不足した場合、とりすぎた場合の代表的な症例をあげています。食品以外からの摂取や、特殊な状況において見られる症状については、本文の「不足すると」「とりすぎると」に解説しています。

●**食品**　その栄養素の特徴がわかるように、一般的に多く含まれているとされる食品群（食品）を示しています。

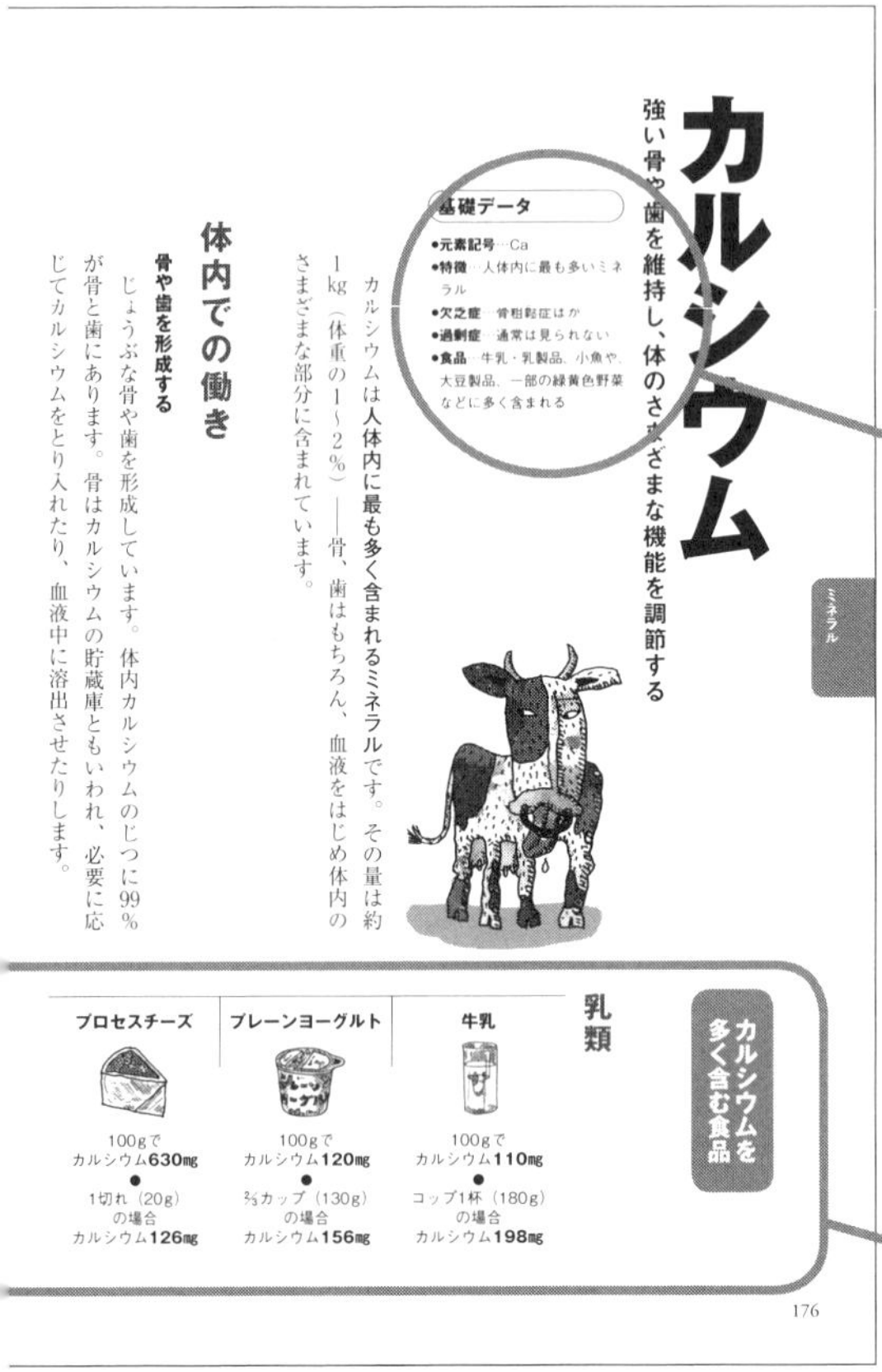

ミネラル

カルシウム

強い骨や歯を維持し、体のさまざまな機能を調節する

基礎データ
●**元素記号**…Ca
●**特徴**…人体内に最も多いミネラル
●**欠乏症**…骨粗鬆症ほか
●**過剰症**…通常は見られない
●**食品**…牛乳・乳製品、小魚や、大豆製品、一部の緑黄色野菜などに多く含まれる

カルシウムは**人体内に最も多く含まれるミネラル**です。その量は約1kg（体重の1〜2%）――骨、歯はもちろん、血液をはじめ体内のさまざまな部分に含まれています。

体内での働き

骨や歯を形成する

じょうぶな骨や歯を形成しています。体内カルシウムのじつに99%が骨と歯にあります。骨はカルシウムの貯蔵庫ともいわれ、必要に応じてカルシウムをとり入れたり、血液中に溶出させたりします。

カルシウムを多く含む食品

乳類

牛乳	プレーンヨーグルト	プロセスチーズ
100gで カルシウム**110mg**	100gで カルシウム**120mg**	100gで カルシウム**630mg**
コップ1杯（180g）の場合 カルシウム**198mg**	⅔カップ（130g）の場合 カルシウム**156mg**	1切れ（20g）の場合 カルシウム**126mg**

176

その2 それぞれの栄養素を多く含む食品

その栄養素が多く含まれている食品を示しています。日常よく食べられる食品群を中心に紹介しています。

●食品の重量は廃棄される部分を除いた可食部の重量で、特に記載がない場合は生の重量です。

●100gあたりの成分量と1回使用量あたりの成分量を併記しています。乾物などの場合、100gあたりでは多く含まれていても、1回使用量で見るとわずかなこともあるので、注意してください。

●成分値は「日本食品標準成分表２０１５年版」から算出しています。

その3 一日に必要な栄養素の量（摂取基準）

栄養素ごとに、「日本人の食事摂取基準（2015年版）」を掲載しています。性別・年齢別に、必要な栄養素の量が示されています。

カルシウム **Ca**

カルシウムの食事摂取基準（mg/日）

年齢	男性 推定平均必要量	男性 推奨量	男性 耐容上限量	女性 推定平均必要量	女性 推奨量	女性 耐容上限量
0~5（月）	—	200※1	—	—	200※1	—
6~11（月）	—	250※1	—	—	250※1	—
1~2（歳）	350	450	—	350	400	—
3~5（歳）	500	600	—	450	550	—
6~7（歳）	500	600	—	450	550	—
8~9（歳）	550	650	—	600	750	—
10~11（歳）	600	700	—	600	750	—
12~14（歳）	850	1,000	—	700	800	—
15~17（歳）	650	800	—	550	650	—
18~29（歳）	650	800	2,500	550	650	2,500
30~49（歳）	550	650	2,500	550	650	2,500
50~69（歳）	600	700	2,500	550	650	2,500
70以上（歳）	600	700	2,500	500	650	2,500

※1は目安量。

多くの生理機能を調節する

成長ホルモンをはじめとするホルモンの分泌《ぶんぴつ》、血液の凝固など広い範囲の生理機能に関与しています。血中濃度は1dℓあたり9~11mgと厳密にコントロールされていて、不足すると骨からとけ出て補います。

その他

筋肉が収縮するのに必要不可欠な働きをしています。心臓が規則正しく拍動するためにもカルシウムが不可欠です。ほかにも、神経伝達を正常に保つために働いています。

どのくらいとればいいの？

「日本人の食事摂取基準（2015年版）」では、表のように定められています。

2005年版では目安量と目標量を主とした基準でしたが、2010年版からは、推定平均必要量と推奨量を主とした基準になりました。こ

魚介類

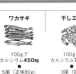

シシャモ（生干し）	丸干しマイワシ	ワカサギ	干しエビ
100gで カルシウム**330mg** ● 3尾（50g）の場合 カルシウム**165mg**	100gで カルシウム**440mg** ● 2尾（50g）の場合 カルシウム**220mg**	100gで カルシウム**450mg** ● 5尾（正味80g）の場合 カルシウム**360mg**	100gで カルシウム**7100mg** ● 3尾（9g）の場合 カルシウム**639mg**

「食事摂取基準」の指標について

● **推定平均必要量**　50％の人が必要量を満たすと推定される一日あたりの摂取量のこと。

● **推奨量**　ほとんど（97~98％）の人が必要量を満たすと推定される一日あたりの摂取量のこと。

● **目安量**　推定平均必要量・推奨量を算定するのに充分な科学的根拠が得られない場合に設定される、良好な栄養状態を維持するのに充分と考えられる摂取量のこと。

● **目標量**　生活習慣病の予防のために、日本人が当面の目標として摂取すべき摂取量（または、その範囲）のこと。

● **耐容上限量**　ほとんどすべての人々が、過剰摂取による健康障害を起こすことのない最大限の摂取量。

その4 大ネタ小ネタ

知っておくと楽しい豆知識や、よく耳にする栄養情報の真相、最新の研究などのネタをわかりやすく解説しています。

カルシウムの大ネタ・小ネタ

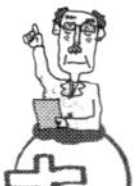

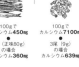

大ネタ 1

妊娠・授乳期のカルシウム必要

以前は、妊娠中や授乳中は、胎児の発育や母乳のカルシウムを多く摂取する必要があるという考えかや授乳婦では付加量が設定されていました。しかし人の食事摂取基準（2005年版）」から、妊婦・授の付加量がなくなりました。その理由は、多くの文献討した結果、妊娠・授乳期にはカルシウムの吸収・利高まることが明らかになったからです。女子栄養大の調査でも、非妊娠時のカルシウムの消化管からのが23％なのに対し、妊娠期42％、授乳期37％と高いしていました。摂取量を増やさなくても、必要な量されるようです。しかし、この場合でも、ある水準わち推奨量の摂取は必要です。妊娠、授乳をきっかルシウムの摂取量を見直してみるのもよいかもしれま

その5 食品成分と栄養素

食品に含まれる成分は下記のように整理されます。生物が体外からとり入れて栄養となる物質を栄養素といいますが、食品には栄養素のほかに、色や香り、味などに影響する成分や、生体調節にかかわる成分などさまざまな物質が含まれています。

本書の第1章ではエネルギーを、第2章から第4章では食品成分のうち、「日本人の食事摂取基準（2015年版）」でとり上げられている栄養素を中心に解説をしています。

食品成分の一覧

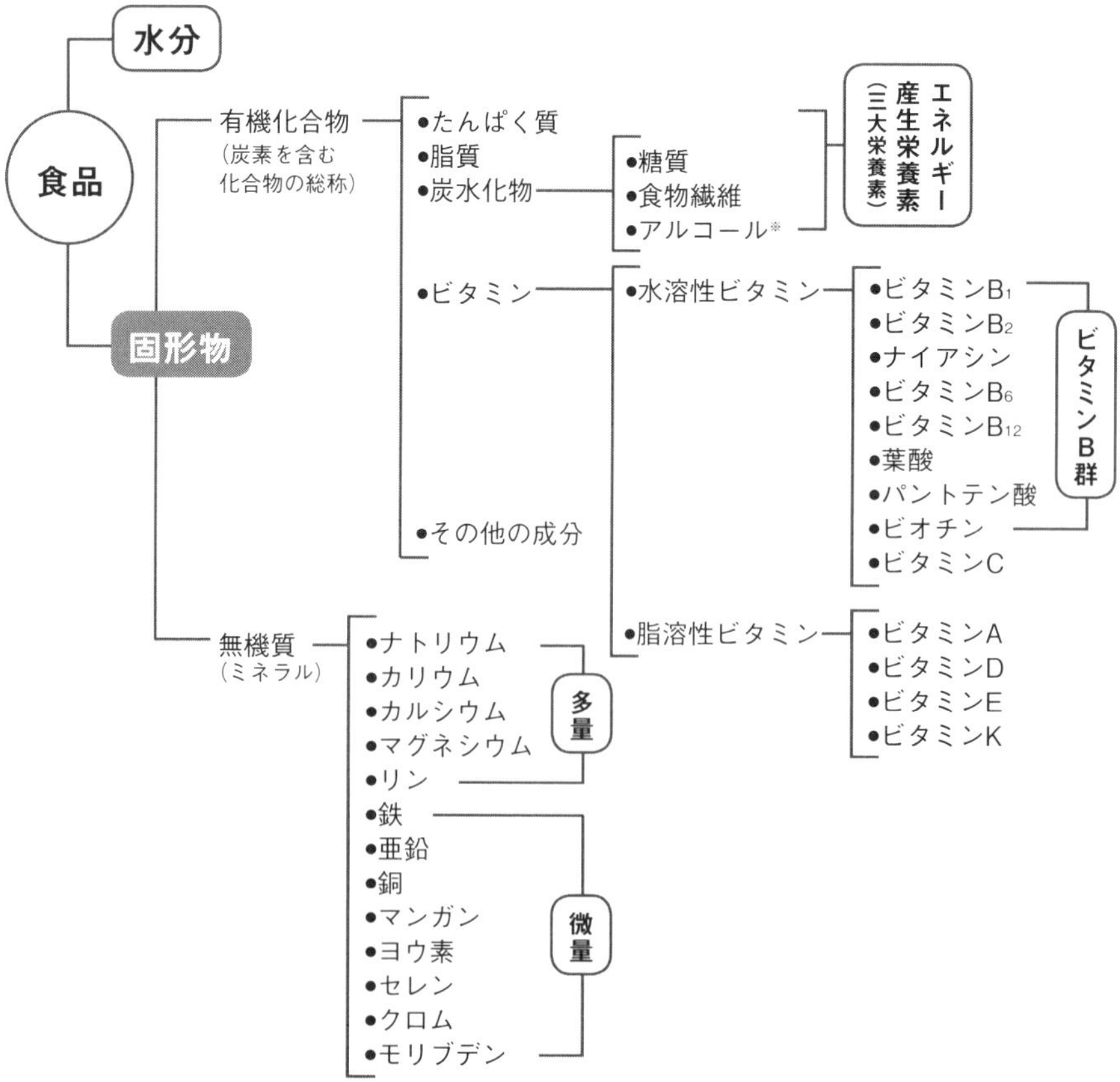

※アルコールは栄養素ではないが、計算するときにはここに入れる。

Chapter 1

エネルギーの
通になる

エネルギーは栄養素ではありませんが、
生命維持、生活活動の源です。
すべての生物は、なんらかの食べ物から
エネルギーを得て生きています。

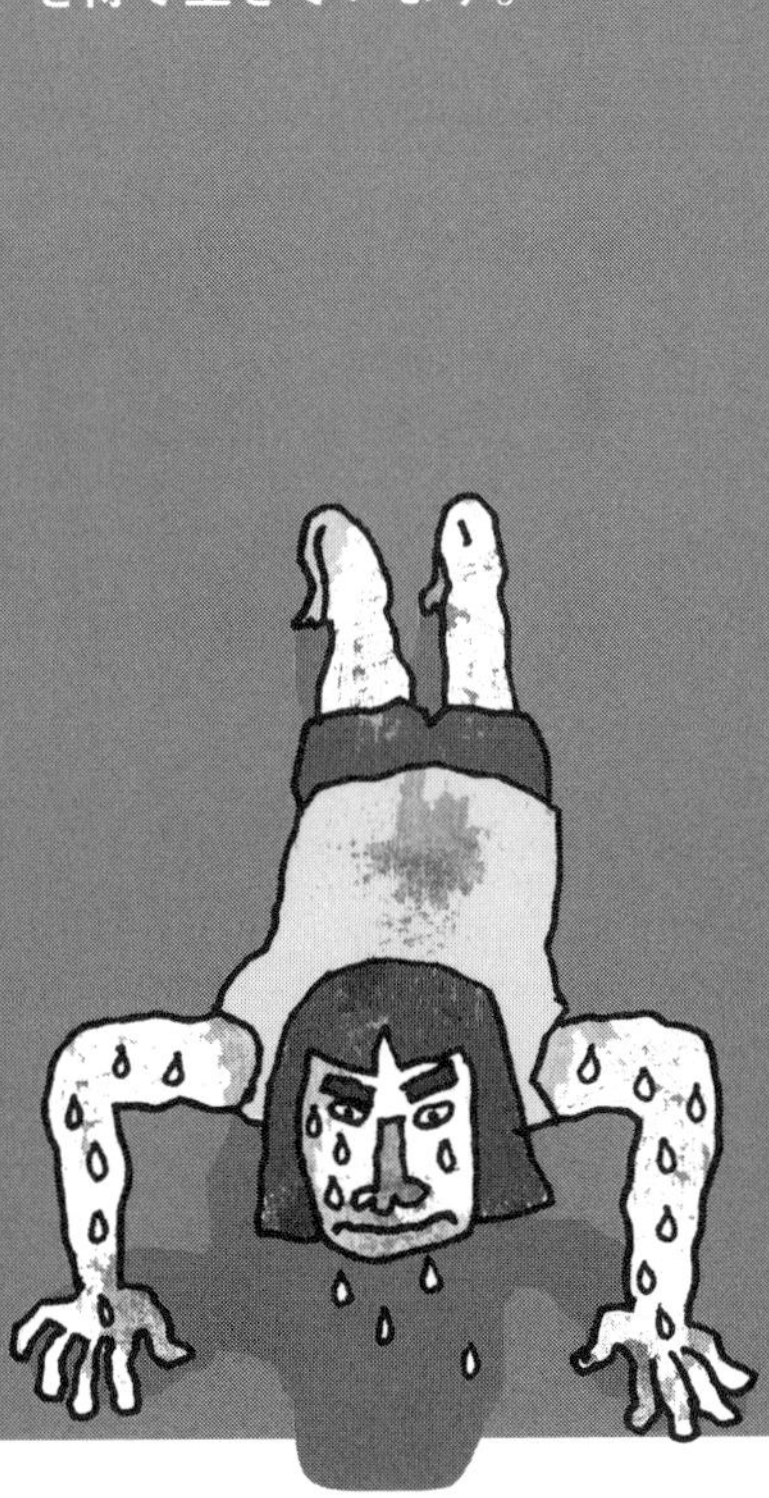

エネルギー

生命維持、生活活動の源となる

基礎データ

- **英語名**…energy
- **単位**…kcal（キロカロリー）
- **特徴**…栄養素ではない。糖質、脂質、たんぱく質の3つの栄養素から得る

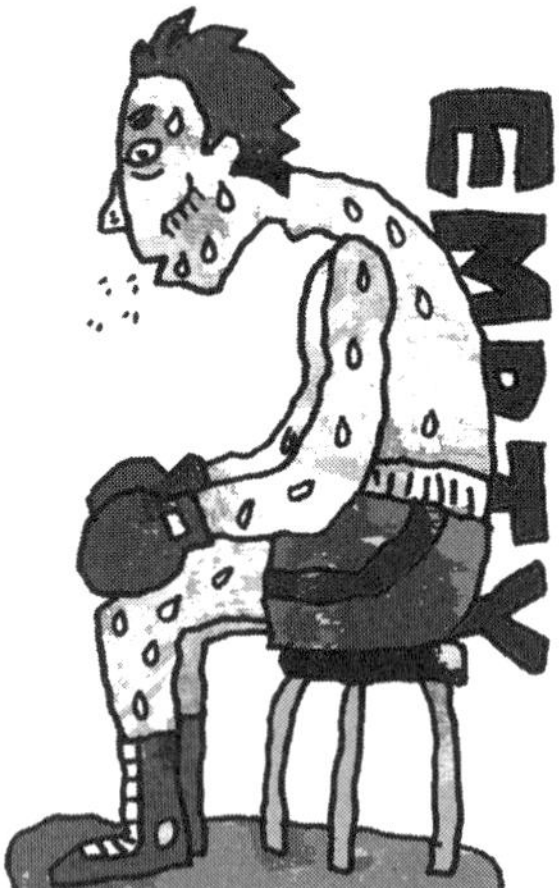

エネルギーは栄養素ではありませんが、あらゆる生命活動に不可欠です。私たち人間は食物からエネルギーを補給していて、糖質と脂質、たんぱく質の3つの栄養素と、栄養素ではありませんがアルコールがエネルギー源になります。これらが呼吸によって肺からとり込まれた酸素と反応して分解され、エネルギーが発生するのです。

体内での利用

生命の営みの維持と生活活動に必須

心臓をはじめとする内臓の機能の維持、呼吸、血液循環など、生理

おもな食品のエネルギー量

穀類

精白米ごはん	うどん(ゆで)	食パン
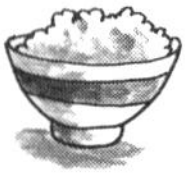	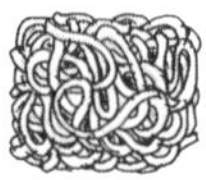	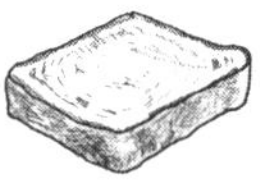
100gで **168kcal**	100gで **105kcal**	100gで **264kcal**
ごはん1膳（150g）の場合 **252kcal**	1食分（220g）の場合 **231kcal**	6枚切り1枚（60g）の場合 **158kcal**

現象にはエネルギーが必要です。体温を一定に保つのにも、神経の伝達を正常に行なうのにも、エネルギーが使われています。体内のあらゆる現象は化学反応によって成り立っていますが、それぞれの化学反応にエネルギーが利用されるのです。

なお、人間が生きていくのに最低限必要な機能を維持するための、最小のエネルギー代謝を**基礎代謝**といいます。基礎代謝量は個人差があり、さらには、環境や年齢、筋肉量によっても変動します。

歩行、家事、仕事などいっさいの生活活動には、安静時より多くのエネルギーが必要です。また、食べ物を消化・吸収するためにもエネルギーが使われます。

どのくらいとればいいの？

適正な体重（ＢＭＩ）の成人では、消費量と同量のエネルギーを摂取することが望ましいとされています。エネルギーの消費量は外気の温度や食物摂取状態、あるいは仕事や運動による身体活動状況などさまざまな環境条件、生活活動によって変動しますが、成人の場合、体重が変化しなければ、エネルギーの消費量と摂取量は同量で、適量のエネルギーを摂取していることになります。

肥満ややせの人でも、体重や身体組成が変わらなければ、エネルギー摂取量と消費量は等しく、そのことがかならずしも望ましい状態と

魚類・肉類・豆類

サンマ

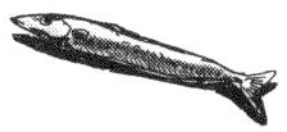

100gで
297kcal
●
1尾（正味100g）の場合
297kcal

白サケ

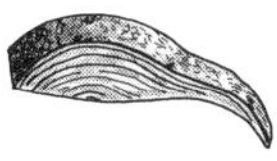

100gで
133kcal
●
1切れ（80g）の場合
106kcal

クロマグロ（赤身）

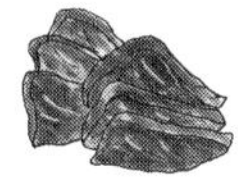

100gで
125kcal
●
刺し身6切れ（80g）の場合
100kcal

豚ロース肉（赤肉部分）

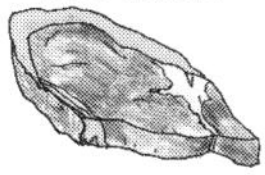

大型種100gで
150kcal
●
厚切り1枚（90g）の場合
135kcal

推定エネルギー必要量（kcal/日）

年齢	男性			女性		
	身体活動レベル			身体活動レベル		
	低い（Ⅰ）	ふつう（Ⅱ）	高い（Ⅲ）	低い（Ⅰ）	ふつう（Ⅱ）	高い（Ⅲ）
0～5（月）	—	550	—	—	500	—
6～8（月）	—	650	—	—	600	—
9～11（月）	—	700	—	—	650	—
1～2（歳）	—	950	—	—	900	—
3～5（歳）	—	1,300	—	—	1,250	—
6～7（歳）	1,350	1,550	1,750	1,250	1,450	1,650
8～9（歳）	1,600	1,850	2,100	1,500	1,700	1,900
10～11（歳）	1,950	2,250	2,500	1,850	2,100	2,350
12～14（歳）	2,300	2,600	2,900	2,150	2,400	2,700
15～17（歳）	2,500	2,850	3,150	2,050	2,300	2,550
18～29（歳）	2,300	2,650	3,050	1,650	1,950	2,200
30～49（歳）	2,300	2,650	3,050	1,750	2,000	2,300
50～69（歳）	2,100	2,450	2,800	1,650	1,900	2,200
70以上（歳）※1	1,850	2,200	2,500	1,500	1,750	2,000

※1 主として70～75歳ならびに自由な生活を営んでいる対象者に基づく報告から算定した。

・妊婦初期は50kcal、中期は250kcal、後期は450kcal、授乳婦は350kcalを付加する。妊婦個々の体格や妊娠中の体重増加量、胎児の発育状況の評価を行うことが必要である。

・活用に当たっては、食事摂取状況のアセスメント、体重及びBMIの把握を行い、エネルギーの過不足は、体重の変化またはBMIを用いて評価すること。

・身体活動レベルⅠの場合、少ないエネルギー消費量に見合った少ないエネルギー摂取量を維持することになるため、健康の保持・増進の観点からは、身体活動量を増加させる必要があること。

目標とするBMIの範囲（18歳以上）※1,2

年齢（歳）	目標とするBMI（kg/m²）
18～49	18.5～24.9
50～69	20.0～24.9
70以上	21.5～24.9※3

※1 男女共通。あくまでも参考として使用すべきである。

※2 観察疫学研究において報告された総死亡率が最も低かったBMIを基に、疾患別の発症率とBMIとの関連、死因とBMIとの関連、日本人のBMIの実態に配慮し、総合的に判断し目標とする範囲を設定。

※3 70歳以上では、総死亡率が最も低かったBMIと実態との乖離が見られるため、虚弱の予防及び生活習慣病の予防の両者に配慮する必要があることも踏まえ、当面目標とするBMIの範囲を21.5～24.9kg/m²とした。

はいえません。すなわち、太った人は太ったまま、やせた人はやせたままの状態が続くからです。したがって、まずは望ましい体格であることが重要です。「日本人の食事摂取基準（2015年版）」では、18歳以上の成人では、望ましいBMIの範囲が示されました（表）。

これまで使用されてきた「推定エネルギー必要量」も、参考として記載されています（表）。まだまだ利用価値のあるたいせつな指標です。成人の場合には、BMIと合わせて使用していきましょう。

油脂類

オリーブ油

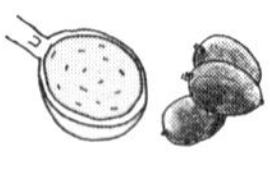

100gで
921kcal
●
大さじ1（12g）の場合
111kcal

バター（食塩不使用）

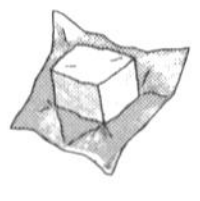

100gで
763kcal
●
1切れ（20g）の場合
153kcal

もめん豆腐

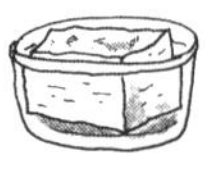

100gで
72kcal
●
¼丁（75g）の場合
54kcal

牛もも肉（赤肉部分）

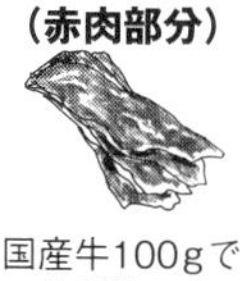

国産牛100gで
140kcal
●
薄切り3枚（90g）の場合
126kcal

エネルギー **energy**

不足すると

●消費量より摂取量が少ない状態が続くと、体脂肪を燃やしてエネルギー源とするので、体重が減少します。エネルギー不足がさらに続くと、体を構成しているたんぱく質を燃やすことになり、筋肉や内臓が損耗して、最終的には死に至ります。

とりすぎると

●消費量より摂取量が多い状態が続くと、体脂肪になって必要なときの予備として貯蔵されます。エネルギー過剰がさらに続くと、体脂肪が増え、肥満を招きます。また、肥満に伴って糖尿病、高血圧、脂質異常症、痛風、メタボリックシンドロームなどの生活習慣病になることもあります。

身体活動レベルと日常生活の内容

低い
生活の大部分が座位で、静的な活動が中心の場合

ふつう
座位中心の仕事だが、職場内での移動や立位での作業・接客等、あるいは通勤・買い物・家事、軽いスポーツ等のいずれかを含む場合

高い
移動や立位の多い仕事への従事者、あるいは、スポーツ等余暇における活発な運動習慣を持っている場合

野菜類・芋類

トマト	ほうれん草	大根	じゃが芋
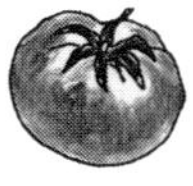	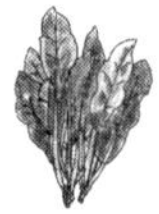	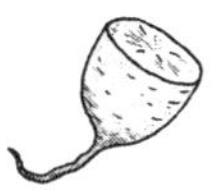	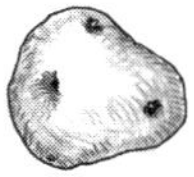
100gで **19kcal**	100gで **20kcal**	100gで **18kcal**	100gで **76kcal**
½個（75g）の場合 **14kcal**	¼束（60g）の場合 **12kcal**	おろし¼カップ（50g）の場合 **9kcal**	1個（正味120g）の場合 **91kcal**

エネルギーの大ネタ小ネタ

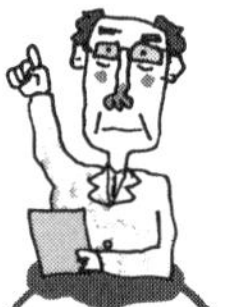

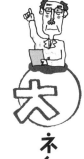

大ネタ1 カロリー、キロカロリー

1㎞は1000m、これは皆さんよくご存じのことです。キロというのは1000倍という意味になります。ごはん100g（茶わんにごく軽く1杯）は約170キロカロリーですが、これは17万カロリーであり、非常に桁数が多くなってしまいます。

したがって、栄養学では通常はキロカロリーが単位として使用されています。以前はこのキロカロリーをCを大文字にして、Cal（大カロリー）と表現することもありましたが、Calとcalがまちがいやすいため、現在はkcalに統一されています。しかし、一般には「キロカロリー」といわずに、単に「カロリー」ということが多いようです。

ちなみに1カロリーとは、「1gの14・5度の水を15・5度に、つまり温度を1度上げるために必要なエネルギー」と定義されています。物理学でいうエネルギーと栄養学でいうエネルギーは本質的には同じものです。

大ネタ2 新しい栄養学の潮流

過剰に摂取したエネルギーは、脂肪として蓄えられます。これは栄養学の常識です。そしてこのときのエネルギーバランスは、多くは1日単位で考えられます。

しかし最近、摂取するエネルギーが同じでも、その摂取の仕方によって影響が異なる可能性が示唆されています。たとえば、朝昼夕食のエネルギー配分、食べる速度、なにから食べるか、いつ食べるか、などが影響するとされるのです。これらは新しい栄養学といえます。

これらについては、まだまだ研究が始まったばかりで、食事摂取基準でも検討が必要であると記載されています。

エネルギー energy

小ネタ 1

エネルギーの語源

エネルギー（energy）の語源は、ギリシア語の「仕事」を意味する ergon に前置詞 en をつけた energos だといわれています。物理学の分野ではエネルギーの単位としてエルグがありますが、これは ergon が語源です。ちなみに、アレルギー（allergy）という言葉は、「異なる」を意味する allos と ergon が合わさったものです。

小ネタ 2

エネルギーのとり方

エネルギーを有する栄養素はたんぱく質、脂質、炭水化物（糖質）です。私たちの体内では、たんぱく質は1gで4kcal、脂質は9kcal、炭水化物は4kcalのエネルギーを生み出します。

脂質は最も効率のよいエネルギー源ですが、エネルギーはただ需要を満たせばよいというものではありません。これらの栄養素のエネルギー比率が適切でないと、健康をそこなうこともあります。その比率を、それぞれの英語の頭文字をとってPFC比率と呼び（Pはたんぱく質、Fは脂質、Cは炭水化物）、だいたい15対25対60前後がよいとされます（↓19ページ参照）。

小ネタ 3

消費エネルギーの重さ？

糖質、たんぱく質、脂質は代謝されて最終的にATP（アデノシン三リン酸）という物質になり、これが体内でエネルギーを供給しています。

ATPは $C_{10}H_{16}N_5O_{13}P_3$ という分子量が約500の物質で、1モルで約10kcalのエネルギーを生み出します。このモルという単位はなじみのないものですが、ATPは、重さ約500gで約10kcalのエネルギーになると考えればよいでしょう。

ところで、成人女性の場合、一日に約2000kcalのエネルギーを消費します。2000kcal分をATP重量に換算すると、約100kgとなります。つまり私たちは体重の約2倍ものATPを使っているということになります。なんだか不思議な気分です。

Column

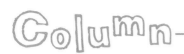

食品成分表と食事摂取基準

●食品成分表

日本人が日常的に摂取する食品について、標準的な成分値を収載しているのが「食品成分表」です。本書で示している食品中の栄養素量も、この「食品成分表」のデータに基づくものです。「食品成分表」は、食糧の供給や自給に関する国家政策から、病院の給食管理、一般家庭での献立作成まで、さまざまな分野で利用されています。

最新のものは、文部科学省科学技術・学術審議会が２０１５年に発表したもので、正式には「日本食品標準成分表２０１５年版（七訂）」といいます。原材料的食品のみならず、加工食品、調理食品まで、２１９１食品について成分値が収載されています。日本人の伝統的な食文化を代表する食品（刺身、天ぷら等）や、五穀、発芽玄米、あまに油等の健康志向を反映した食品、玄米粉、米粉パン、米粉めん等の子どものアレルギー増加に配慮した食品、鶏のから揚げ、豚カツ、魚のフライ、肉・野菜等の焼き・ゆで等、栄養成分表示の義務化にも対応した調理後食品なども収載されています。各出版社から発売されている「食品成分表」はこれを基に作成されています。

●食事摂取基準

健康な個人または集団を対象に、国民の健康の維持・増進、エネルギー・栄養素欠乏症の予防、過剰摂取による健康障害の予防、生活習慣病の予防を目的として、エネルギーおよび各栄養素の摂取量の基準を示したものが「食事摂取基準」です。摂取量の指標としては、エネルギー１種類（推定エネルギー必要量）、栄養素５種類（推定平均必要量、推奨量、目安量、目標量、耐容上限量）が設定され、性別・年齢別・身体活動レベル別に一日あたりの量で示されています（→７ページ参照）。

Chapter 2

―エネルギー産生栄養素―

三大栄養素の
通になる

「日本人の食事摂取基準（2015年版）」では、

「エネルギー産生栄養素バランス」

という言葉が登場しました。

これは、今まで用いていた三大栄養素に
栄養素ではないアルコールを加えた表現です。

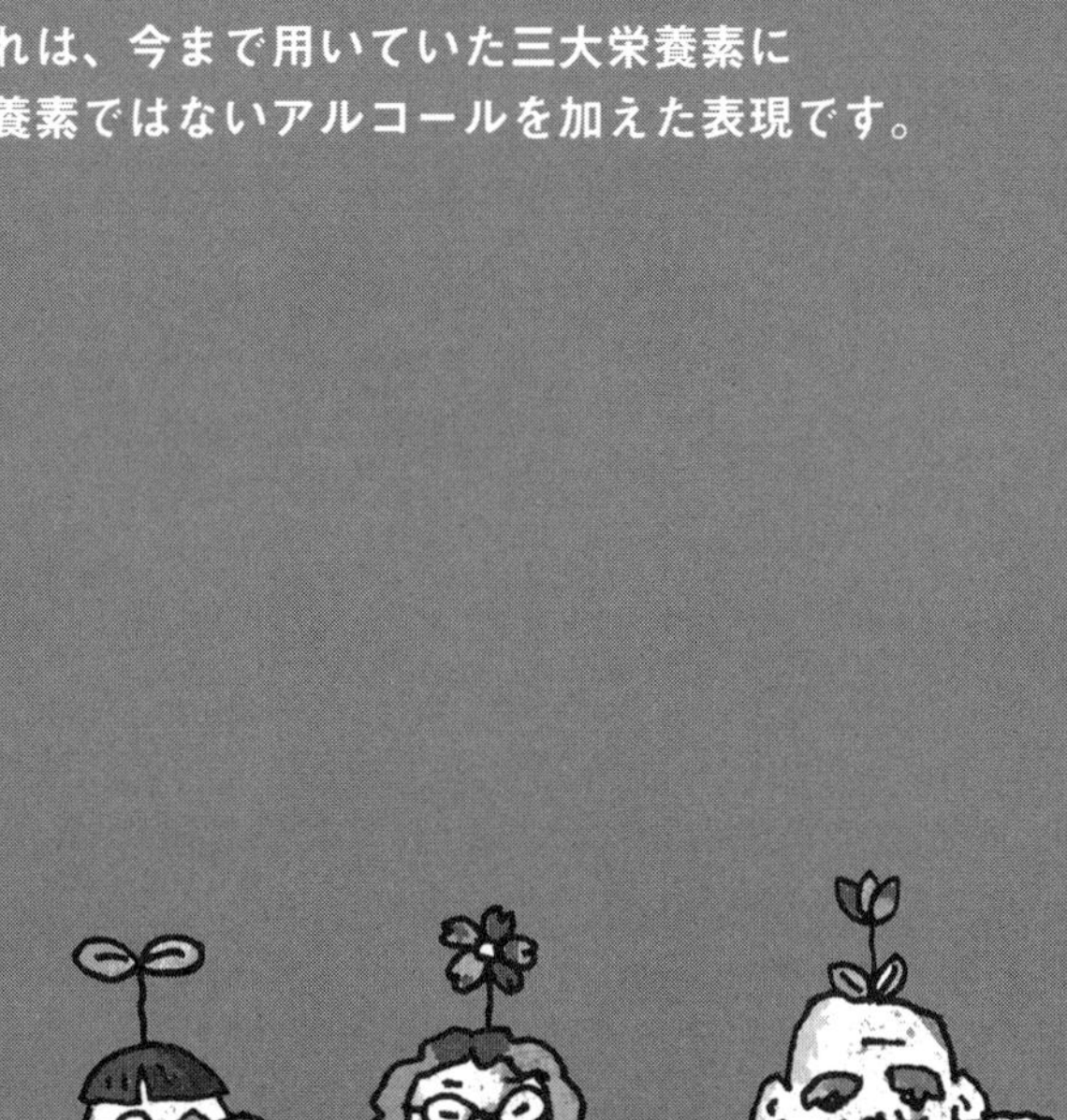

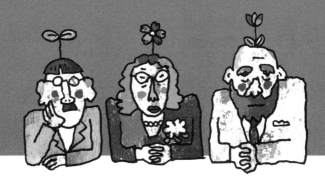

三大栄養素

―エネルギー産生栄養素―

体を作り、エネルギー源となる

基礎データ

●**英語名**
…macro nutrients

●**特徴**
…身体の主要な構成物質。摂取量が多い

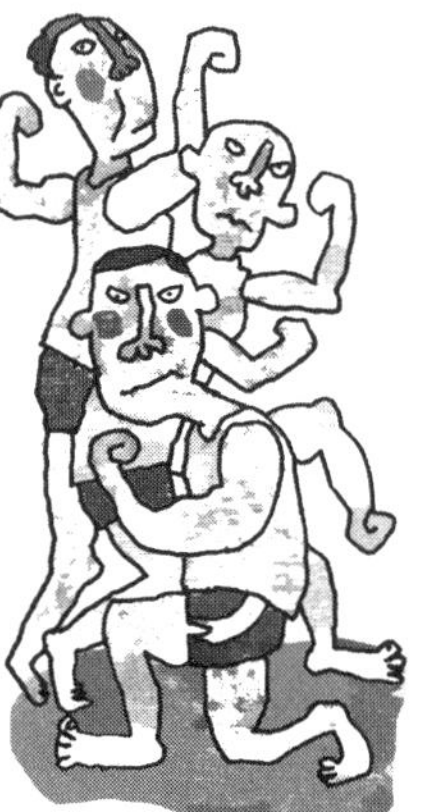

栄養素を大きくグループ分けすると、たんぱく質、脂質、炭水化物、ミネラル、ビタミンとなります。このうち三大栄養素とは、**たんぱく質**、**脂質**、**炭水化物**を指します。三大栄養素は私たちの**身体の主要な構成物質**で、**エネルギー源になる**という特徴があります。摂取量が多いことから、英語ではmacro nutrientsといいます。

炭水化物のうち、糖質はおもにエネルギー源として利用されます。糖質以外の炭水化物である食物繊維はエネルギー源にはあまりなりませんが、人体にいろいろな影響を与えています。たんぱく質や脂質は身体の構成成分となるアミノ酸、脂肪酸、コレステロールなどの供給とともに、エネルギーを生み出す物質として使用されることもあります。

エネルギーの生成

食べ物のたんぱく質、脂質、炭水化物の量がわかれば、エネルギー換算係数を使ってそのエネルギー量を計算することができます。エネルギー換算係数とは、たんぱく質、脂質、炭水化物1gあたりの体内でのエネルギー発生量のことです。エネルギー換算係数の一つであるアトウォーターの係数では、**たんぱく質は4kcal/g**、**脂質は9kcal/g**、**炭水化物（糖質）**

は4kcal／gとなります。また、アルコールは1gで7kcalのエネルギーとなります。

食品の持つエネルギーは基本的には体外で燃焼したさいに産生されるエネルギーと同じものです。脂質や糖質は体内でも完全に酸素と結合して（すなわち燃焼して）二酸化炭素と水になります。しかし、たんぱく質には窒素が含まれています。私たちの体はこの窒素を完全に燃焼させることができず、尿中に尿素の形で排泄《はいせつ》しています。尿素は1gで1・25kcalのエネルギーを有していますから、たんぱく質の場合は、体外での燃焼と体内での燃焼で産生されるエネルギー量が異なるのです。

エネルギー産生栄養素バランス（%エネルギー）

年齢等	目標量※1（中央値※2）（男女共通）			
	たんぱく質	脂質※3		炭水化物※4、5
		脂質	飽和脂肪酸	
0〜11（月）	—	—	—	—
1〜17（歳）	13〜20（16.5）	20〜30（25）	—	50〜65（57.5）
18〜69（歳）	13〜20（16.5）	20〜30（25）	7以下	50〜65（57.5）
70以上（歳）	13〜20（16.5）	20〜30（25）	7以下	50〜65（57.5）

※1 各栄養素の範囲については、おおむねの値を示したものであり、生活習慣病の予防や高齢者の虚弱の予防の観点からは、弾力的に運用すること。
※2 中央値は、範囲の中央値を示したものであり、最も望ましい値を示すものではない。
※3 脂質については、その構成成分である飽和脂肪酸など、質への配慮を十分に行う必要がある。
※4 アルコールを含む。ただし、アルコールの摂取を勧めるものではない。
※5 食物繊維の目標量を十分に注意すること。

食べ方のヒント

三大栄養素の摂取比率を**PFC比率**ともいいます。三大栄養素は、この比率がたいせつです。たんぱく質（P）からのエネルギーが15%、脂質（F）からが25%、炭水化物（C）からが60%で、重量の比ではないので注意が必要です。アルコールのエネルギーを考慮するさいは、炭水化物に含めます。ちなみに最近の日本の食事では、炭水化物が減少し、たんぱく質と脂質が増えてきていますが、これは主食の米の摂取量が減ってきているためです。ごはんを主食とした一汁二菜の食事形態は、パンやめん類を主食にするよりPFC比率が整えやすいといわれています。合計のエネルギー摂取量を考慮したうえで、さまざまな食品をバランスよく組み合わせて食べるようにしましょう。

たんぱく質

臓器や筋肉など体を構成する主成分となる

基礎データ

- **英語名**…protein
- **特徴**…アミノ酸で構成される化合物
- **欠乏症**…成長障害ほか
- **過剰症**…腎臓への負担ほか
- **食品**…魚介類、肉類、大豆、卵などに多く含まれる

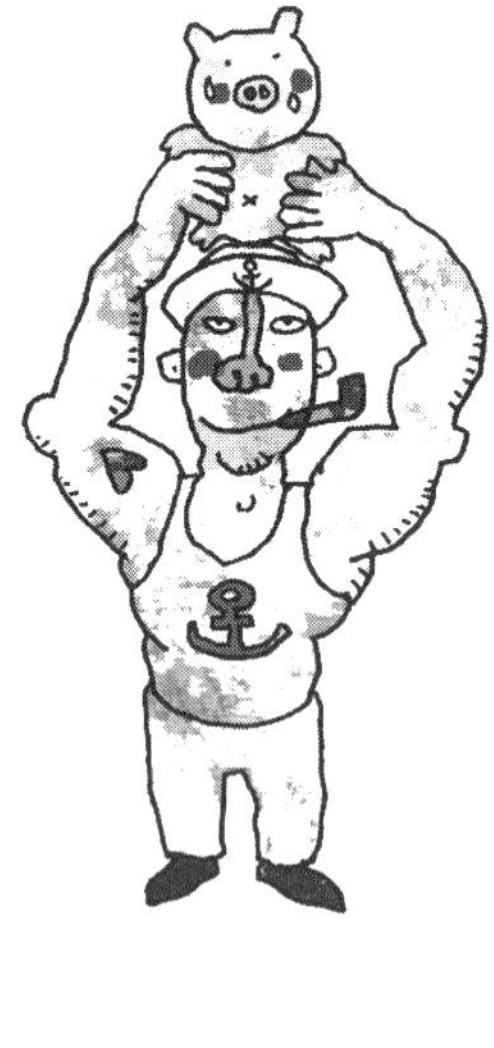

私たちの体は約10万種類ものたんぱく質で構成されています。たんぱく質は**アミノ酸が多数結合した高分子の化合物**です。ヒトの体のたんぱく質を構成するアミノ酸は20種あり、その種類や量、組み合わせによって、性質や働きの異なるたんぱく質が作られるのです。また、たんぱく質は**1gあたり約4kcal**のエネルギーを産み出します。

体内での働き

臓器や筋肉など、体を構成する成分になる

たんぱく質は私たちの体の骨格や筋肉、皮膚、毛髪、内臓などあら

たんぱく質を多く含む食品

魚介類

クロマグロ（赤身）

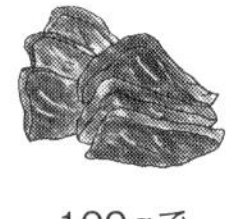

100gで
たんぱく質**26.4g**
●
刺し身6切れ（80g）
の場合
たんぱく質**21.1g**

ウナギのかば焼き

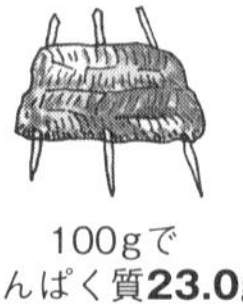

100gで
たんぱく質**23.0g**
●
1串（100g）
の場合
たんぱく質**23.0g**

マカジキ

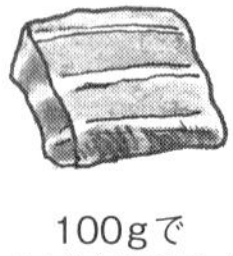

100gで
たんぱく質**23.1g**
●
1切れ（100g）
の場合
たんぱく質**23.1g**

たんぱく質 protein

ゆる組織を構成する材料となります。どの組織のたんぱく質も分解と合成をくり返しながら一定量を保っています。

分解された体たんぱく質のアミノ酸は、食事からのたんぱく質由来のアミノ酸とともに〝アミノ酸プール〟に入り、新しいたんぱく質の合成に利用されます。アミノ酸プールとは、血液および骨格筋などの組織中に存在する、たんぱく質の〝部品置き場〟のようなもので、ここから種々のたんぱく質の合成に必要なアミノ酸が供給されるのです。

酵素やホルモンなど、体の機能を調整する成分になる

体内の代謝を担ったり機能を調節したりする酵素やホルモン、神経伝達物質などもたんぱく質でできています。赤血球中の酸素を運搬するヘモグロビンなどの血液成分、遺伝子、免疫物質もたんぱく質の一種でできています。

エネルギー源になる

炭水化物や脂質より割合は少ないですが、分解されてエネルギー源として利用されます。

どのくらいとればいいの？

「日本人の食事摂取基準（2015年版）」では、次ページの表のように定められています。耐容上限量は設定されていませんが、18歳以上では、たんぱく質の一日の摂取量は体重1kgあたり2.0g未満にとど

タイショウエビ

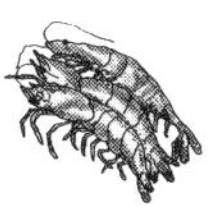

100gで
たんぱく質**21.7g**
●
3尾（正味60g）
の場合
たんぱく質**13.0g**

タイラガイ（貝柱）

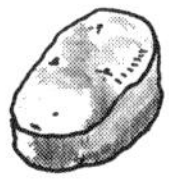

100gで
たんぱく質**21.8g**
●
2個（80g）
の場合
たんぱく質**17.4g**

白サケ

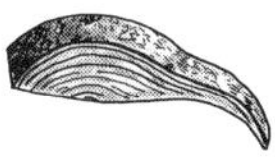

100gで
たんぱく質**22.3g**
●
1切れ（80g）
の場合
たんぱく質**17.8g**

カツオ

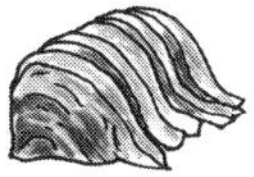

春どり100gで
たんぱく質**25.8g**
●
刺し身5切れ（80g）
の場合
たんぱく質**20.6g**

たんぱく質の食事摂取基準（g/日）

年齢	男性			女性		
	推定平均必要量	推奨量	目標量※1（中央値※2）	推定平均必要量	推奨量	目標量※1（中央値※2）
0～5(月)	—	10※3	—	—	10※3	—
6～8(月)	—	15※3	—	—	15※3	—
9～11(月)	—	25※3	—	—	25※3	—
1～2(歳)	15	20	13～20(16.5)	15	20	13～20(16.5)
3～5(歳)	20	25	13～20(16.5)	20	25	13～20(16.5)
6～7(歳)	25	35	13～20(16.5)	25	30	13～20(16.5)
8～9(歳)	35	40	13～20(16.5)	30	40	13～20(16.5)
10～11(歳)	40	50	13～20(16.5)	40	50	13～20(16.5)
12～14(歳)	50	60	13～20(16.5)	45	55	13～20(16.5)
15～17(歳)	50	65	13～20(16.5)	45	55	13～20(16.5)
18～29(歳)	50	60	13～20(16.5)	40	50	13～20(16.5)
30～49(歳)	50	60	13～20(16.5)	40	50	13～20(16.5)
50～69(歳)	50	60	13～20(16.5)	40	50	13～20(16.5)
70以上(歳)	50	60	13～20(16.5)	40	50	13～20(16.5)

※1 範囲については、おおむねの値を示したものである。
※2 中央値は、範囲の中央値を示したものであり、最も望ましい値を示すものではない。
※3は目安量。乳児の目安量は、母乳栄養児の値である。
・妊婦中期5／10g（推定平均必要量／推奨量、以下同）、妊婦後期20／25g、授乳婦は15／20gを付加する。

めるのが適当です。

たんぱく質の必要量は、さまざまな条件に左右されます。まず、エネルギーを余分に摂取すると、体内でたんぱく質が〝節約〟されることが、古くから知られていました。すなわち、エネルギー摂取量が増すと、体たんぱく質蓄積量は増加して必要量は減ります。逆にエネルギーが不足すると、たんぱく質の利用効率は低下し、必要量が増すのです。

また、激しい運動をすると、たんぱく質の必要量は増します。一方で適度な運動はたんぱく質の利用効率を高めて必要量をおさえるので、運動がかならずしもたんぱく質の必要量を増加させるとは限りません。極端に身体活動量が少ない生活は、たんぱく質の利用効率が低下して、必要量が増します。

このほか、感染症や外傷などによってもたんぱく質の必要量は増加

肉類

豚ヒレ肉

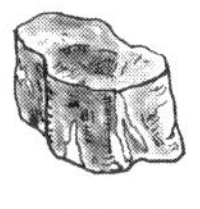

100gで
たんぱく質**22.2g**
●
厚切り1枚（80g）の場合
たんぱく質**17.8g**

牛もも肉（赤肉部分）

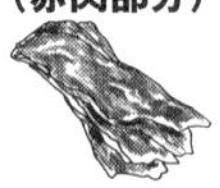

輸入牛100gで
たんぱく質**21.2g**
●
薄切り3枚（90g）の場合
たんぱく質**19.1g**

豚ロース肉（赤肉部分）

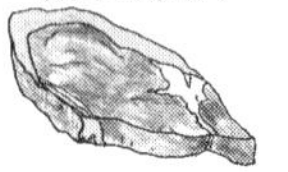

100gで
たんぱく質**22.7g**
●
厚切り1枚（90g）の場合
たんぱく質**20.4g**

牛サーロイン肉（赤肉部分）

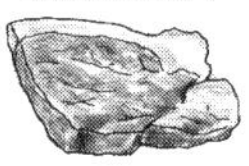

輸入牛100gで
たんぱく質 **22.0g**
●
ステーキ1枚（200g）の場合
たんぱく質**44.0g**

たんぱく質 protein

します。個人差も大きいといえます。ちなみに、エネルギー摂取量や身体活動量が少ない高齢者がよく見られますが、そのような場合、たんぱく質の必要量が若年成人より増えることもあります。

エネルギー産生栄養素バランスとして、たんぱく質は総エネルギーの13～20％の摂取が目標とされています。

不足すると

●体たんぱく質は、分解と合成をくり返しています。分解されてアミノ酸になると、その一部は尿素などになって体外に失われます。たえず作りかえられるため、食事から補給する必要があり、不足すると体力や思考力の低下など**体全体の機能低下**につながります。
●乳幼児や成長期の子どもの場合、**成長障害**が起こります。

とりすぎると

●食品から過剰にとった分は尿中に排泄《はいせつ》されます。そのため、**腎臓《じんぞう》に負担**がかかります。
●糖の代謝を担う**インスリンの働きが悪くなる**ことがあります。
●**カルシウムの尿中排泄量が増加**し、骨粗鬆症《こつそしょうしょう》につながる可能性もあります。

その他

鶏ささ身

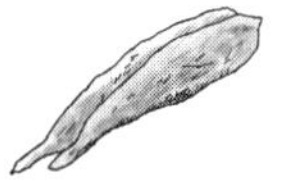

若鶏100gで
たんぱく質**23.0g**
●
2本（80g）
の場合
たんぱく質**18.4g**

糸引き納豆

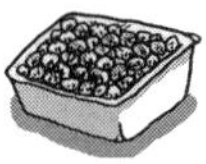

100gで
たんぱく質**16.5g**
●
1パック（50g）
の場合
たんぱく質**8.3g**

卵

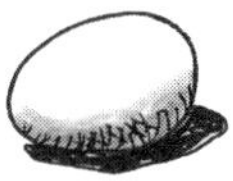

100gで
たんぱく質**12.3g**
●
1個（50g）
の場合
たんぱく質**6.2g**

プロセスチーズ

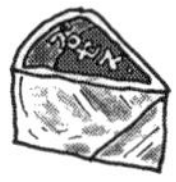

100gで
たんぱく質**22.7g**
●
1切れ（20g）
の場合
たんぱく質**4.5g**

たんぱく質の大・ネタ小・ネタ

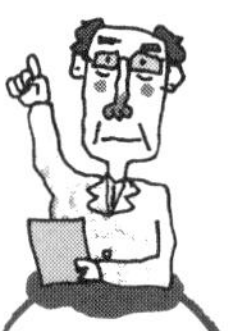

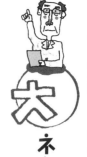

大ネタ1 腎臓病とたんぱく質との関係は?

たんぱく質は体内で利用されたあと、分解されて尿素などとして尿中に排泄されます。この機能を担っているのが腎臓です。

そのため、腎臓の病気がある人がたんぱく質を余分に摂取すると、排泄という仕事の負担が過剰になり、腎機能の低下を促してしまいます。逆に、たんぱく質を制限する食事療法により、腎臓が保護されて病気の進行をおさえることができます。

また、腎臓病の人には比較的高カロリーの食事療法がなされますが、これもたんぱく質とかかわりがあります。エネルギーの摂取が不足すると、体内の組織のたんぱく質の分解が促進されます。腎臓にできるだけ負担をかけずにたんぱく質を効率的に利用するには、充分なエネルギーが必要なのです。

小ネタ1 プロテインの効果は…?

プロテインとはたんぱく質のことですが、一般にはサプリメントの一つを指す言葉として用いられることが多いようです。アスリートが筋肉量を増やしたい場合などに使用されます。ダイエット食品として使用されることもあります。

原料は牛乳中のホエーたんぱくが用いられることが多いのですが、そのほかに同じく牛乳中のカゼイン、大豆たんぱく、卵たんぱくなどが用いられます。原則としてたんぱく質だけで作られたサプリメントですので、それだけで筋肉増強効果があるわけではありません。トレーニングと併用し、さらにたんぱく質以外の栄養素を充分に摂取しなければ効果はないでしょう。

ホエー…乳清のこと。牛乳から乳脂肪とカゼインを除いたもの。ヨーグルトの上澄み液などもこれにあたる。

カゼイン…牛乳中に含まれる主要なたんぱく質。

小ネタ2

ペプチド

アミノ酸が結合したものには、たんぱく質のほかに、ペプチドがあります。両者の違いは、結合しているアミノ酸の数です。きちんと決まっているわけではありませんが、アミノ酸が2個から100個までのものをペプチドと呼ぶことが多いようです。

たとえば、胃酸の分泌《ぶんぴつ》を促進するガストリン（アミノ酸が17個）などの消化管ホルモン、血液中の糖の代謝を調節するインスリン（アミノ酸が51個）などはペプチドです。ペプチドの多くはこれらホルモンのように、生理活性があります。

小ネタ3

たんぱく質とビタミンB_6

摂取したたんぱく質が体内で有効に利用されるためには、ビタミンB_6の助けを借りることが必要です。

たんぱく質をたくさん摂取している人や、サプリメントとして「プロテイン」をとっている人はビタミンB_6の摂取にも気をつかうようにしましょう。

小ネタ4

最もたいせつなもの

たんぱく質は英語ではproteinといいます。名前の由来はギリシア語の「プロテイオス」、最もたいせつなものという意味です。一方、漢字では「蛋白質」と書きますが、「蛋」は卵を意味する言葉で、卵白にたんぱく質が多く含まれることからつけられた名前です。

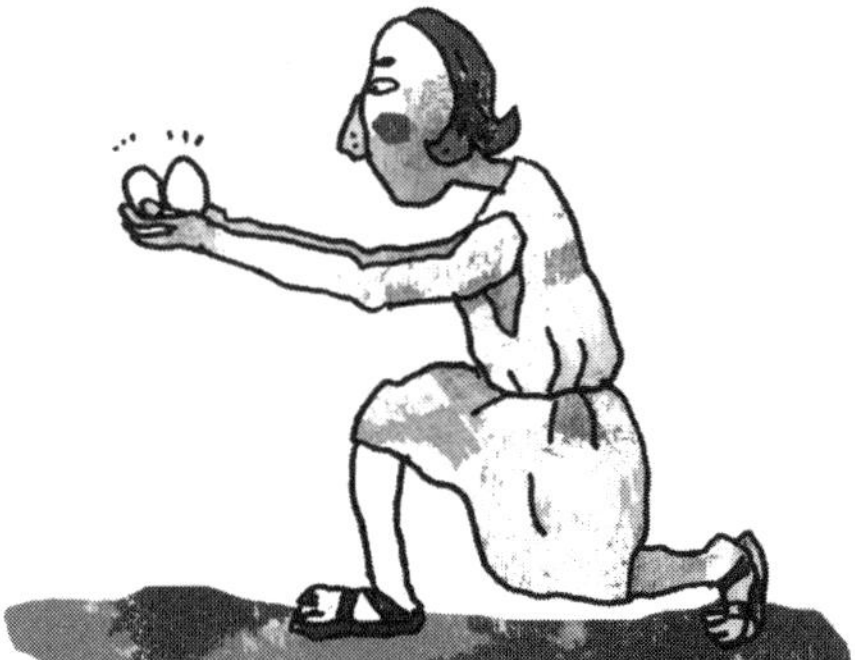

コラム

アミノ酸について

●アミノ酸の配列

アミノ酸は窒素を含む化合物で、たんぱく質やペプチドを構成する基本的な物質です。私たち人間を含め、地球上の生物の体を構成するアミノ酸の種類はわずか20種類です。この20種類のアミノ酸がどれだけ、どのように結合するかによって、さまざまなたんぱく質やペプチドが作り出されます。

つまり、ヒトの体を作るたんぱく質と動植物を作るたんぱく質は、材料となるアミノ酸は同じものなのですが、その配列が異なるのです。では、魚や肉などの食品のアミノ酸は、私たちの体の中でどうなってしまうのでしょうか。

私たちが摂取した食品のたんぱく質は、消化・吸収の過程でアミノ酸に分解され、分解されたアミノ酸は、体内で再びヒトに必要なたんぱく質に合成されます。魚を食べたからといって、私たちの体が魚になることはないのです。

●必須アミノ酸

アミノ酸には、私たちの体の中では合成できないか、あるいは合成量が少なくて必要量を満たすことができないために、食事から摂取しなければならないいくつかのアミノ酸があります。それらを必須アミノ酸といいます。

この必須アミノ酸を適切な割合で含むものを「良質たんぱく質」といいます。牛乳、卵、肉類などは良質たんぱく質ですが、米は一部の必須アミノ酸含量が少なく、わずかに質は劣ります。しかし米と大豆を合わせて摂取すると、米に不足するアミノ酸を大豆が補うので、食事としてのたんぱく質は「良質」になります（アミノ酸補足効果）。

また最近、個々のアミノ酸の効果が注目され、サプリメントなども多くの種類が販売されています。しかし私たちは通常、たんぱく

Column

質の形でアミノ酸を摂取しています。動物性、植物性まんべんなく、多くの種類の食品（たんぱく質）をとれば、いろいろなアミノ酸も自然に摂取できることになります。サプリメントから特定のアミノ酸を摂取する必要はありません。

●たんぱく質の栄養価

たんぱく質の質を評価する指標はいくつかありますが、現在よく用いられているのは「アミノ酸スコア」と呼ばれるものです。その食品に含まれるたんぱく質の各必須アミノ酸量を、基準値（アミノ酸評点パタン）と比較して評価します。基準値より少ない含量を示すアミノ酸を制限アミノ酸と呼び、最も割合の少ない制限アミノ酸を第一制限アミノ酸といいます。この第一制限アミノ酸の割合がアミノ酸スコアとなり、100に近いほど質がよいといえます。

おもな食品のアミノ酸スコア

精白米	61（リジン）
小麦粉（薄力粉）	42（リジン）
大豆	100
じゃが芋	73（ロイシン）
にんじん	59（ロイシン）
ほうれん草	64（リジン）
鶏卵（全卵）	100
牛乳	100
アジ	100
サケ	100
アサリ	84（トリプトファン）
タコ	67（トリプトファン）
牛肉	100
豚肉	100
鶏肉	100

・（　）内は第一制限アミノ酸。
（注）1985年FAO／WHO／UNUパタン(2〜5歳)による。

必須アミノ酸と非必須アミノ酸

必須アミノ酸

●イソロイシン
●ロイシン　●リジン
●含硫アミノ酸（メチオニン＋シスチン）
●芳香族アミノ酸（フェニルアラニン＋チロシン）
●トレオニン
●トリプトファン
●バリン　●ヒスチジン

非必須アミノ酸

●アルギニン　●アラニン
●アスパラギン酸
●グルタミン酸
●グリシン
●プロリン　●セリン

●食品のたんぱく質含量はどのように測定するか?

たんぱく質はアミノ酸が多数結合した物質です。私たちの体を作るアミノ酸も、食品に含まれているアミノ酸も基本的には20種類ですが、すべて窒素を含んでいます。これまで食品のたんぱく質含量を調べるためには、食品の窒素含量を測定して、それに一定の係数をかけてたんぱく質含量を算出していました。この方法ですと、アミノ酸以外、すなわちたんぱく質以外の窒素が含まれていた場合に、本来の含量よりも高い値が算出されることが考えられます。

ＦＡＯ（国連食糧農業機関）は２００３年に、より正確に食品のたんぱく質含量を示す方法として、食品に含まれる個々のアミノ酸含量を測定し、その値を用いてたんぱく質含量を算出する方法を推奨しました。今回の「日本食品標準成分表２０１５年版」でも、この方法で算出されたたんぱく質含量が併記されています（すべての食品で示されているわけではなく、「アミノ酸成分表編」に数値が収載されている食品が対象になっています）。全体的に見ると、これまでの窒素含量から算出した値に比べて、少ない値となっていますが、その理由はこれまではアミノ酸以外の窒素も含めて算出されていたため高い値が示されていた可能性があります。したがって、アミノ酸組成によるたんぱく質量のほうがより正確な値と考えることができます。ただし、「食事摂取基準」や「国民健康・栄養調査」の結果などはこれまでの値に基づいて策定、計算されています。新しいたんぱく質量が使用されるのは、もう少し先のことと考えられます。

Column

アミノ酸の働き

アミノ酸は20種類あり、それぞれ働きや作用が少しずつわかってきています。将来は「たんぱく質」とひとくくりにして必要量や制限量を考えるのではなく、一人一人の必要量や制限量に応じて各アミノ酸ごとの推奨量がわかるようになるかもしれません。たとえば、スポーツ栄養の現場ではすでに、「たんぱく質」とは別にBCAAと呼ばれる3種のアミノ酸を積極的に摂取するなどの試みが一部でなされています。

必須アミノ酸

バリン ロイシン イソロイシン	BCAAと呼ばれる3種のアミノ酸。筋肉のたんぱく質に多く、運動時のエネルギー源としても利用される。 ＊BCAA（Branched Chain Amino Acid）：枝分かれ構造を持つアミノ酸
トレオニン	さまざまな酵素の材料として用いられる。スレオニンとも表記される。
メチオニン	硫黄を含むアミノ酸。体構成成分として利用される。
フェニルアラニン	フェニル基を持つ芳香族アミノ酸。さまざまな物質に代謝される。
トリプトファン	フェニル基を持つ芳香族アミノ酸。さまざまな物質に代謝される。
リジン	小麦や精白米に少なく、制限アミノ酸となる。
ヒスチジン	ヒスタミンの材料となる。

非必須アミノ酸

グリシン	体内に広く分布する。コラーゲンの材料としても重要。
アラニン	エネルギー源としても利用される。糖の材料ともなる。
セリン	リン脂質の材料となる。
アスパラギン	アスパラガスから精製されたアミノ酸。持久力を高めるといわれるが、根拠となるデータは見当たらない。
グルタミン	体内に広く分布する。消化管の働きに重要。
システイン	メラニン色素の産生をおさえる。毛髪や体毛に多く含まれているアミノ酸。
プロリン	コラーゲンの材料。皮膚に潤いをもたらす天然保湿成分（NMF）としても重要。
チロシン	フェニル基を持つ芳香族アミノ酸。
アスパラギン酸	エネルギー源となる。
グルタミン酸	エネルギー源となる。だしの成分。
アルギニン	血管の機能を正常に保つ。免疫にも重要。成長期の子どもでは必須アミノ酸。

脂質

効率のよいエネルギー源であり、細胞膜の構成成分である

脂質とは、水にとけず、エーテルやクロロホルムのような**有機溶媒にとける物質の総称**です。脂質は**1gあたり9kcal**と、炭水化物やたんぱく質の2倍以上のエネルギーを有します。効率のよいエネルギー源であるとともに、細胞膜の主要な構成成分です。

私たちは脂質の大半を脂肪として摂取します。脂肪といえば一般的には中性脂肪を指します。中性脂肪には脂肪酸が含まれ、その種類によって代謝の仕方や作用が異なります。

基礎データ

●**英語名**
…lipid
●**特徴**
…水にはとけず、有機溶媒にとける

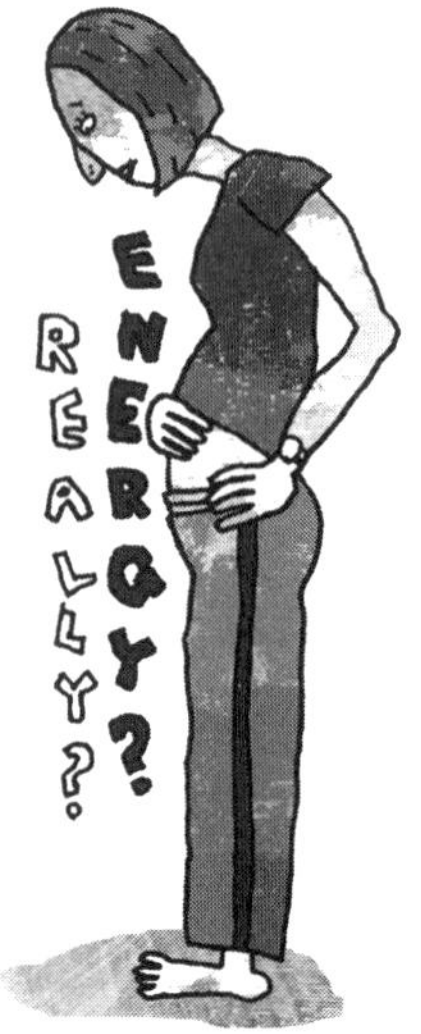

どのくらいとればいいの？

食事の摂取量はほぼ一定の範囲内に収まることが知られています。炭水化物の摂取量が増加すれば脂肪は減少し、炭水化物の摂取量が減少すれば脂肪は増加します。そのため、脂質の目標量は炭水化物やたんぱく質の摂取量が考慮され、「日本人の食事摂取基準（2015年版）」では、総エネルギー摂取量に占める脂質からのエネルギー摂取量の割合（%エネルギー）で示されています。

脂質の食事摂取基準
（脂質の総エネルギーに占める割合（脂肪エネルギー比率）：%エネルギー）

年齢	男性	女性
	目標量※1（中央値※2）	目標量※1（中央値※2）
0～5（月）	50※3	50※3
6～11（月）	40※3	40※3
1～2（歳）	20～30（25）	20～30（25）
3～5（歳）		
6～7（歳）		
8～9（歳）		
10～11（歳）		
12～14（歳）		
15～17（歳）		
18～29（歳）		
30～49（歳）		
50～69（歳）		
70以上（歳）		

※1範囲については、おおむねの値を示したものである。
※2中央値は、範囲の中央値を示したものであり、最も望ましい値を示すものではない。
※3は目安量。

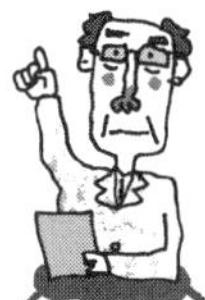

脂質の大ネタ小ネタ

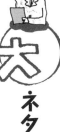

大ネタ1 脂質が少なすぎるのもダイエットの敵

脂質は三大栄養素の中で最も高エネルギーです。炭水化物とたんぱく質が1gあたり4kcalであるのに対して、脂質は9kcalとパワフル。少量で効率的なエネルギー源となります。

脂質を過度に減らして糖質とたんぱく質からエネルギーを補おうとすると、たくさん食べなければならず、かさが増えて胃に負担がかかります。ダイエットのつもりが大食漢になってしまって……なんていうこともありえるでしょう。

また、脂質が少なすぎると便がかたくなって排泄《はいせつ》しにくくなります。脂質は腸内で脂肪酸に分解され、腸を刺激して排便をスムーズにするのです。ほかにも、脂質の摂取量が少なすぎると弊害が考えられますから、適度な摂取を心がけましょう。

小ネタ1 脂肪と脂質の違いとは？

脂肪は脂肪酸からできていますが、脂肪と脂質の違いはなんでしょうか？

栄養素を表わす場合は、「脂質」という言葉を用いる人が多いようですが、学術的には、植物油や肉の脂身など食べ物に含まれる中性脂肪を「脂肪」といい、コレステロールなども含めたものを「脂質」という場合が多いようです。明確な決まりや違いはありませんが、脂肪は脂質の一種と考えてよいでしょう。

脂肪酸について

脂質を健康維持に役立てるにはその「量」と「質」とに配慮することです。脂質の「質」は脂肪酸によって決定されます。

脂肪酸はその構造によって体内での作用や役割が異なるので、基本的な構造と分類をおさえておきましょう。

●脂肪酸の種類

脂肪酸は文字どおり脂肪を構成している酸です。その構造の違いによって下の図のように分類することができます。

脂肪酸は炭素の数、二重結合の位置と数によっていくつかの種類があります。たとえばリノール酸はC18：2、IPA（イコサペンタエン酸）はC20：5と表わされますが、これは炭素の数と二重結合の数を示しています。

二重結合を含まない脂肪酸を飽和脂肪酸、二重結合を含む脂肪酸を不飽和脂肪酸といいます。不飽和脂肪酸は、二重結合がどの位置

脂肪酸の構造

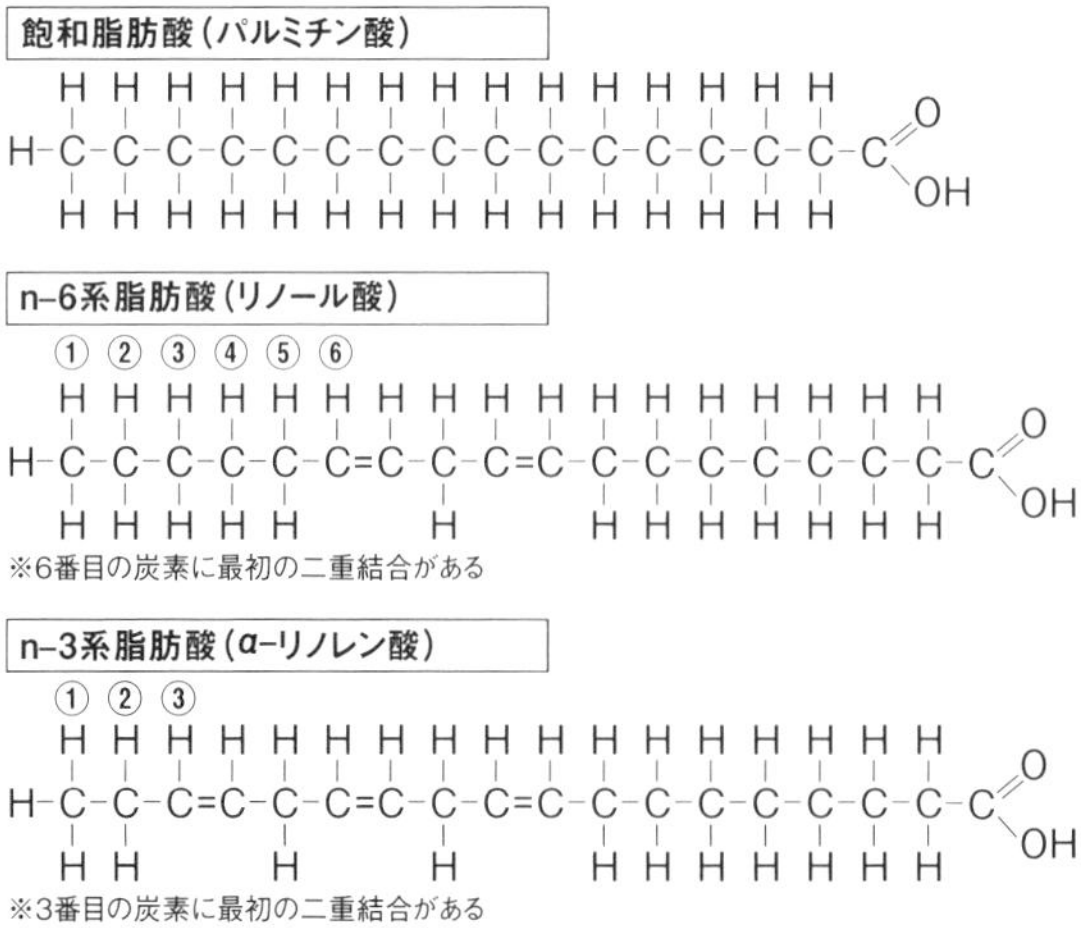

※6番目の炭素に最初の二重結合がある

※3番目の炭素に最初の二重結合がある

脂質とその構成

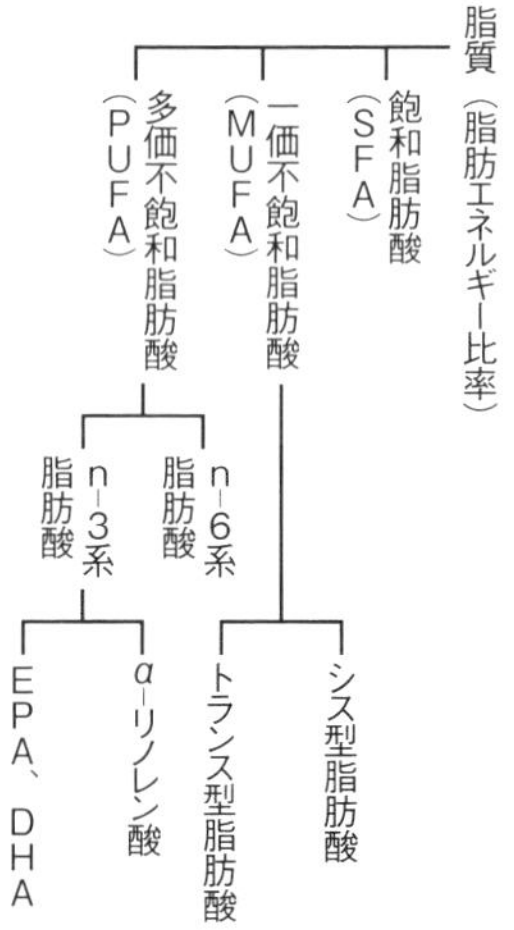

Column

にあるかによってn−3系脂肪酸、n−6系脂肪酸に分類されます。

また、脂肪酸は炭素の数によって短鎖脂肪酸、中鎖脂肪酸、長鎖脂肪酸に分けられ、一般に炭素数が8から10個の脂肪酸を中鎖脂肪酸といいます。

●必須脂肪酸

脂肪酸のうち、リノール酸、α−リノレン酸、アラキドン酸を必須脂肪酸と呼び、体内で合成できないか、合成量が少なく必要量を満たすことができないので、食物から摂取する必要があります。

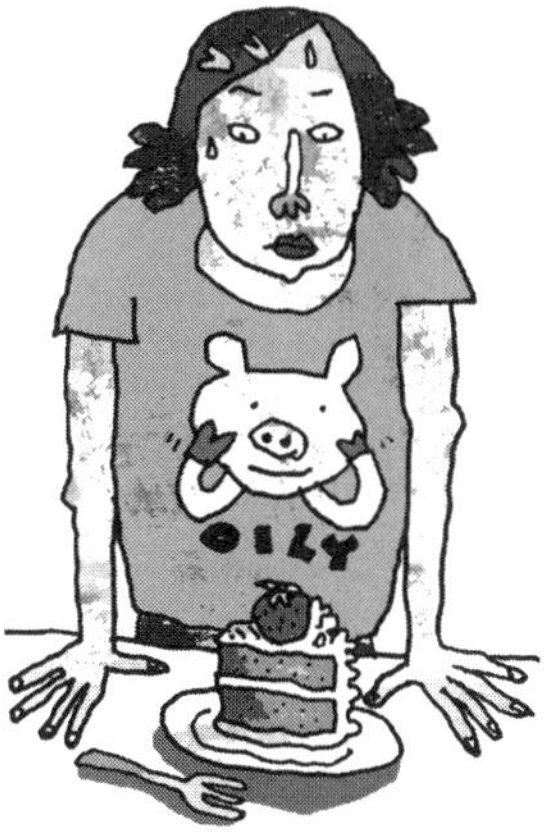

脂肪酸の種類

分類			脂肪酸名	炭素数	二重結合数
短鎖脂肪酸			酪酸	4	0
			ヘキサン酸	6	0
中鎖脂肪酸			オクタン酸	8	0
			デカン酸	10	0
長鎖脂肪酸	飽和脂肪酸		ラウリン酸	12	0
			ミリスチン酸	14	0
			パルミチン酸	16	0
			ステアリン酸	18	0
			アラキジン酸	20	0
			ベヘン酸	22	0
			リグノセリン酸	24	0
	一価不飽和脂肪酸		ミリストレイン酸	14	1
			パルミトレイン酸	16	1
			オレイン酸	18	1
			ドコセン酸	22	1
	多価不飽和脂肪酸	n-6系	リノール酸	18	2
			γ−リノレン酸	18	3
			アラキドン酸	20	4
		n-3系	α−リノレン酸	18	3
			IPA（イコサペンタエン酸）	20	5
			DPA（ドコサペンタエン酸）	22	5
			DHA（ドコサヘキサエン酸）	22	6

●「食品成分表」のトリアシルグリセロール当量って？

食品の脂肪含量は、脂質をとかす液体（有機溶媒）に食品中の脂質を溶解させて、その中に含まれている量を測定するという方法で求められてきました。脂質には中性脂肪（トリアシルグリセロール）以外にも、リン脂質、さまざまなステロイドなどいくつかの種類があります。以前は、それらもすべて含んだ数値となっていました。「日本食品標準成分表2015年版」では、脂肪酸成分表の各脂肪酸量から、トリアシルグリセロールに換算した脂肪量がトリアシルグリセロール当量として収載されています（すべての食品の数値が示されているわけではなく、脂肪酸成分表に数値が収載されている食品が対象になっています）。このことによって、実際に摂取される脂質の量をより正確に評価できると期待されています。この計算方法も、アミノ酸から計算するたんぱく質と同様に、FAO報告書で推奨されている方法です。しかし、まだまだトリアシルグリセロール当量は広く認知されているわけではないので、当面はこれまでの値を使用するほうがよいでしょう。

Column

「食品成分表」の中の脂質とトリアシルグリセロール当量を比べてみよう

この本の中でご紹介した飽和脂肪酸、不飽和脂肪酸、コレステロールを多く含む食品で、
脂質とトリアシルグリセロール当量とでどれくらい差があるのか見てみましょう。

飽和脂肪酸が多い食品の場合

	食品名	食品成分表での食品名	脂質 (g/100g)	トリアシルグリセロール当量 (g/100g)
肉類	牛サーロイン肉（脂身つき、和牛）	うし・和牛肉・サーロイン（脂身つき、生）	47.5	44.4
	牛バラ肉（脂身つき、国産牛）	うし・乳用肥育牛肉・ばら（脂身つき、生）	39.4	37.3
	豚バラ肉（脂身つき）	ぶた・大型種肉・ばら（脂身つき、生）	35.4	34.9
	ベーコン	ぶた・ベーコン類・ベーコン	39.1	38.1
	鶏もも肉（皮つき）	にわとり・若鶏肉・もも（皮つき、生）	14.2	13.5
	鶏肉の皮（もも）	にわとり・副生物・皮（もも、生）	51.6	50.3
	フォアグラ（ゆで）	フォアグラ（ゆで）	49.9	48.5
油脂類	バター（食塩不使用）	食塩不使用バター	83.0	77.0
	牛脂	牛脂	99.8	93.8
	ラード（豚脂）	ラード	100.0	97.0
	やし油（ココナツオイル）	やし油	100.0	97.7
乳類	クリーム（乳脂肪）	クリーム（乳脂肪）	45.0	41.5
	クリームチーズ	ナチュラルチーズ（クリーム）	33.0	30.1
その他	ピーナッツバター	ピーナッツバター	50.7	48.1
	卵黄	鶏卵・卵黄（生）	33.5	27.8

一価不飽和脂肪酸が多い食品および多価不飽和脂肪酸が多い食品の場合

		食品名	食品成分表での食品名	脂質 (g/100g)	トリアシルグリセロール当量 (g/100g)
油脂類	一価	オリーブ油	オリーブ油	100.0	98.9
		ひまわり油（ハイオレイック）	ひまわり油（ハイオレイック）	100.0	99.7
		牛脂	牛脂	99.8	93.8
	多価	ごま油	ごま油	100.0	98.1
		サフラワー油（ハイオレイック）	サフラワー油（ハイオレイック）	100.0	98.5
		サフラワー油（ハイリノール）	サフラワー油（ハイリノール）	100.0	96.6
		大豆油	大豆油	100.0	97.0
		ひまわり油（ハイリノール）	ひまわり油（ハイリノール）	100.0	99.9
		綿実油	綿実油	100.0	96.6
魚類		マイワシ（生干し）	まいわし（生）	9.2	7.3
		マサバ	まさば（生）	16.8	12.8
		サンマ	さんま（皮つき、生）	23.6	19.2
		ブリ	ぶり（生）	17.6	13.1
		クロマグロ（トロ）	くろまぐろ（脂身、生）	27.5	23.5

コレステロールが多い食品の場合

	食品名	食品成分表での食品名	脂質 (g/100g)	トリアシルグリセロール当量 (g/100g)
卵	卵黄	鶏卵・卵黄（生）	33.5	27.8
	鶏卵	鶏卵・全卵（生）	10.3	8.6
肉類	フォアグラ（ゆで）	フォアグラ（ゆで）	49.9	48.5
	鶏レバー	にわとり・副生物・肝臓（生）	3.1	1.9
	豚レバー	ぶた・副生物・肝臓（生）	3.4	1.9
	牛レバー	うし・副生物・肝臓（生）	3.7	2.1
	若鶏手羽先	にわとり・若鶏肉・手羽（皮つき、生）	14.3	13.7
魚介類	ウナギのかば焼き	うなぎ（かば焼）	21.0	19.4
	スルメイカ	するめいか（生）	0.8	0.3
	子持ちガレイ	子持ちがれい（生）	6.2	4.8
	シシャモ（生干し）	ししゃも（生干し、生）	8.1	7.1
	タイショウエビ	大正えび（生）	0.3	0.1
	マダコ（ゆで）	まだこ（ゆで）	0.7	0.2
	スジコ	しろさけ（すじこ）	17.4	13.5
	タラコ	すけとうだら（たらこ、生）	4.7	2.9

飽和脂肪酸

エネルギー源となり、血液の粘度を高くする

基礎データ

- **英語名**…saturated fatty acid
- **特徴**…常温で固体
- **欠乏症**…脳出血ほか
- **過剰症**…動脈硬化、肥満ほか
- **食品**…肉や乳製品の脂肪に多く含まれる

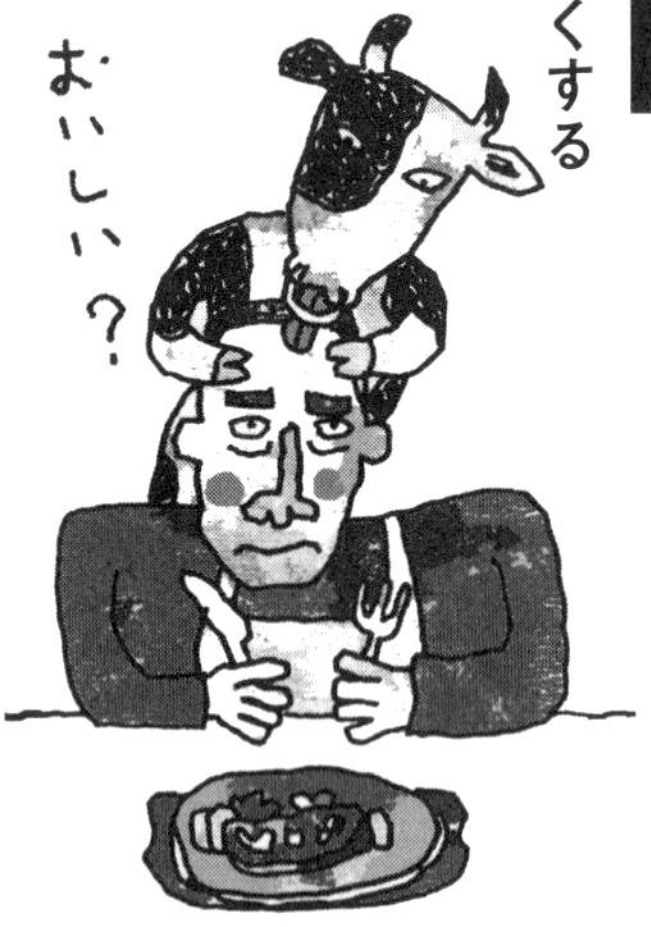

飽和脂肪酸は、脂質を構成する成分で、肉や乳製品に多く含まれます。脂質は、**1gあたり9kcal**と効率のよいエネルギー源であるとともに、細胞の膜を構成する成分です。

飽和脂肪酸は、炭素の二重結合を含まない脂肪酸で、肉の脂肪に多いステアリン酸、パルミチン酸、ミリスチン酸、乳製品に多いブタン酸（慣用名：酪酸）、やし油に含まれるラウリン酸などがよく知られています。

飽和脂肪酸を多く含む食品

肉類

豚バラ肉（脂身つき）

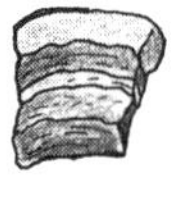

100gで
飽和脂肪酸**14.60g**
●
角切り4切れ（80g）の場合
飽和脂肪酸**11.68g**

牛バラ肉（脂身つき）

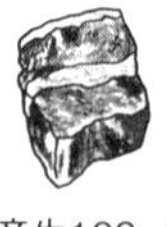

国産牛100gで
飽和脂肪酸**12.79g**
●
角切り4切れ（80g）の場合
飽和脂肪酸**10.23g**

牛サーロイン肉（脂身つき）

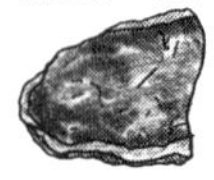

和牛100gで
飽和脂肪酸**16.29g**
●
ステーキ1枚（200g）の場合
飽和脂肪酸**32.58g**

体内での働き

エネルギー源になる

私たちの生活活動に必要なエネルギーの源になります。

中性脂肪の原料になる

中性脂肪は脂肪酸を原料に作られます。私たちの体の皮下脂肪や内臓脂肪の「脂肪」とは中性脂肪のことで、エネルギーが足りないときに、分解されて使われます。中性脂肪は構成する脂肪酸の種類によって質が異なりますが、飽和脂肪酸の占める割合が増えると、血液の粘度が高まります。

コレステロールの原料になる

血液中のコレステロールの8割は体内で合成されますが、飽和脂肪酸はその原料になります。コレステロールをほとんど含んでいない肉の脂身が血中のコレステロール値を上げるのはこのためです。コレステロールは細胞膜や胆汁酸などを作る必須成分ですが、飽和脂肪酸はＬＤＬ（いわゆる悪玉）コレステロールを増加させます。

どのくらいとればいいの？

「日本人の食事摂取基準（2015年版）」では次ページの表のように定められています。

フォアグラ（ゆで）

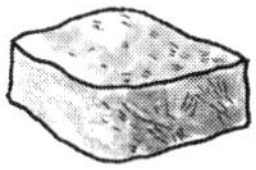

100gで
飽和脂肪酸**18.31g**
●
1切れ（60g）の場合
飽和脂肪酸**10.99g**

鶏肉の皮（もも）

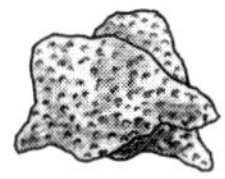

100gで
飽和脂肪酸**16.30g**
●
½枚分（25g）の場合
飽和脂肪酸**4.08g**

鶏もも肉（皮つき）

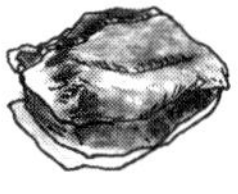

若鶏100gで
飽和脂肪酸**4.37g**
●
½枚（120g）の場合
飽和脂肪酸**5.24g**

ベーコン

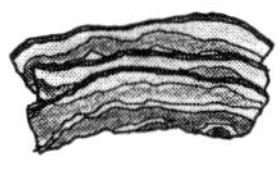

100gで
飽和脂肪酸**14.81g**
●
薄切り3枚（60g）の場合
飽和脂肪酸**8.89g**

多くの研究にならって、総脂質と同じくエネルギー比率の形で検討されました。飽和脂肪酸は体内でも炭水化物やたんぱく質の代謝産物から合成されますが、重要なエネルギー源です。その一方で、生活習慣病のリスクにもなります。そのため、「食事摂取基準」では、上限が定められました。

不足すると

●体内で合成されるので、現代の日本人の日常生活で不足することはまずありません。

●飽和脂肪酸の摂取量が少ない人に**脳出血**の発症率が増えることが報告されており、不足すると血管がもろくなると推察されます。また、飽和脂肪酸の摂取量が少ない人は、総死亡率、がん死亡率、冠動脈性心疾患死亡率、脳卒中死亡率が高くなることが報告されています。

飽和脂肪酸の食事摂取基準（%エネルギー）

年齢	男性	女性
	目標量	目標量
0～5(月)	—	—
6～11(月)	—	—
1～2(歳)	—	—
3～5(歳)	—	—
6～7(歳)	—	—
8～9(歳)	—	—
10～11(歳)	—	—
12～14(歳)	—	—
15～17(歳)	—	—
18～29(歳)	7以下	7以下
30～49(歳)	7以下	7以下
50～69(歳)	7以下	7以下
70以上(歳)	7以下	7以下

油脂類

やし油（ココナツオイル）

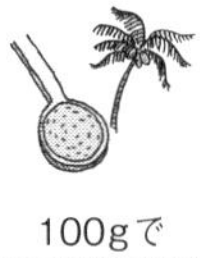

100gで
飽和脂肪酸**83.96g**
●
小さじ1（4g）
の場合
飽和脂肪酸**3.36g**

ラード（豚脂）

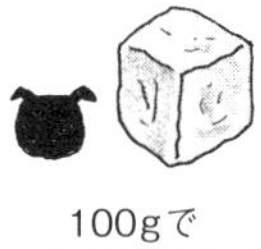

100gで
飽和脂肪酸**39.29g**
●
大さじ1（12g）
の場合
飽和脂肪酸**4.71g**

牛脂

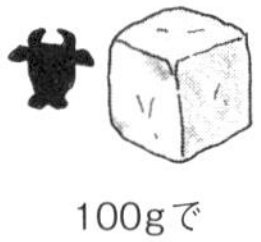

100gで
飽和脂肪酸**41.05g**
●
大さじ1（12g）
の場合
飽和脂肪酸**4.93g**

バター（食塩不使用）

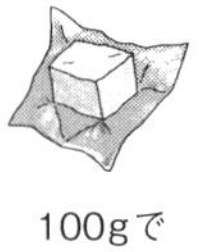

100gで
飽和脂肪酸**52.43g**
●
大さじ1（12g）
の場合
飽和脂肪酸**6.29g**

とりすぎると

●とりすぎると体内でのコレステロールの合成が進みます。特に血中のLDL（悪玉）コレステロールの量が増えます。
●多くの研究から、飽和脂肪酸の摂取量が多い人では、心筋梗塞や肥満の発症率が高いことがわかっています。ただし、身体活動量やエネルギー摂取量などの影響が充分に検討されていないので、飽和脂肪酸をとりすぎることで心筋梗塞や肥満になるのかどうかはわかりません。
●飽和脂肪酸の摂取量が多い人のほうが糖尿病の発症率が高いという報告が複数ありますが、BMI（体格指数）との関連を考慮すると、飽和脂肪酸が原因なのか、肥満が原因なのかはっきりしません。一方、インスリン抵抗性については、（BMIとの関連を考慮しても）飽和脂肪酸の摂取量増加によって生じることが示されています。
●乳がんや大腸がんなど、がんとの関連も示唆されていますが、明らかになっていません。

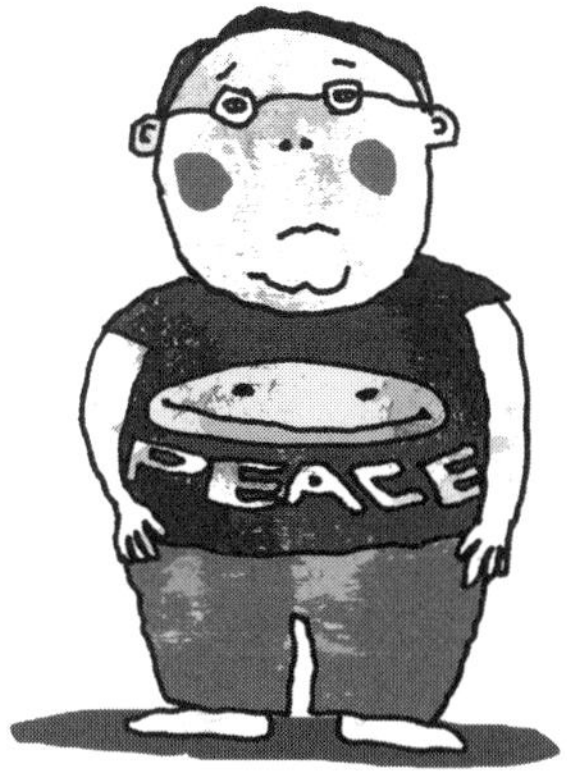

乳類

クリーム（乳脂肪）	クリームチーズ
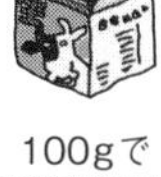	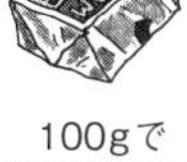
100gで 飽和脂肪酸**27.62g**	100gで 飽和脂肪酸**20.26g**
●	●
20mℓ（20g）の場合 飽和脂肪酸**5.52g**	1切れ（20g）の場合 飽和脂肪酸**4.05g**

その他

ピーナッツバター	卵黄
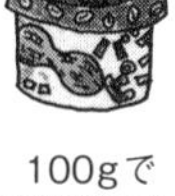	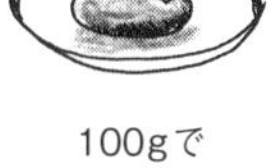
100gで 飽和脂肪酸**11.35g**	100gで 飽和脂肪酸**9.22g**
●	●
大さじ1（17g）の場合 飽和脂肪酸**1.93g**	1個（16g）の場合 飽和脂肪酸**1.48g**

飽和脂肪酸の大ネタ小ネタ

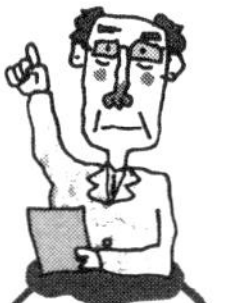

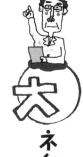

小ネタ 1　体脂肪のつきにくい油

脂肪酸を炭素の数の多少によって「長鎖脂肪酸」、「中鎖脂肪酸」、「短鎖脂肪酸」と分類することがあります。食品中の脂肪酸は多くが長鎖脂肪酸ですが、牛乳、やし油など一部の食品や母乳には中鎖脂肪酸が含まれます。中鎖脂肪酸は、消化・吸収の過程が長鎖脂肪酸と異なるため、長鎖脂肪酸よりエネルギー源として利用されやすく、食後の血中中性脂肪が増加しにくい特徴があります。これを利用した調理油が体脂肪のつきにくい油として特定保健用食品にもなっていて、1か月以上の摂取で一般の植物油より体脂肪の蓄積が抑制されるとしています。

大ネタ 1　飽和脂肪酸の多い植物油

「飽和脂肪酸＝肉や乳製品の脂肪酸」として知られています。あながちまちがいではありませんが、じつは植物油であるパーム油は飽和脂肪酸が非常に多い食品です。アブラヤシの果肉から採取したパーム油で100g中47・08g、種子から採取したパーム核油で100g中76・34gと、その比率は牛脂やラードを上まわるほど高くなっています。

東南アジアでは日本のサラダ油のようにいため物や揚げ物などに使われている地域もあります。ほかの植物油と比べて凝固温度の高い性質が注目され、日本では一部のマーガリンや乳脂肪分の低いアイスクリーム類などに使われています。

なお、この原油はビタミンAやビタミンE、抗酸化成分であるトコトリエノールなどが豊富です。これらの栄養成分を生かしたまま精製した油も市販されています。

小ネタ2

ココナツオイルの健康効果は？

ダイエット効果、美容効果、アンチエイジング、アルツハイマー病予防、動脈硬化予防……。これらは話題のココナツオイルに期待されている効果です。

ココナツオイルの特徴は、飽和脂肪酸のラウリン酸を多く含むことです。ラウリン酸は炭素数が12で、中鎖脂肪酸に分類される脂肪酸です。ココナツオイルのほかに、やし油にも多く含まれています（小ネタ1参照）。

ココナツオイルには多くの健康効果が期待できそうですが、たくさん摂取すればよいというものではありません。ココナツオイルを利用する際には、食事全体の脂肪摂取量を見直してみることも必要です。

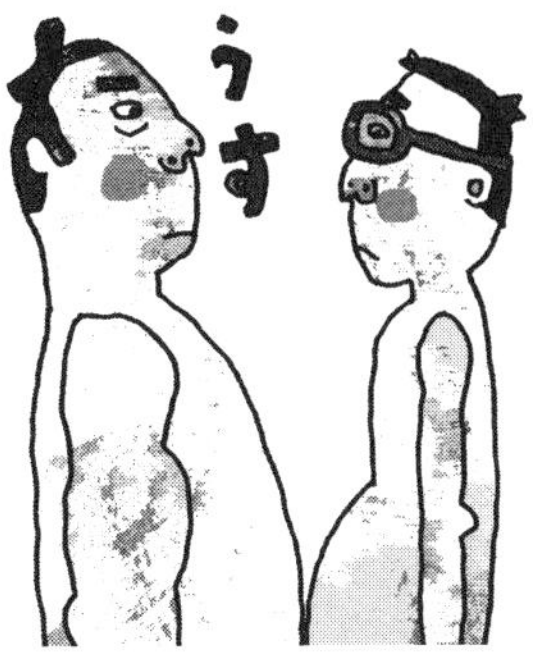

小ネタ3

コレステロールとの関係

飽和脂肪酸もコレステロールも血中コレステロールとの関連が知られていて混同されがちですが、飽和脂肪酸の多い食品と、コレステロールの多い食品は異なります。

牛や豚の脂肪は飽和脂肪酸は多いのですが、コレステロール量はさほど多くはありません。逆にコレステロールの多いレバー類には、飽和脂肪酸はさほど多くは含まれません。魚卵や鶏卵も、コレステロールは多いですが、飽和脂肪酸の割合は比較的低いといえます。

いずれにしても、血中コレステロール値が気になる人は、どちらも控えたほうがよいのですが、コレステロール値への影響には個人差があります。自分はどんな食品でコレステロール値が上がりやすいか、見きわめておくとよいでしょう。

不飽和脂肪酸

血液中の脂質に影響を与える

基礎データ

- **英語名**…unsaturated fatty acid
- **特徴**…常温で液体
- **種類**…一価不飽和脂肪酸、多価不飽和脂肪酸（n–6系、n–3系）
- **食品**
  一価→オリーブ油、ひまわり油などに多く含まれる
  n–6→植物油、肉類、種実類、大豆などに多く含まれる
  n–3→魚油、えごま油などに多く含まれる

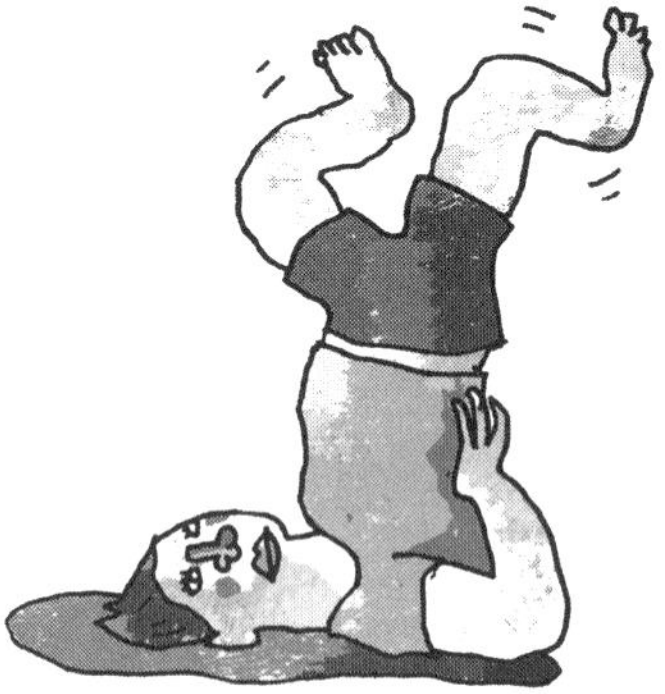

脂肪酸のうち、炭素の二重結合を含むものを不飽和脂肪酸といい、二重結合の数によって一価不飽和脂肪酸と多価不飽和脂肪酸に分けられます。

一価不飽和脂肪酸

脂肪酸の炭素の分子構造の中に1個だけ二重結合を含むものを一価不飽和脂肪酸といいます。常温では液体です。

種類

一価不飽和脂肪酸は、おもに**オレイン酸**が食品から摂取されます。

一価不飽和脂肪酸を多く含む食品

牛脂	ひまわり油（ハイオレイック）	オリーブ油
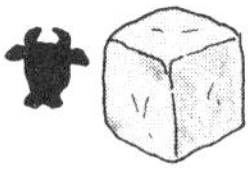	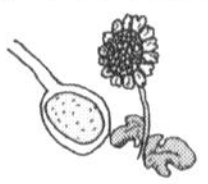	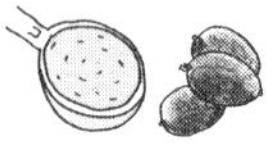
100gで **45.01g**	100gで **79.90g**	100gで **74.04g**
大さじ1（12g）の場合 **5.40g**	大さじ1（12g）の場合 **9.59g**	大さじ1（12g）の場合 **8.88g**

パルミトレイン酸という脂肪酸も一価の不飽和脂肪酸です。

食品

オリーブ油やひまわり油に多く含まれています。

作用

一価不飽和脂肪酸は、酸化しにくく過酸化脂質となりにくい性質があります。このことなどから、動脈硬化の予防効果が期待されていますが、とりすぎれば肥満の原因にもなります。

摂取基準

食事から摂取しないと不足する脂肪酸ではないため、「日本人の食事摂取基準（２０１５年版）」で目安量は設定されていません。また、これまでの研究で結果が一致しておらず、動脈硬化の予防効果があるとはいえないので、目標量も設定されていません。

多価不飽和脂肪酸

炭素の二重結合を2個以上含むものを多価不飽和脂肪酸といい、これは食事から摂取する必要があります。その構造によってn-6系脂肪酸とn-3系脂肪酸とに大別できます（それぞれω《オメガ》-6系、ω-3系と表記することもあります）。

多価不飽和脂肪酸を多く含む食品

油脂類

ごま油

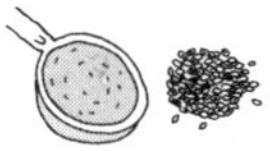

100gで
n-6系脂肪酸 **40.88g**
n-3系脂肪酸 **0.31g**

サフラワー油（ハイオレイック）

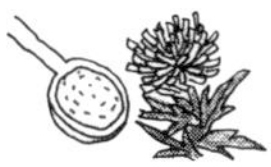

100gで
n-6系脂肪酸 **13.41g**
n-3系脂肪酸 **0.21g**

サフラワー油（ハイリノール）

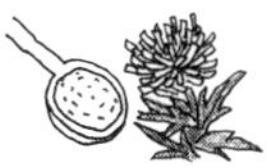

100gで
n-6系脂肪酸 **69.97g**
n-3系脂肪酸 **0.22g**

n-6系脂肪酸

種類

リノール酸、**γ-リノレン酸**、**アラキドン酸**の3種がよく知られています。

食品

植物油、肉類、種実類、大豆などに多く含まれます。

作用

血液中の**コレステロール量を減少**させる作用があります。とりすぎるとHDL（いわゆる善玉）コレステロールも減ってしまいます。

摂取基準

「食事摂取基準」は**表**のように定められています。通常は欠乏症が出ることはまずありません。そのため、平成22年および23年「国民健康・栄養調査」（厚生労働省）を基に、摂取量の中央値が目安量とされています。

n-6系脂肪酸の食事摂取基準（g/日）

年齢	男性	女性
	目安量	目安量
0～5(月)	4	4
6～11(月)	4	4
1～2(歳)	5	5
3～5(歳)	7	6
6～7(歳)	7	7
8～9(歳)	9	7
10～11(歳)	9	8
12～14(歳)	12	10
15～17(歳)	13	10
18～29(歳)	11	8
30～49(歳)	10	8
50～69(歳)	10	8
70以上(歳)	8	7

・妊婦、授乳婦の目安量は9とする。

魚類

マイワシ（生干し）

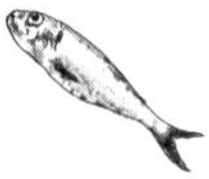

100gで
●
n-6系脂肪酸
0.36g
n-3系脂肪酸
3.12g

綿実油

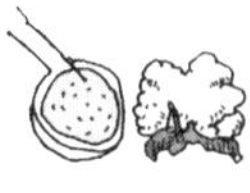

100gで
●
n-6系脂肪酸
53.51g
n-3系脂肪酸
0.34g

ひまわり油
（ハイリノール）

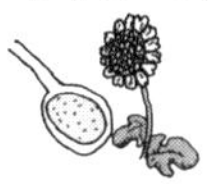

100gで
●
n-6系脂肪酸
57.51g
n-3系脂肪酸
0.43g

大豆油

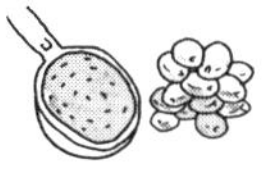

100gで
●
n-6系脂肪酸
49.67g
n-3系脂肪酸
6.10g

n－3系脂肪酸

種類

α－リノレン酸、イコサペンタエン酸（ＩＰＡ）、ドコサヘキサエン酸（ＤＨＡ）、ドコサペンタエン酸（ＤＰＡ）がよく知られています。

食品

魚油、えごま油などに多く含まれます。

作用

血液中のＬＤＬ（悪玉）コレステロールや中性脂肪を減らし、ＨＤＬコレステロール値を上昇させる作用があります。

摂取基準

「食事摂取基準」は表のように定められています。本来、各脂肪酸によって作用が異なりますが、データが不充分なためｎ－３系脂肪酸として策定されました。目安量はｎ－６系脂肪酸と同様に設定されました。

n−3系脂肪酸の食事摂取基準（g/日）

年齢	男性	女性
	目安量	目安量
0～5(月)	0.9	0.9
6～11(月)	0.8	0.8
1～2(歳)	0.7	0.8
3～5(歳)	1.3	1.1
6～7(歳)	1.4	1.3
8～9(歳)	1.7	1.4
10～11(歳)	1.7	1.5
12～14(歳)	2.1	1.8
15～17(歳)	2.3	1.7
18～29(歳)	2.0	1.6
30～49(歳)	2.1	1.6
50～69(歳)	2.4	2.0
70以上(歳)	2.2	1.9

・妊婦、授乳婦は目安量1.8とする。

クロマグロ（トロ）

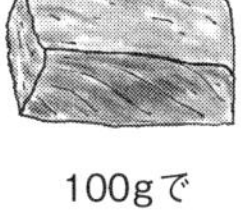

100gで
●
n−6系脂肪酸
0.60g
n−3系脂肪酸
5.81g

ブリ

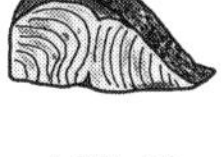

100gで
●
n−6系脂肪酸
0.37g
n−3系脂肪酸
3.35g

サンマ

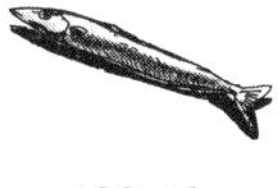

100gで
●
n−6系脂肪酸
0.51g
n−3系脂肪酸
3.78g

マサバ

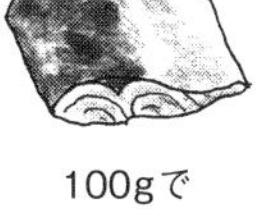

100gで
●
n−6系脂肪酸
0.43g
n−3系脂肪酸
2.12g

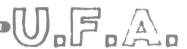

不飽和脂肪酸の大ネタ小ネタ

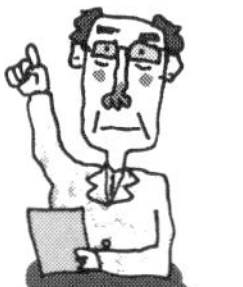

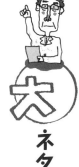

小ネタ1 リノール酸は有害?

リノール酸は植物油に多く含まれるn-6系脂肪酸です。これを多量に摂取すると、がんのリスクが増加すると騒がれたことがありました。炎症性疾患などとの関連も示唆され、以前は健康によいと推奨されていただけにショックが大きいのか、リノール酸が有害であるかのような報道も見かけます。

しかし現在までの研究では、少なくとも、乳がん、大腸がん、前立腺《せん》がんの発症には関係がないことが示されました。炎症性疾患との関連は、まだ明らかにはなっていません。

「食事摂取基準」では、n-6系脂肪酸の目安量が設定されています。体に必要な栄養素であるということもお忘れなく。適量が肝要ということなのです。

大ネタ1 EPA? IPA?

EPAは知っているけどIPAは……? というかたも多いかもしれませんが、EPAもIPAも同じ物質（脂肪酸）です。IPAはイコサペンタエン酸の略ですが、この名前は化学構造を意味します。ギリシア語でイコサ（icosa）は20、ペンタ（penta）は5、エン（e-noic）は二重結合という意味です。つまり「炭素の数が20個で二重結合が5か所にある（脂肪）酸」というわけで、日本化学会ではIPAに統一しています。また国際的にもIPAが主流であることなどから、「食品成分表」でこの表記が採用されました。日本ではどちらで表記してもまちがいではありません。

小ネタ2 化粧品になる脂肪酸

一価不飽和脂肪酸のオレイン酸やパルミトレイン酸は、ヒトの皮膚にも含まれている成分です。化粧品の原料としても使用されています。

小ネタ3

脳・母乳・DHA

脳の半分は脂質でできています。正確にいうと、脳の乾燥重量の50%が、脂質です。それだけ脂肪酸は脳の機能において重要な役割を果たしていると考えられます。中でも注目されているのがDHA（ドコサヘキサエン酸）。アルツハイマー型認知症を予防・改善するという報告や学習・記憶能力を高めるという報告があり、研究が進められています。ちなみにDHAを含む母乳で育てた子のほうがDHAを含まない調合乳で育てた子より認知機能が高いという結果があり、現在市販されている育児用ミルクにはDHAが添加されています。

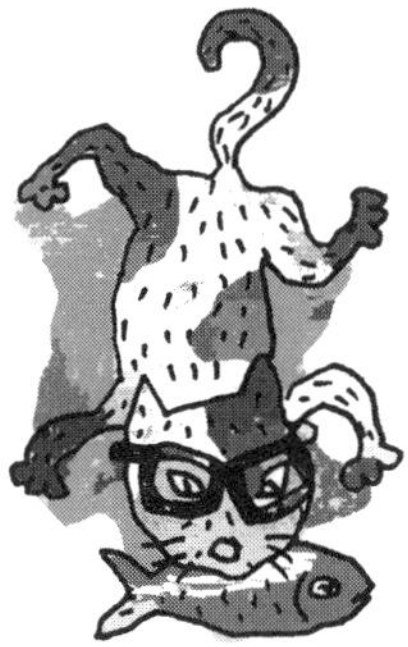

大ネタ2

トランス脂肪酸

トランス脂肪酸を日常的に多くとりすぎていると、「冠動脈疾患、すなわち心臓病のリスクを高めるという報告があります。

トランス脂肪酸は、中性脂肪が含まれている脂肪酸の分子の形が天然のものとは少し違っている物質です。牛や羊などの反芻《はんすう》動物では、胃の中の微生物によって、わずかですがトランス脂肪酸が作られます。そのため、牛肉や羊肉、牛乳や乳製品の中にもともと微量のトランス脂肪酸が含まれています。一方、マーガリン、ファットスプレッド、ショートニングなどを製造する過程でもトランス脂肪酸が作られます。最近ではトランス脂肪酸の生成量が少なくなるような製造方法がとられるようになりました。

わが国でも、食品のトランス脂肪酸量の表示が検討されています。人工的に生成されるトランス脂肪酸の量には注意する必要があると思いますが、もともと含まれているトランス脂肪酸についてはそれほど神経質にならなくてもよいと思います。現在、トランス脂肪酸については、「摂取すべき範囲として表すことが困難」として目標量の基準は定められていません。

内閣府の食品安全委員会は、２０１２年3月に、食品に含まれるトランス脂肪酸に関する食品健康影響評価（リスク評価）の結果を公表しました。その中で、「リスク管理機関においては、今後とも日本人のトランス脂肪酸の摂取量について注視するとともに、引き続き疾病罹患リスク等に係る知見を収集し、適切な情報を提供することが必要である」としています。

コレステロール

細胞膜やホルモンの原料になる

基礎データ

- **英語名**…cholesterol
- **特徴**…脂質の一種。体内で合成される
- **欠乏症**…通常は見られない
- **過剰症**…脂質異常症（血中総コレステロールの増加）
- **食品**…卵、肉類、魚介類などに多く含まれる

コレステロールは、脂質の一種です。脂質はそのままでは水にとけないので水になじむたんぱくにおおわれ、リポたんぱくとして血液にとけ、体じゅうに運ばれています。リポたんぱくは、コレステロール含量の比率などによって分類され、ＨＤＬ（いわゆる善玉コレステロール）やＬＤＬ（いわゆる悪玉コレステロール）などと呼び分けられていますが、リポたんぱくに含まれるコレステロール自体はまったく同じものです。とりすぎには注意が必要ですが、コレステロールは細胞膜や胆汁酸などの原料になる必須成分です。

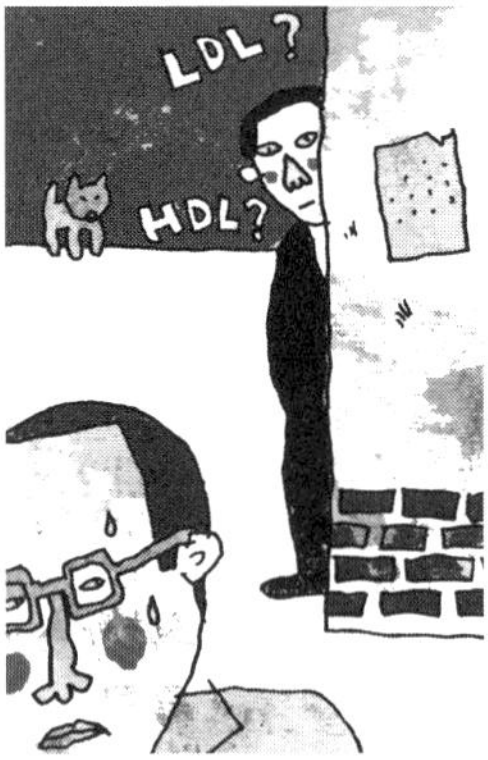

コレステロールを多く含む食品

卵

卵黄

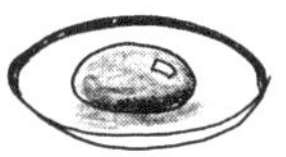

100gで
コレステロール**1400㎎**
●
1個（16g）
の場合
コレステロール**224㎎**

鶏卵

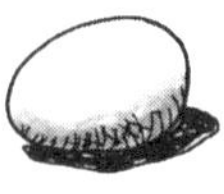

100gで
コレステロール**420㎎**
●
1個（50g）
の場合
コレステロール**210㎎**

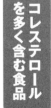

肉類

フォアグラ（ゆで）

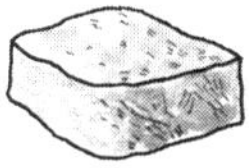

100gで
コレステロール**650㎎**
●
1切れ（60g）
の場合
コレステロール**390㎎**

体内での働き

細胞膜を作る原料になる

私たちの体は60兆個もの細胞から成り立っていますが、コレステロールはそのすべての細胞膜の構成成分です。コレステロールがなければ細胞はくずれてしまいます。

胆汁酸の原料になる

脂質の吸収に働く胆汁酸の原料になります。胆汁酸が不足するとビタミンAやビタミンEなどの脂溶性ビタミンの吸収も悪くなります。

ホルモンの原料になる

性ホルモンや副腎《ふくじん》皮質ホルモンなどのステロイドホルモンの原料になります。ホルモンは体内でのさまざまな生理作用を調節しています。

ビタミンDの原料になる

ビタミンDは食事からとるほか、体内でも作られますが、皮膚に存在するコレステロールから作られる物質が日光（紫外線）に当たることで合成されるのです。

どのくらいとればいいの？

「日本人の食事摂取基準（2015年版）」では、コレステロールの目標量が削除されました。でも、これはいくら食べてもいいというこ

若鶏手羽先	牛レバー	豚レバー	鶏レバー
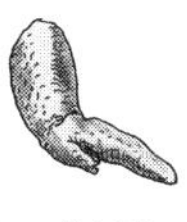	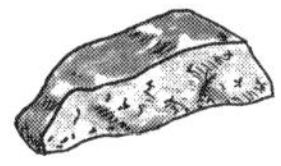	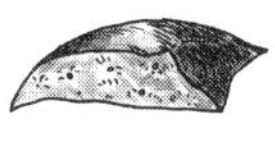	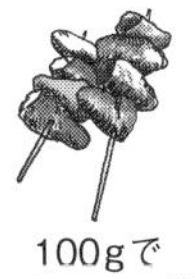
皮つき100gで コレステロール**120mg**	100gで コレステロール**240mg**	100gで コレステロール**250mg**	100gで コレステロール**370mg**
●	●	●	●
1回量（正味80g） の場合 コレステロール**96mg**	1回量（80g） の場合 コレステロール**192mg**	1回量（80g） の場合 コレステロール**200mg**	焼きとり2本（60g） の場合 コレステロール**222mg**

とではありません。今回は、これ以上摂取すると健康に影響が出るかもしれないという数字を決めるだけの科学的根拠が少ないということで、目標量の策定がなされていません。特に日ごろから血中のコレステロールの値が高い人では、注意は必要だと考えられます。

また、コレステロールは動物性たんぱく質が多く含まれる食品に含まれるため、コレステロール摂取量を制限するとたんぱく質不足を生じ、とくに高齢者では低栄養を生じてしまう可能性があるので、注意が必要です。

体内での合成

コレステロールは体内で毎日新たに一定量必要になる成分ですから、食事だけに頼らなくてもよいように、**体内にはコレステロールを合成する機能が備わっています**。体重50kgの人で一日あたり600〜650mg生産されます。

不足すると

●コレステロールは体内で合成されるため、摂取量不足で**欠乏症が出ることはありません**。これは、ベジタリアンが健康的な生活を送れることからも明らかです。コレステロールは動物性の食品には多かれ少なかれかならず含まれますが、植物性の食品にはほぼ含まれません。

●**低コレステロール血症**は、脳出血などの病気を誘発する可能性が示

魚介類

ウナギのかば焼き

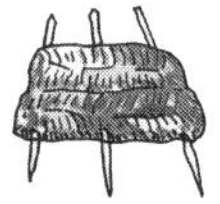

100gで
コレステロール**230mg**
●
1串（100g）
の場合
コレステロール**230mg**

スルメイカ

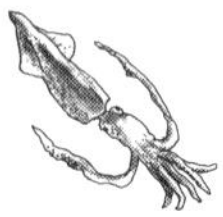

100gで
コレステロール**250mg**
●
イカそうめん1皿（60g）
の場合
コレステロール**150mg**

子持ちガレイ

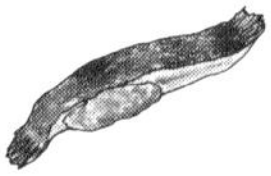

100gで
コレステロール**120mg**
●
1切れ（110g）
の場合
コレステロール**132mg**

シシャモ（生干し）

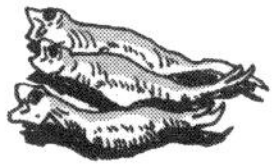

100gで
コレステロール**230mg**
●
3尾（50g）
の場合
コレステロール**115mg**

唆されています。しかし、コレステロール摂取量を増やすことでこれらのリスクが低くなるのかどうかは調べられていません。

とりすぎると

●**血中総コレステロール値が高くなります**。ＨＤＬ（善玉）コレステロールも増加しますが、ＬＤＬ（悪玉）コレステロールの増加率のほうが高いことがいくつかの研究で示されています。そのため、虚血性心疾患のリスクが高まる可能性が危惧されています。

　食事からとるコレステロールが血中コレステロール値に与える影響は、ＢＭＩ（体格指数）の高い人に比べて、低い人で顕著との報告もあります。

●コレステロール摂取量が多い人では、卵巣がんや子宮内膜がんなどのがん疾患の発症率が高くなる可能性が危惧されています。

タラコ

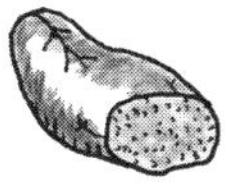

100gで
コレステロール**350mg**
●
½本（25g）
の場合
コレステロール**88mg**

スジコ

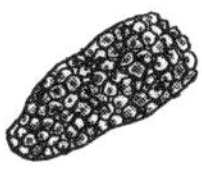

100gで
コレステロール**510mg**
●
一口大（25g）
の場合
コレステロール**128mg**

マダコ（ゆで）

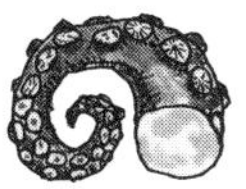

100gで
コレステロール**150mg**
●
刺し身1皿（60g）
の場合
コレステロール**90mg**

タイショウエビ

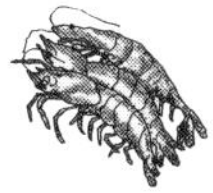

100gで
コレステロール**160mg**
●
3尾（正味60g）
の場合
コレステロール**96mg**

コレステロールの大ネタ小ネタ

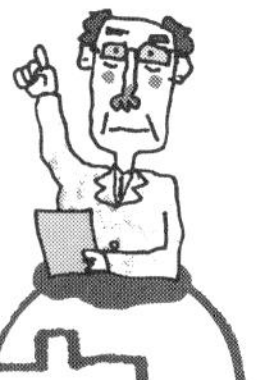

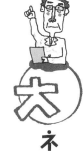

大ネタ1 善玉と悪玉

コレステロールはリポたんぱく質として血液の中を流れます。ＬＤＬやＨＤＬというのはこのリポたんぱく質の種類のことで、ＬＤＬは低比重（低密度）リポたんぱく質、ＨＤＬは高比重（高密度）リポたんぱく質の英語の略です。

一般にはＬＤＬコレステロールを悪玉コレステロール、ＨＤＬコレステロールを善玉コレステロールと呼びますが、どちらも体に欠かすことのできない物質です。ＬＤＬは肝臓中のコレステロールを体の各細胞に運ぶ宅配係、ＨＤＬは各細胞の余分なコレステロールを肝臓に戻す回収係です。

運ばれるばかりで回収されないと、同じ場所にコレステロールがたまって動脈硬化などの原因となる場合もあるので、ＬＤＬコレステロールが悪玉と呼ばれているのです。

小ネタ1 コレステロールを低下させる成分

血中のコレステロール値を低下させる食品成分がいくつか知られています。大豆や卵黄に含まれるレシチン、イカやタコなどの魚介類に含まれるタウリン、さまざまな食品の色素や渋味の成分であるポリフェノール類、そして不飽和脂肪酸です。現在までの研究では、それぞれ多様な形で血中コレステロール値に影響し、作用の度合いもさまざまですが、明確にその違いがわかるほど、ヒトでの結果は充分にそろっていません。現在も研究が行なわれています。

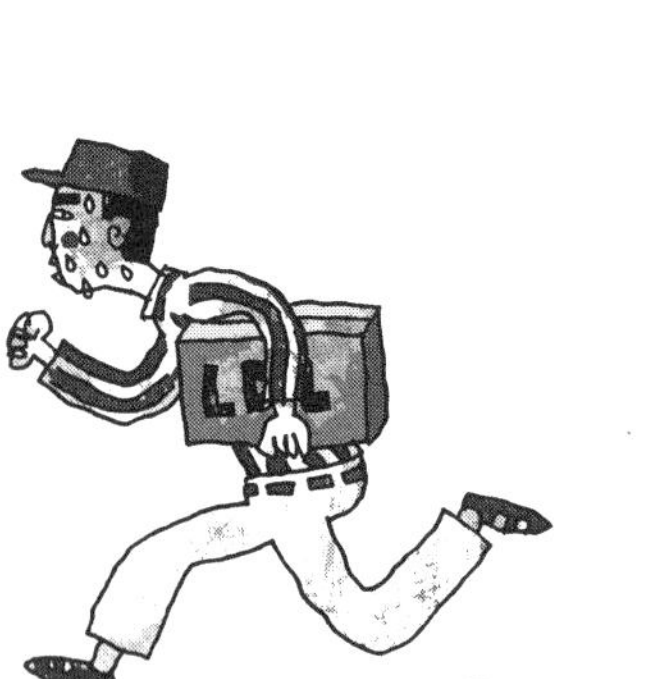

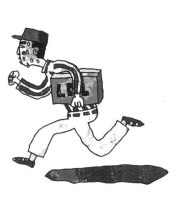

小ネタ 2

コレステロールと胆石

コレステロールという名前はギリシア語のchole（胆汁）とsterol（固体）に由来しています。胆汁は肝臓で作られ、十二指腸に運ばれて食物中の脂肪の吸収を助ける物質です。この胆汁中にはコレステロールが含まれています。胆汁はいったん胆嚢《たんのう》に蓄えられますが、そのときに結晶化してしまうと胆石になります。胆石はおもにコレステロールが結晶化したものと、胆汁中の色素が結晶化したものに大きく分かれます。

小ネタ 3

コレステロールの原料

コレステロールは細胞膜や各種ホルモンなどの原料になりますが、ではコレステロール自体の原料はなんでしょうか？

私たちの体内のコレステロールの70～80％は肝臓で合成されたものですが、その原料は脂肪や炭水化物です。それらは段階を経てコレステロールになりますが、近年、美肌効果などで注目されている「スクワレン」はその途中の段階の物質です。

大ネタ 2

卵とコレステロール

卵はコレステロールの多い代表的な食品です。脂質異常症などでコレステロールの摂取量を制限している人は、卵を食べなければ上限が守りやすくなりますが、卵はコレステロールの量が多くても血液中のコレステロール値には影響しないという報告もあります。これは卵黄に含まれるレシチンにLDL（悪玉）コレステロールを減らしてHDL（善玉）コレステロールを増やす働きがあり、余分なコレステロールが血管に沈着するのを防ぐためと考えられています。

一方、ベジタリアンの学生に卵を摂取させたところ、HDLコレステロールは増加せず、LDLコレステロールで増加が認められたという研究報告もあります。卵の摂取による血中総コレステロール値の増加には個人差があることも知られており、反応性の強い人はLDLコレステロール値での増加率が高いとされています。

ですから、血中コレステロール値を気にする人にとって、卵は食べたほうがよいとも悪いともいいきれません。むずかしいかもしれませんが、食事全体のバランスと自分の状態をふまえたうえで、適量摂取を心がけるとよいでしょう。

炭水化物

全身の主要なエネルギーの源になる

基礎データ

- **英語名**…carbohydrate
- **特徴**…糖質と食物繊維に分けられる
- **欠乏症**…通常は見られない
- **過剰症**…肥満
- **食品**…穀類、芋類、くだもの、砂糖などに多く含まれる

炭水化物は大きく分けると消化・吸収される**糖質**と、消化・吸収されない**食物繊維**に分けられます。

食品から摂取する糖質は、そのほとんどが米やパン、めん類などの穀類、芋類に含まれるでんぷんです。糖質は**1gあたり4kcal**のエネルギーを生み出します。エネルギー源としての糖質は分解や吸収が速く、たんぱく質や脂質に比べてすぐに利用されるのが特徴です。

一方、食物繊維は「ヒトの消化酵素で消化されない食物中の難消化性成分の総体」に難消化性オリゴ糖などを含めたものです。腸内細菌の分解の程度によって、1gあたり0～2kcalのエネルギーを生み出します。食物繊維だからといってもエネルギーがまったくないわけでは

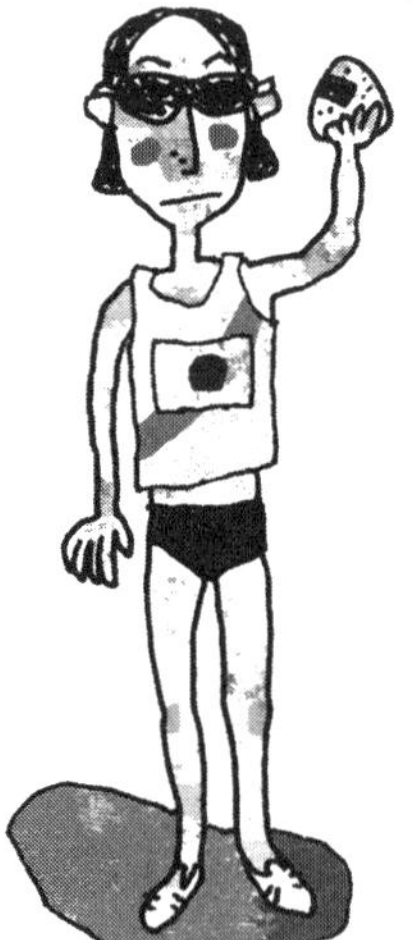

炭水化物を多く含む食品

ここではあげていないが、砂糖は炭水化物が主成分の食品。

穀類

玄米ごはん	胚芽精米ごはん	精白米ごはん
100gで炭水化物**35.6g**	100gで炭水化物**36.4g**	100gで炭水化物**37.1g**
ごはん1膳（150g）の場合 炭水化物**53.4g**	ごはん1膳（150g）の場合 炭水化物**54.6g**	ごはん1膳（150g）の場合 炭水化物**55.7g**

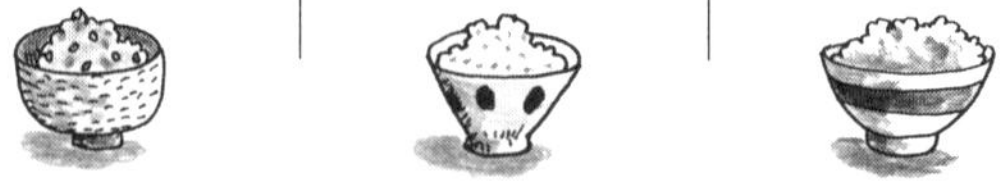

ありません。

体内での働き

ブドウ糖に分解され、エネルギー源になる

糖質は、体内で消化・吸収されて単糖類であるブドウ糖に分解されます。ブドウ糖は血液を通して各細胞に運ばれ、体を動かすエネルギーとして利用されます。また、脳や神経組織、赤血球などは通常はブドウ糖しかエネルギー源として利用できませんから、糖質はそのような組織にブドウ糖を供給する大きな役割があります。

特に脳は、重さは体重の2％ほどにすぎませんが、基礎代謝量の約2割ものエネルギーを消費します。このような組織では、血糖値が下がると機能も落ちますが、数時間は肝臓のグリコーゲンが分解されて血中にブドウ糖が供給されます。また、体を構成する体たんぱく質や体脂肪が分解され、アミノ酸など糖以外の栄養素からブドウ糖を合成するしくみも備わっています。これを**糖新生**といいます。

どのくらいとればいいの？

「日本人の食事摂取基準（2015年版）」では、次ページの**表**のように定められています。

蒸し中華めん

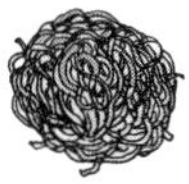

100gで
炭水化物**38.4g**
●
焼きそば1食分（150g）の場合
炭水化物**57.6g**

中華めん（生）

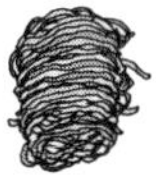

100gで
炭水化物**55.7g**
●
ラーメン1食分（120g）の場合
炭水化物**66.8g**

スパゲティ（乾）

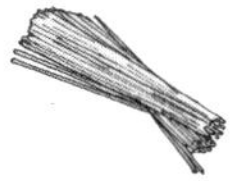

100gで
炭水化物**73.9g**
●
1食分（100g）の場合
炭水化物**73.9g**

そうめん（乾）

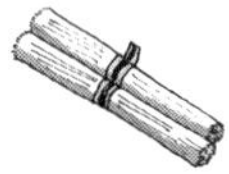

100gで
炭水化物**72.7g**
●
2束（100g）の場合
炭水化物**72.7g**

炭水化物の食事摂取基準（%エネルギー）

年齢	男性	女性
	目標量[※1,2]（中央値[※3]）	目標量[※1,2]（中央値[※3]）
0〜5（月）	—	—
6〜11（月）	—	—
1〜2（歳）	50〜65（57.5）	50〜65（57.5）
3〜5（歳）	50〜65（57.5）	50〜65（57.5）
6〜7（歳）	50〜65（57.5）	50〜65（57.5）
8〜9（歳）	50〜65（57.5）	50〜65（57.5）
10〜11（歳）	50〜65（57.5）	50〜65（57.5）
12〜14（歳）	50〜65（57.5）	50〜65（57.5）
15〜17（歳）	50〜65（57.5）	50〜65（57.5）
18〜29（歳）	50〜65（57.5）	50〜65（57.5）
30〜49（歳）	50〜65（57.5）	50〜65（57.5）
50〜69（歳）	50〜65（57.5）	50〜65（57.5）
70以上（歳）	50〜65（57.5）	50〜65（57.5）

※1 範囲については、おおむねの値を示したものである。
※2 アルコールを含む。ただし、アルコールの摂取を勧めるものではない。
※3 中央値は、範囲の中央値を示したものであり、最も望ましい値を示すものではない。

一日の基礎代謝量を1500kcalとすると、脳のエネルギー消費量は一日300kcal。これはブドウ糖75gに相当します。脳以外の組織でもブドウ糖をエネルギー源として利用することを加味すると、ブドウ糖は一日に少なくとも100gは必要と推定されます。ただし、肝臓は必要に応じて糖新生（→55ページ）を行なって血液中にブドウ糖を供給するので、食事から必要な最低量は100gより少ないといえます。現在、ほとんどの人が100g以上の炭水化物を摂取していて、最低必要量を満たしているといえます。

一方、炭水化物同様にエネルギー源となる脂質やたんぱく質の場合には、エネルギー源としての働き以外に、必須脂肪酸や必須アミノ酸といった必須栄養素の供給の役割を担っています。そのため、炭水化物の摂取量の基準値は、脂質やたんぱく質とのバランスを考慮する必要があります。よって、充分なたんぱく質と適度な脂質に由来するエネルギーと、推定エネルギー必要量の差として算出され、炭水化物の目標量とされました。

食パン

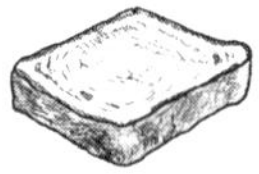

100gで
炭水化物**46.7g**
●
6枚切り1枚（60g）
の場合
炭水化物**28.0g**

フランスパン

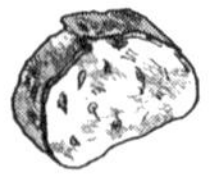

100gで
炭水化物**57.5g**
●
1切れ（60g）
の場合
炭水化物**34.5g**

そば（ゆで）

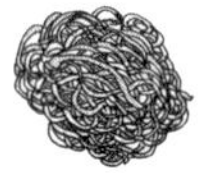

100gで
炭水化物**26.0g**
●
1食分（180g）
の場合
炭水化物**46.8g**

うどん（ゆで）

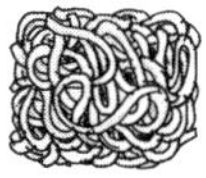

100gで
炭水化物**21.6g**
●
1食分（220g）
の場合
炭水化物**47.5g**

炭水化物

carbohydrate

不足すると

●通常は欠乏症が出ることはありません。不足しても、私たちの体の構成成分であるたんぱく質や脂肪が分解されてエネルギー源として充当されるからです(糖新生)。

●不足が長く続いた場合には、体たんぱく質が過度に分解されれば筋肉が減少するなどし、体脂肪が過度に分解されれば血液中のケトン体が増加するケトン血症になり、嘔吐《おうと》等が起きることもあります。

とりすぎると

●健康な人では、とりすぎてもすぐには症状は出ません。

●とりすぎが続くと、**肥満**の原因になります。余ったブドウ糖は、グリコーゲンとして蓄えられ、必要に応じて消費されますが、それでも余ると、脂肪組織に運ばれて体脂肪として蓄積されるからです。

その他

あずき(ゆで・缶詰め)

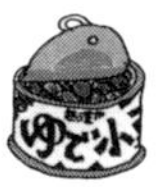

100gで
炭水化物**49.2g**
●
1食分(30g)
の場合
炭水化物**14.8g**

バナナ

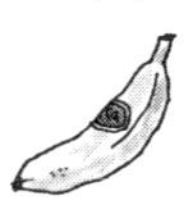

100gで
炭水化物**22.5g**
●
1本(正味90g)
の場合
炭水化物**20.3g**

さつま芋

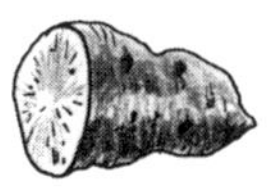

皮つき100gで
炭水化物**33.1g**
●
⅓本(80g)
の場合
炭水化物**26.5g**

もち

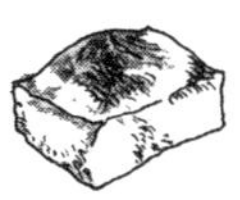

100gで
炭水化物**50.8g**
●
切りもち1個(50g)
の場合
炭水化物**25.4g**

炭水化物の区分

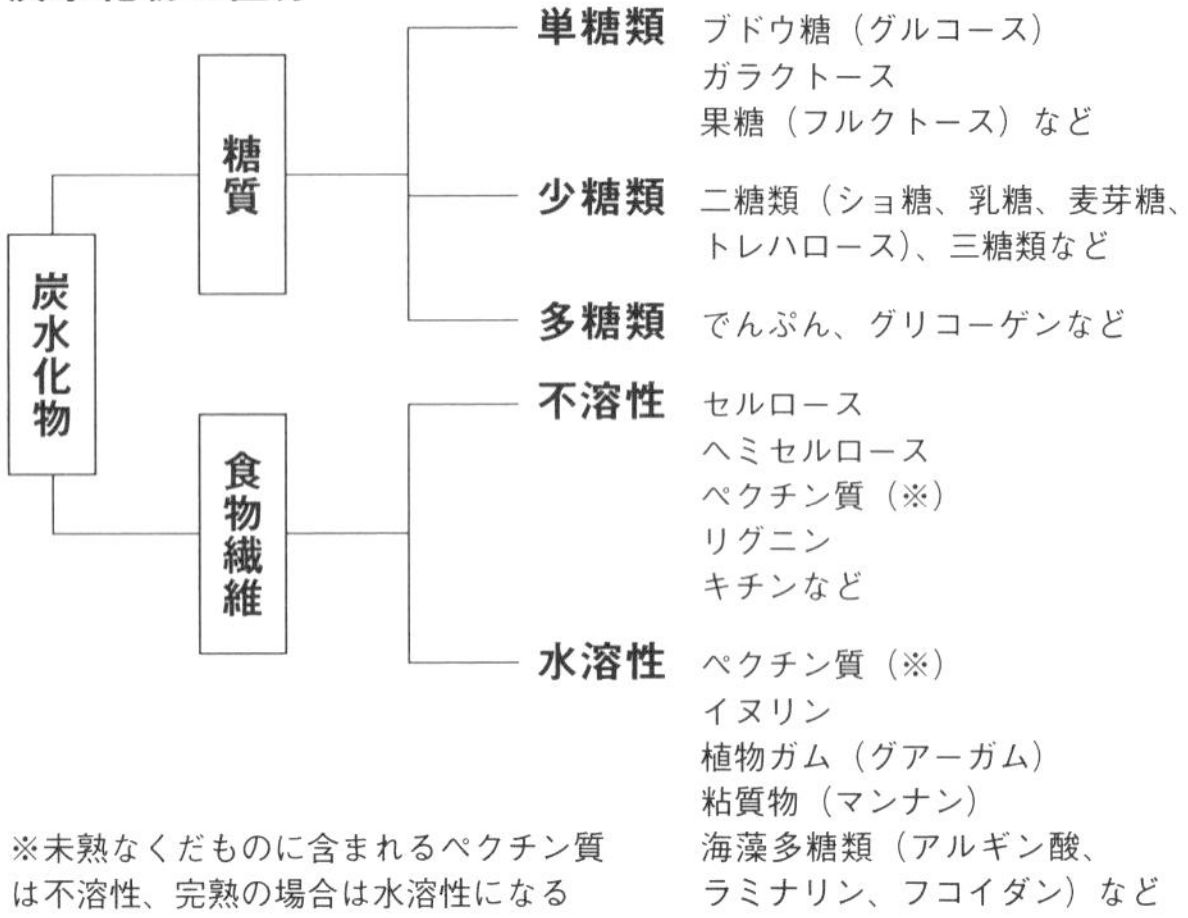

※未熟なくだものに含まれるペクチン質は不溶性、完熟の場合は水溶性になる

食品成分表における炭水化物の値

これまでの食品成分表では、炭水化物の量は、水分、たんぱく質、脂質、灰分等の合計（g）を100gから差し引いた値で示されていました。2015年版でもその方法は変わりませんが、魚介類、肉類および卵類のうち原材料的食品については、原則として糖の値を分析しています。

でんぷん、ブドウ糖、果糖、ガラクトース、ショ糖、麦芽糖、乳糖、トレハロースなどを利用可能炭水化物として直接分析または推計して、これらを単糖換算して合計した値を「利用可能炭水化物（単糖当量）」として新たに収載されました。食品成分表の項目が増えています。ぜひご確認ください。

炭水化物の大ネタ小ネタ

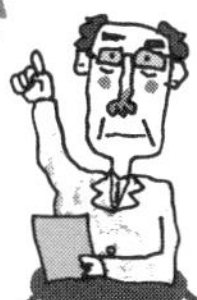

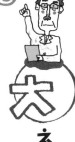

小ネタ1 甘いもの

一般的に、甘いものは炭水化物が多い食品です。砂糖の主成分は食品学ではショ糖といい、100g中100gが炭水化物。ブドウ糖と果糖がくっついた二糖類です。砂糖は虫歯の原因になることもわかっています。甘いものの摂取は控えましょう。

小ネタ2 炭素＋水

炭水化物は炭素Cと水素H、酸素Oから構成されます。分子式は$C_mH_{2n}O_n$。これは$C_m(H_2O)_n$とも表わせますから、炭素に水がついたもの、すなわち炭水化物となります。私たちは炭水化物を体内で二酸化炭素（CO_2）と水（H_2O）に分解し、このときにエネルギーを得ているのです。

小ネタ3 糖尿病とGI値、カーボカウント

グリセミック指数（GI値）とは摂取した食品が消化管から吸収され、その結果、血糖値がどのように上昇するかを数値にしたもので、数値が低い食品ほど食後の血糖値の上昇がゆるやか、ということになります。食品の質を食後血糖値の上がり方から評価したものといえます。

一方、カーボカウントは、直接血糖値を上昇させると考えられる炭水化物（正確には、糖質＋食物繊維ですが、ほぼ糖質）の量をカウントして、血糖値の上昇をおさえようという方法で、食品中の炭水化物の量を評価する方法です。

どちらも、食後の高血糖が気になる糖尿病のかたにとっては有用な数値です。食品交換表とあわせての有効利用が考えられています。

大ネタ 1

炭水化物中毒と低炭水化物ダイエット

今回の食事摂取基準では、エネルギー産生栄養素バランスという言葉が登場しました。これはたんぱく質、脂質、炭水化物（アルコールを含む）の総エネルギーに対する割合を示したもので、全体のバランスが大切です。低炭水化物ダイエット、糖質制限食は、血糖のコントロールや体重のコントロールに有用ですが、過度に行なうと、エネルギー産生栄養素バランスが不適切になる、すなわちたんぱく質と脂質の割合が多くなってしまいます。腎臓や血管への負担を考えると注意が必要です。自分の判断で行なうのではなく、医師や管理栄養士などの専門家のアドバイスをもらって行なうようにしましょう。

肥満者が医師の管理下で糖質を制限するときには有効な場合がありますが、健康な人にはおすすめできないダイエット法です。

大ネタ 2

人工甘味料

砂糖が甘いのは皆さんご存じのとおりです。砂糖をはじめとする糖質は、私たちの健康に欠くことのできない栄養素ですが、とりすぎは健康障害のリスクにもなります。特に肥満や糖尿病、メタボリックシンドロームの予防、治療では適切な摂取量を保つことが重要です。

一方、甘味は私たちの食生活に欠かすことのできない味です。甘味はほしい、でも糖質摂取は控えたい、これを解決するのが人工甘味料です。人工甘味料にはキシリトールなどじつは糖質であるものと、アスパルテームなど糖質でないものとがあります。

糖質のものは砂糖より低エネルギーですが、エネルギーがゼロではありません。甘味料の中では砂糖に近い、自然な甘味がします。これに対し、非糖質のものは甘味が非常に強いものが多く、ほとんどエネルギー源になりません。たとえばよく知られているアスパルテームは、アミノ酸から作られたもので、砂糖の約200倍の甘味があります。

D.F.

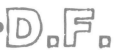

食物繊維

排便をスムーズにし、さまざまな生理作用を持つ

基礎データ

- **英語名**…dietary fiber
- **特徴**…ヒトの消化酵素で消化されない
- **欠乏症**…便秘
- **過剰症**…通常は見られない
- **食品**…未精製の穀類、豆類、野菜類、きのこなどに多く含まれる

食物繊維は、「**ヒトの消化酵素で消化されない食物中の難消化性成分の総体**」と日本では定義されています。体の構成成分やエネルギー源としての役割が期待できないため、以前は無益な成分とみなされていましたが、近年になって、さまざまな生理作用・機能が明らかにされ、注目されるようになりました。また、食物繊維の定義には当てはまらないものの食物繊維と類似した作用・機能を持つ食品成分も新たにわかってきたため、食物繊維の定義自体を改めようとする動きもあります。そのため、食物繊維の定義は現在、国によって異なります。

食物繊維は、水にとけない**不溶性食物繊維**と、水にとける**水溶性食物繊維**とに大別できます。

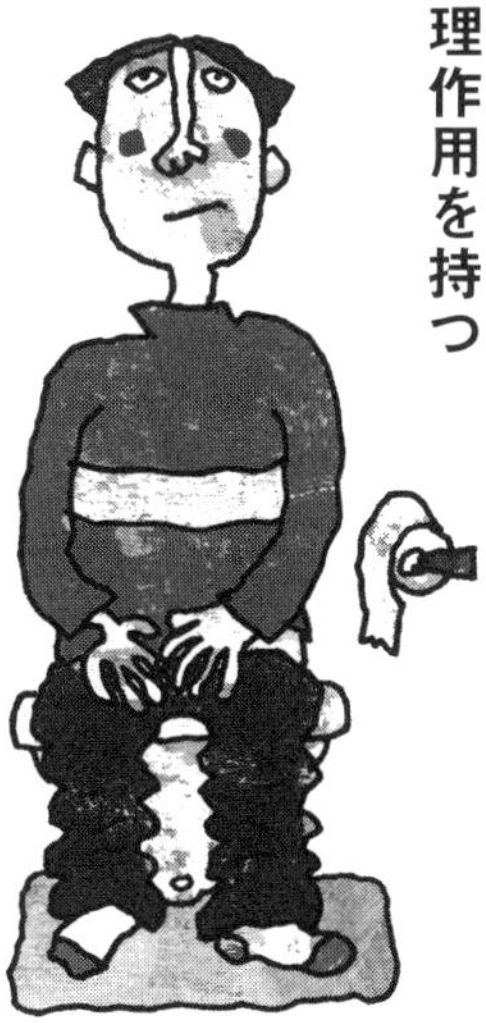

食物繊維を多く含む食品

穀類

玄米ごはん	スパゲティ（乾）	そば（ゆで）
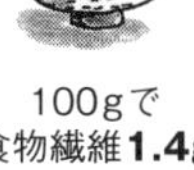	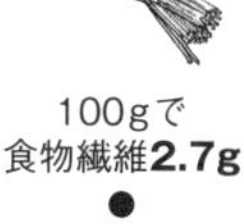	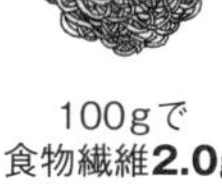
100gで 食物繊維**1.4g**	100gで 食物繊維**2.7g**	100gで 食物繊維**2.0g**
ごはん1膳（150g）の場合 食物繊維**2.1g**	1食分（100g）の場合 食物繊維**2.7g**	1食分（180g）の場合 食物繊維**3.6g**

体内での働き

不溶性食物繊維のおもな働き

不溶性食物繊維は、腸を刺激して腸の蠕動《ぜんどう》運動を盛んにし、摂取した食品の通過時間を短縮させます。また、便の量を増加させ、便の排《はい》泄《せつ》を促します。これらの作用は、腸内環境を改善して便秘や腸の病気予防に役立ちます。

水溶性食物繊維のおもな働き

水溶性食物繊維は、水分を吸収して膨張し、摂取した食品の胃での滞留時間を長くさせます。また、小腸で糖が吸収されるさい、膨張した水溶性食物繊維によって糖が消化酵素と接しにくくなり、吸収に伴う血糖値の上昇がおだやかになります。また、コレステロールの吸収も妨げ、体外に排出されやすくします。これらの作用は、糖尿病や脂質異常症の予防・症状改善に役立ちます。

どのくらいとればいいの？

食物繊維の摂取不足が生活習慣病の発症に関連するという報告が多いことから、「日本人の食事摂取基準（２０１５年版）」では**表**のように目標量が定められました。

「日本人の食事摂取基準（２００５年版）」では、一日に必要な排便

豆類

おから

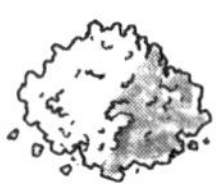

100gで
食物繊維**11.5g**
●
½カップ（50g）
の場合
食物繊維**5.8g**

大豆（ゆで）

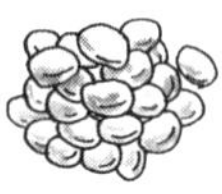

国産黄大豆100gで
食物繊維**6.6g**
●
1食分（50g）
の場合
食物繊維**3.3g**

野菜類

モロヘイヤ

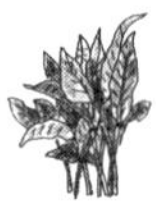

100gで
食物繊維**5.9g**
●
¼束（60g）
の場合
食物繊維**3.5g**

芽キャベツ

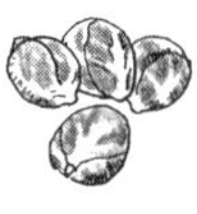

100gで
食物繊維**5.5g**
●
4個（60g）
の場合
食物繊維**3.3g**

食物繊維 D.F.

食物繊維の食事摂取基準 (g/日)

年齢	男性	女性
	目標量	目標量
0～5(月)	—	—
6～11(月)	—	—
1～2(歳)	—	—
3～5(歳)	—	—
6～7(歳)	11以上	10以上
8～9(歳)	12以上	12以上
10～11(歳)	13以上	13以上
12～14(歳)	17以上	16以上
15～17(歳)	19以上	17以上
18～29(歳)	20以上	18以上
30～49(歳)	20以上	18以上
50～69(歳)	20以上	18以上
70以上(歳)	19以上	17以上

量から見たときの摂取量は一日20～25gとして、目安量が設定されていましたが、「日本人の食事摂取基準（2015年版）」では、食物繊維摂取量が便秘症にどの程度の影響を与えているのかなどが明らかではないとしています。一方、食物繊維の摂取量との関連が最も明らかになっているのは心筋梗塞であるとしています。その後の研究からの数値を前提に、現在の摂取量を考慮した実現可能な量が、生活習慣病予防のための目標量として設定されています（表）。1～5歳児では摂取量の評価がむずかしいため、目標量の設定が見送られています。

なお、食物繊維は消化されずに大腸まで到達しますが、一部は大腸で腸内細菌によって発酵・分解を受けて短鎖脂肪酸などに代謝されることが近年明らかになってきました。すなわち、消化されないといっても、エネルギーにならないわけではありません。その評価や定量法は充分に確立されていませんが、1gあたり0～2kcalと考えられています。一日20gの食物繊維を摂取した場合でもエネルギー量は40kcal程度にすぎません。「食事摂取基準」では、食物繊維のエネルギー量の評価は、炭水化物に含めて行なっています。

オクラ

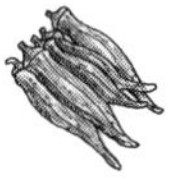

100gで
食物繊維**5.0g**
●
5本（40g）
の場合
食物繊維**2.0g**

菜の花

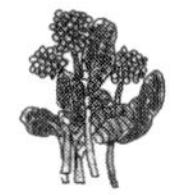

和種100gで
食物繊維**4.2g**
●
½束（50g）
の場合
食物繊維**2.1g**

ブロッコリー

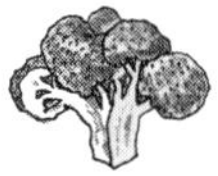

100gで
食物繊維**4.4g**
●
¼個（60g）
の場合
食物繊維**2.6g**

ごぼう

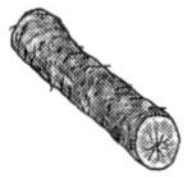

100gで
食物繊維**5.7g**
●
¼本（50g）
の場合
食物繊維**2.9g**

不足すると

●排便がスムーズになされず、**便秘**になります。一日1回、快調に排便があれば、食物繊維の摂取量は不足していないと考えられます。

●摂取量が少ない人では、心筋梗塞の発症率や死亡率、糖尿病の発症率が高いなど、生活習慣病との関連が多数報告されています。

とりすぎると

●食事で食物繊維を大量に摂取するのは事実上むずかしいため、とりすぎることはありません。

●難消化性のオリゴ糖を添加した食品を大量にとると、便がゆるくなることがあります。

●サプリメントなどで大量に摂取すると、下痢を起こしたり、体に必要な栄養素の吸収が妨げられると考えられます。

きのこ

しいたけ

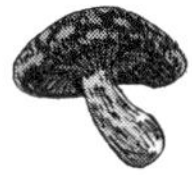

菌床100gで
食物繊維**4.2g**
●
1個（10g）
の場合
食物繊維**0.4g**

えのきたけ

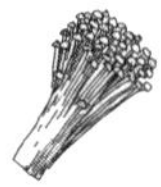

100gで
食物繊維**3.9g**
●
½束（40g）
の場合
食物繊維**1.6g**

その他

アボカド

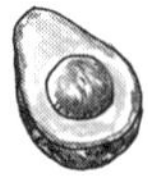

100gで
食物繊維**5.3g**
●
½個（90g）
の場合
食物繊維**4.8g**

ひじき（乾）

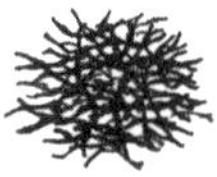

100gで
食物繊維**51.8g**
●
大さじ1（5g）
の場合
食物繊維**2.6g**

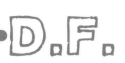

食物繊維の大ネタ小ネタ

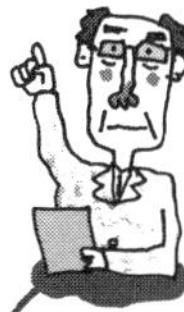

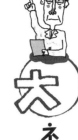

大ネタ 1 食物繊維のオリゴ糖

オリゴ糖は単糖類が数個つながったものですが、私たちの消化管では消化されない、あるいは消化されにくい性質を持ったものがあります。それら難消化性のオリゴ糖は、食物繊維に分類されます。

その一つがフラクトオリゴ糖と呼ばれるもの。そのまま大腸に届き、腸内細菌の栄養となります。特に善玉菌を増やし、腸内環境を改善してくれる働きがあります。便秘の解消にたいへん効果的なオリゴ糖で、「おなかの調子を整えたいかたに適する食品」として消費者庁にトクホ（特定保健用食品）として許可されているものもあります。また、カルシウムの吸収をよくする働きも知られています。ただし、とりすぎると便がゆるくなることがあります。

大ネタ 2 食物繊維と大腸がん予防

食物繊維は大腸がんを予防すると考えられてきました。ヨーロッパで行なわれた大規模な調査の結果では、食物繊維の摂取量が多いグループ（摂取食物繊維量一日あたり31・9g）は、少ないグループ（一日あたり12・6g）と比べて、大腸がんの発生リスクが25％低くなることが報告されています。また、日本では食生活の欧米化に伴って、食物繊維摂取量が年々減少し、大腸がんが増加してきたことが注目されていました。

しかし、最近、アメリカやヨーロッパで食物繊維と大腸がんの発生とは関連がないという論文が発表されました。日本でも、小麦ふすまに大腸がんの予防効果はないという論文が発表されています。

大腸がんと食物繊維との関係は賛否の分かれるところで、食物繊維をとってもむだなのかと思われるかたもいるかもしれません。しかし、食物繊維にはほかにも多くの作用があるので、充分にとっておきたいものです。

小ネタ1

ココアに食物繊維!?

ココアにはポリフェノール、テオブロミンなど健康によいとされる成分が含まれるため、(今はそうでもないようですが)一時は店頭から消えてしまうほどの人気でした。意外なことにピュアココアには、100gあたり23・9gと、食物繊維も多く含まれます。ココアに含まれているおもな食物繊維はリグニンといいます。ココアはお茶やコーヒーのように抽出して飲むのではなく、牛乳やお湯にとかして全量を摂取しますから、食物繊維の供給源としても有効です。

小ネタ2

食物繊維のとり方

食物繊維は大きく分けると、水溶性のものと不溶性のものとがあります。不溶性のものには穀類や野菜に多く含まれるセルロースやリグニンなど、水溶性のものにはりんごなどのくだものに多く含まれるペクチンなどがあり、それぞれ異なる生理作用を持っています。

食物繊維をとるために特定の食品に頼るのではなく、多種類の食品を組み合わせてとるのがよいでしょう。

小ネタ3

人工の食物繊維

食物繊維には、人工的に作られたものもあります。代表的なのは、ポリデキストロースという水溶性の食物繊維で、飲料などの加工食品に広く利用されています。食品由来の水溶性の食物繊維と同様の生理作用がありますが、分子量が小さくその作用は分子量の大きい天然の食物繊維と比べると弱いと考えられています。

小ネタ4

350gの野菜を食べると…

一日に350g以上の野菜をとることが推奨されています。食物繊維、カリウム、抗酸化成分の充分な摂取は、循環器疾患やがんの予防に効果があると考えられ、これらの成分の摂取と食品との関連を調べると、野菜の寄与が大きいこと、また、これらを適量摂取するためには350g以上の野菜をとることが必要と推定されているからです。

野菜を350~400g食べると、食物繊維は約18g摂取することができます。

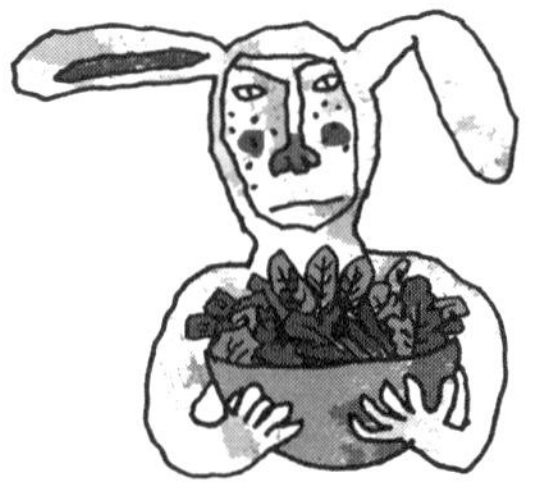

アルコール
栄養素の含まれないエネルギー源

アルコールは栄養素ではありません。おもに糖質を発酵して作られる酒――アルコール飲料の成分です。

基礎データ

- **英語名**…alcohol
- **特徴**
…水溶性かつ脂溶性
- **エネルギー量**
…1gあたり約7kcal

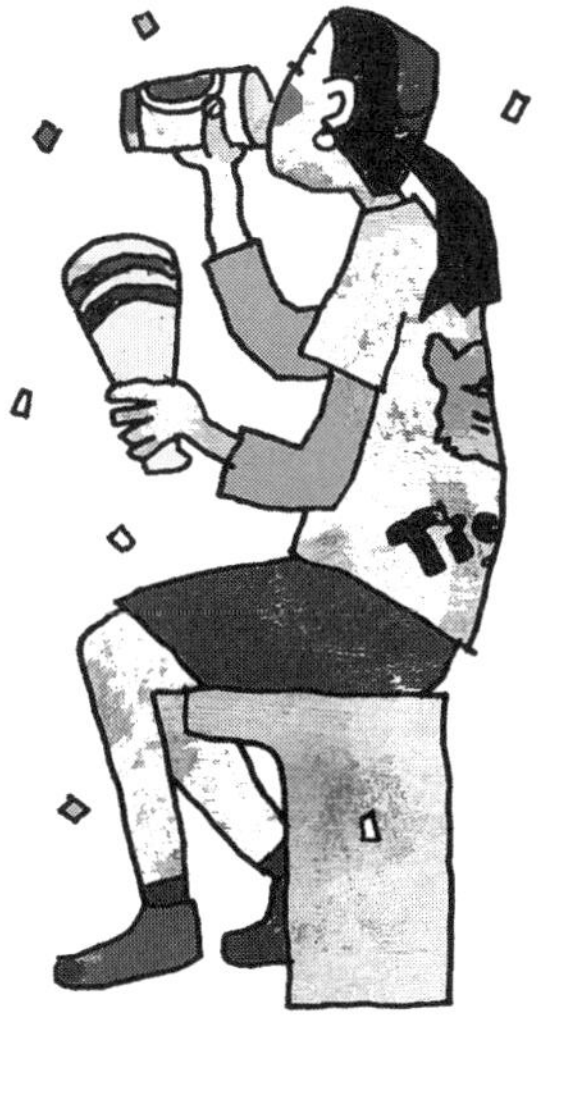

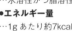

体内での代謝

吸収

アルコールは、一部は胃から、大部分は腸から吸収されて血液に入ります。アルコールは分子量が小さく、水溶性かつ脂溶性ですので、速い速度で吸収され、全身に行きわたります。

分解

吸収されたアルコールはおもに次の経路により、肝臓で分解されます。まずアルコール脱水素酵素でアセトアルデヒドに分解され、さらにアルデヒド脱水素酵素により酢酸に分解されます。酢酸は血液を介して全身をめぐり、最終的には水と二酸化炭素に分解されて体外に排出されます。摂取したアルコールの一部は分解されないまま、尿や呼気から排泄《はいせつ》されます。

代謝速度

アルコールの代謝速度は個人差が大きく、食習慣や飲酒歴などさまざまな因子にも影響されます。一般にアルコール飲料中のアルコール濃度が高いほうが吸収は速い傾向があります。一方、胃に食物がある場合は、アルコールが胃から腸に送られる時間が遅くなるため、吸収が遅くなります。空腹時にアルコールを摂取すると早く酔いがまわるのはこのためです。

エネルギー量は何kcal？

アルコールには、エネルギーがあります。アルコールは体に必要な成分ではありませんが、適正エネルギー量について考えるときに、アルコールのエネルギー量は無視できません。「日本人の食事摂取基準（2015年版）」では高血圧との関連で検討されていますが、摂取量の基準が設定されているわけではありません。アルコール1gあたりの物理的燃焼値（食品を燃やして発生するエネルギー量）は7.1kcalですが、実際には、アルコールの代謝が複雑であることから、そのまま全エネルギー量が利用されるわけではないことがわかっています。アルコール摂取量や食事の量、代謝能力や身体状況など、さまざまな条件によっても利用効率は変動します。アルコール摂取量が非常に多い場合にはエネルギーの利用率が低くなると推定されていますが、通常の範囲では、**1gあたり7.1kcal**が最も適当としています。実際は他のエネルギー産生栄養素とそろえて1gあたり7kcalとして計算します。

適量の飲酒は…

適量の飲酒では、「心筋梗塞の発症率が低い」「脳梗塞の発症率が低い」「HDL（善玉）コレステロールが増える」などの報告があります。ストレスの解消、疲労の回復などの利点があるとされています。適量とは、一般には日本酒なら1合、ビールなら大びん1本、ウイスキーならダブル1杯程度ですが、「適量」にも個人差があります。

過度の飲酒は…

●適量を超える飲酒を継続すると、肝臓障害をもたらします。脂肪肝やアルコール性肝炎、肝硬変、肝臓がんなどはいずれもアルコールの過飲が誘因になります。また、アルコール中毒といわれる神経系の疾患、胃をはじめとする消化管系の疾患、循環器系や呼吸器系、生殖系など、全身の器官に障害をもたらします。
●一度に意識を失うまで大量に飲酒し、血中アルコール濃度が0.5％ほどになると、死に至ることがあります。

飲酒するときの食事は…

●アルコール飲料はエネルギーを有しますが、エネルギー以外の栄養素は微量しか含まれていないため、ほかの食品との組み合わせが適切でないと、栄養障害の原因にもなります。
●アルコールのエネルギーは炭水化物の食事摂取基準に含まれていますが、これは炭水化物の代わりにアルコールを摂取してもよいという意味ではありません。たんぱく質、脂質、炭水化物のエネルギー摂取比率（ＰＦＣ比率）が極端に変化しないように、また、ビタミン類、ミネラル類が不足しないように心がけます。特に、ビタミンB_1は、アルコールの代謝にかかわる複数の酵素の働きに関与し、消耗が激しくなるので、充分にとりましょう。

アルコール飲料のエネルギー量とアルコール度数

醸造酒類

穀物など原料の糖分の一部が発酵によってアルコールに変化したもの

日本酒(純米酒)

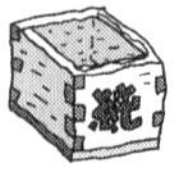

180mℓ(180g)で
185kcal
●
アルコール度数
15.4%

日本酒(本醸造酒)

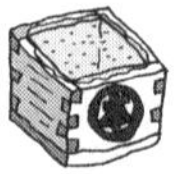

180mℓ(180g)で
193kcal
●
アルコール度数
15.4%

紹興酒

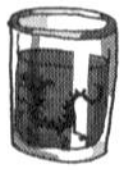

30mℓ(30g)で
38kcal
●
アルコール度数
17.8%

ビール(黒)

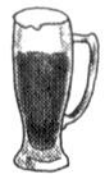

350mℓ(354g)で
163kcal
●
アルコール度数
5.3%

ロゼワイン

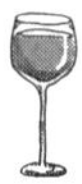

100mℓ(100g)で
77kcal
●
アルコール度数
10.7%

白ワイン

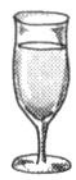

100mℓ(100g)で
73kcal
●
アルコール度数
11.4%

赤ワイン

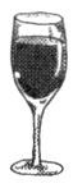

100mℓ(100g)で
73kcal
●
アルコール度数
11.6%

ビール(淡色)

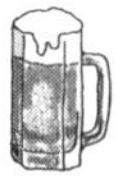

350mℓ(353g)で
141kcal
●
アルコール度数
4.6%

発泡酒

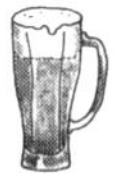

350mℓ(353g)で
159kcal
●
アルコール度数
5.3%

蒸留酒類

発酵によってできた酒をさらに蒸留したもので、アルコール分が高い

ウイスキー

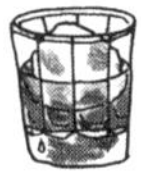

30mℓ(29g)で
69kcal
●
アルコール度数
40.0%

ウオツカ

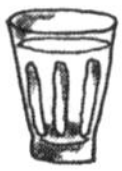

30mℓ(29g)で
70kcal
●
アルコール度数
40.4%

焼酎(単式蒸留=乙類)

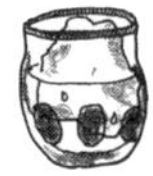

45mℓ(44g)で
64kcal
●
アルコール度数
25.0%

焼酎(連続式蒸留=甲類)

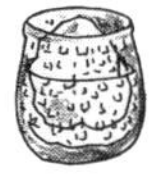

45mℓ(43g)で
89kcal
●
アルコール度数
35.0%

その他

酎ハイ

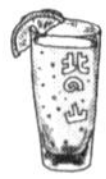

200mℓ※(197g)で
163kcal
●
アルコール度数
14.0%

梅酒

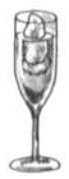

45mℓ(47g)で
73kcal
●
アルコール度数
13.0%

※焼酎80mℓ、ソーダ120mℓ、レモン10gの場合

アルコールの大ネタ小ネタ

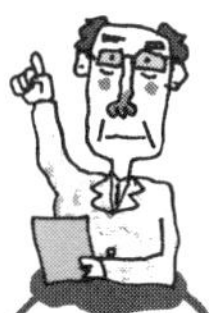

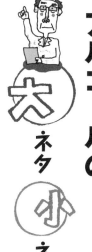

大ネタ1 アルコール度数

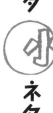

ビール、日本酒、焼酎、最近はウイスキーが人気のようです。これらのいわゆるアルコール飲料は含まれているアルコールの度数が異なります。単純に考えるとアルコール度数が高い飲料ほど、少ない量で酔うということになります。含まれているアルコールの容量をアルコール度数という値で表わします。

商品によっても異なりますが、おもなアルコール飲料の標準度数は前ページのとおりです。アルコール度数が高いのは、ウオツカやウイスキーですが、少しずつ飲むことが多いのでアルコール摂取量はそれほど多くなりません。これに対し、これらのお酒になにかを混ぜて作るカクテルでは、それぞれのアルコール度数は低くなりますが飲酒量が多くなりがちです。飲料の種類ではなく、アルコール量を意識してみてください。

大ネタ2 酒酔い運転と酒気帯び運転

絶対にしてはいけない飲酒運転。酒酔い運転と酒気帯び運転の2種類があります。

酒気帯び運転は、呼気1ℓ中のアルコールが0・15㎎以上の場合をいい、0・15㎎以上で違反点数13点、0・25㎎以上で違反点数25点となっています。ちなみにビールを少し飲んだだけでも0・15㎎は超えてしまうといわれています。

酒酔い運転は呼気中のアルコール量にかかわらず、酒に酔った状態、具体的にはアルコールの影響により正常な運転ができないおそれがある状態である場合に、該当します。

自分では「だいじょうぶ」と思っていてもアルコール飲料を摂取すると判断能力が鈍ります。お酒を飲んだら車は運転しない、車を運転してきたらお酒は飲まない。あたりまえのことをあたりまえにしましょう。

小ネタ 1

みりん

日本酒によく似たものにみりんがあります。みりんはもともとお酒の一種でしたが、現在では調味料として用いられています。江戸時代には栄養補給の目的で飲用されていました。数は少ないですが、現在も飲用のみりんが販売されています。

なお、本来のみりん（本みりん）とみりん風調味料とがあり、エネルギー量は同程度ですが、本みりんのアルコール標準度数は約14%、みりん風調味料にはアルコールはほとんど含まれていません。

小ネタ 2

お酒の辛口、甘口

「辛口の酒」という表現があります。日本酒の辛口、甘口とはどういうことでしょうか。

日本酒度という指標があります。お酒の比重を示す値で、糖分が多いと低い数値、糖分が少ないと高い数値になります。糖分が多いほど甘口ということになりますから、日本酒度が低いほど甘口のお酒ということになります。しかし、実際の味は糖分だけで決まるわけではありませんから、日本酒度がそのまま甘さの指標とはならない場合も多いようです。ご自分の舌で試してみてください。

小ネタ 3

第2、第3のビールとは

近年、次々と新しいタイプのビール飲料が登場してきました。第2のビール（発泡酒）は、「麦芽又は麦を原料の一部とした酒類で発泡性を有するもの」で、ビールよりも税率が低いので、安く販売されています。第3のビールは、麦芽や麦を使用せず、えんどう豆や大豆などを使用したもので、発泡酒よりもさらに安く販売されています。

これらはいずれもアルコール飲料です。最近はビールテイスト飲料と呼ばれる炭酸飲料も多く発売されています。現在発売されているビールテイスト飲料はほとんどがアルコールをまったく含まないので、車の運転をする人などにも利用されているようです。ちなみに、酒税法の分類ではアルコール分が1%未満のものは酒類に該当せずビールテイスト飲料に分類されます。

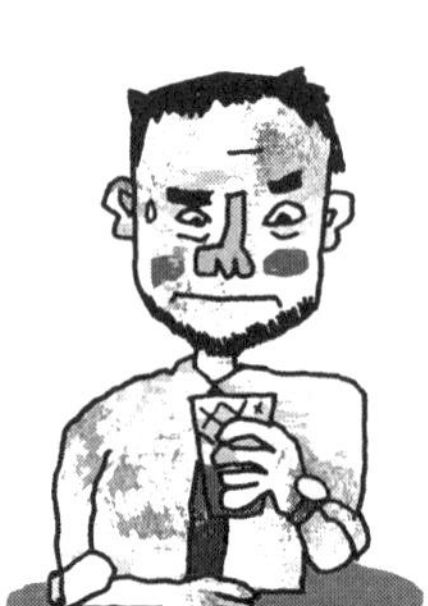

Chapter 3

ビタミンの
通になる

ビタミンは、生命活動に必須の有機物です。
わずかな量で、分解、合成、代謝など、
体のさまざまな機能を調節し、サポートします。

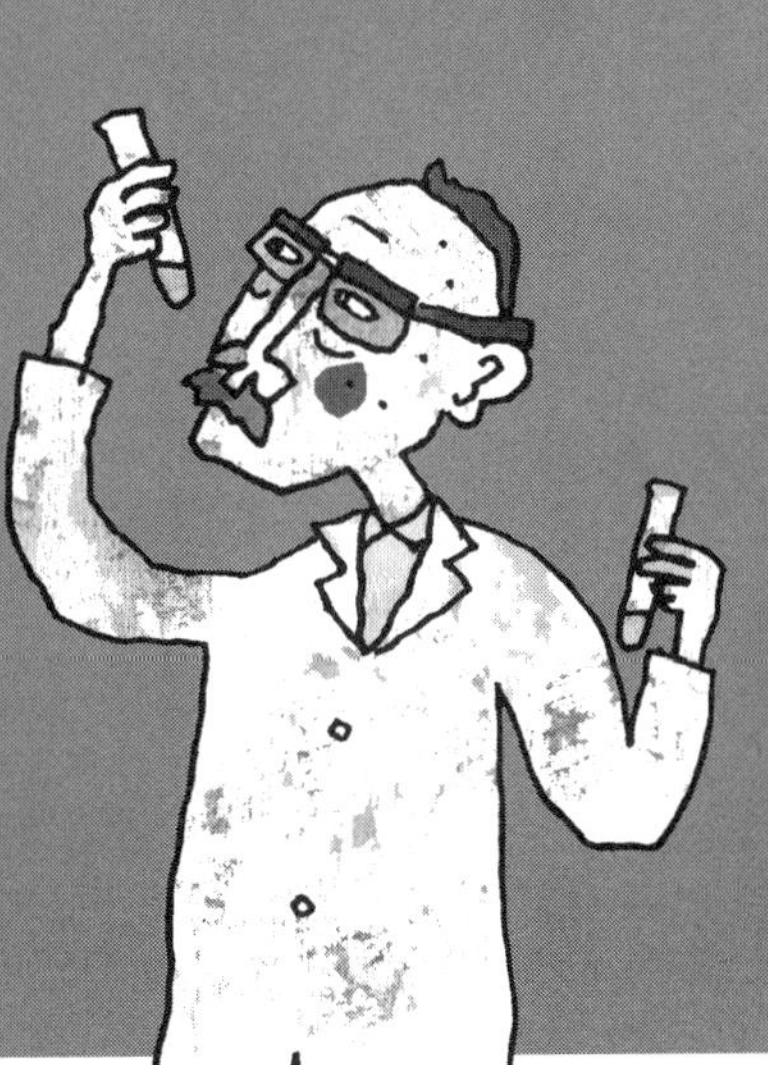

ビタミン

体のさまざまな機能を調節する微量栄養素

基礎データ

●**英語名**
…vitamin

●**特徴**
…身体に必須の有機物。水溶性と脂溶性がある

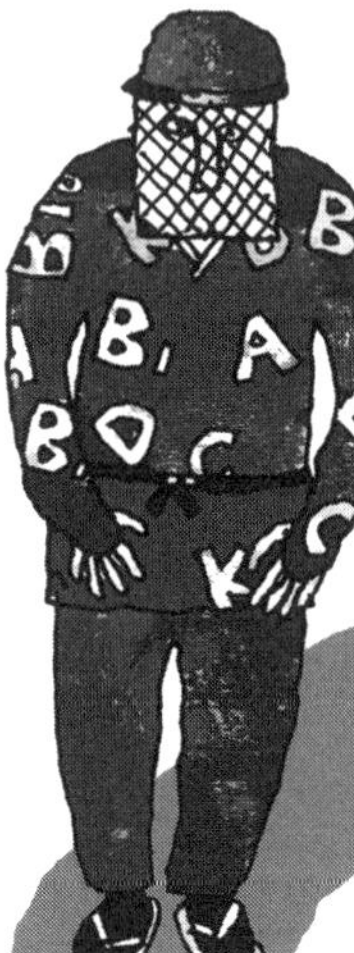

ビタミンとは、**微量で体のさまざまな機能を調節する、生命活動に必須の有機物**です。

ビタミンと同様に、微量で体の働きを調節する物質にホルモンがあります。しかし、ホルモンとビタミンには大きな違いがあります。それは、ビタミンは体内では作り出すことができず、作れたとしても充分な量ではないということです。ホルモンは、私たちの体の中で作られ、血液中に分泌《ぶんぴつ》されて目的の場所で働きますが、ビタミンは体内では作り出すことができないために、食品から摂取する必要があるのです。

ただし、ビタミンDは、紫外線に当たることで、皮膚でも作られます。また、ビタミンB_6やビタミンKなどのように、腸内細菌によって体の中でも作られるものがあります。

ビタミンの名前と種類

ビタミンとして最初に見つかった物質がアミンと呼ばれる構造をしていたために、「生命のアミン（vital＋amine）」、すなわちビタミン（vitamine）と名づけられました。その後、かならずしもアミンの構造をとるものだけではないことがわかり、英語のつづりではeがと

られて、vitaminとなりました。

ビタミンは、A、B、C、Dとアルファベット順に名前がついていますが、これは原則として、ほぼ発見された順番になっています。ビタミンFやビタミンGも発見当初は存在していましたが、その後ビタミンとは呼べない物質であることがわかり、現在その名称は使用されていません。ビタミンKはその作用から名前がつけられています（→152ページ「ビタミンK」）。

ビタミンには多くの種類がありますが、大きく分けると水溶性のものと脂溶性のものとに分かれます。

ビタミンの種類

水溶性	ビタミンB群	ビタミンB_1
		ビタミンB_2
		ナイアシン
		ビタミンB_6
		ビタミンB_{12}
		葉酸
		パントテン酸
		ビオチン
	ビタミンC	
脂溶性	ビタミンA	
	ビタミンD	
	ビタミンE	
	ビタミンK	

腸内細菌が生成するビタミン

腸内細菌は腸内の環境をよくし、排便を促すことはもちろんですが、ビタミンを生成してくれるものもあります。腸内細菌が作り出すビタミンでよく知られているのはビタミンKですが、最近はパントテン酸などのビタミンB群も生成していることがわかってきました。

腸内環境が悪化すると、ビタミンの生成能力も低下します。腸内細菌の種類は、食事によって変わります。また、ある種の薬や抗生物質は腸内細菌を殺してしまいますので、服用中は注意する必要があるかもしれません。

水溶性ビタミン

水にとけやすいビタミンを水溶性ビタミンと呼びます。「日本人の食事摂取基準（２０１５年版）」では9種類のビタミンがとり上げられています。水溶性ビタミンを過剰に摂取した場合は、尿中に排泄《はいせつ》されることが多く、過剰症は比較的少ないのですが、まったく過剰症が見られないわけではないので、とりすぎは問題となります。

脂溶性ビタミン

水にとけにくく油にとけやすいビタミンを、脂溶性ビタミンと呼びます。脂溶性ビタミンは油にとけて、油とともに吸収されるため、調理のさいに油を使用すると吸収を助けることができます。また、過剰に摂取すると体内に蓄積されてしまい、過剰症が見られる場合もあります。

なお、「食事摂取基準」でとり上げられているビタミンは全部で13種類ありますが、脂溶性ビタミンはそのうちの4種です。「脂溶性ビタミンは4つだけ（Ｄ・Ａ・Ｋ・Ｅ）」と覚えれば簡単です。

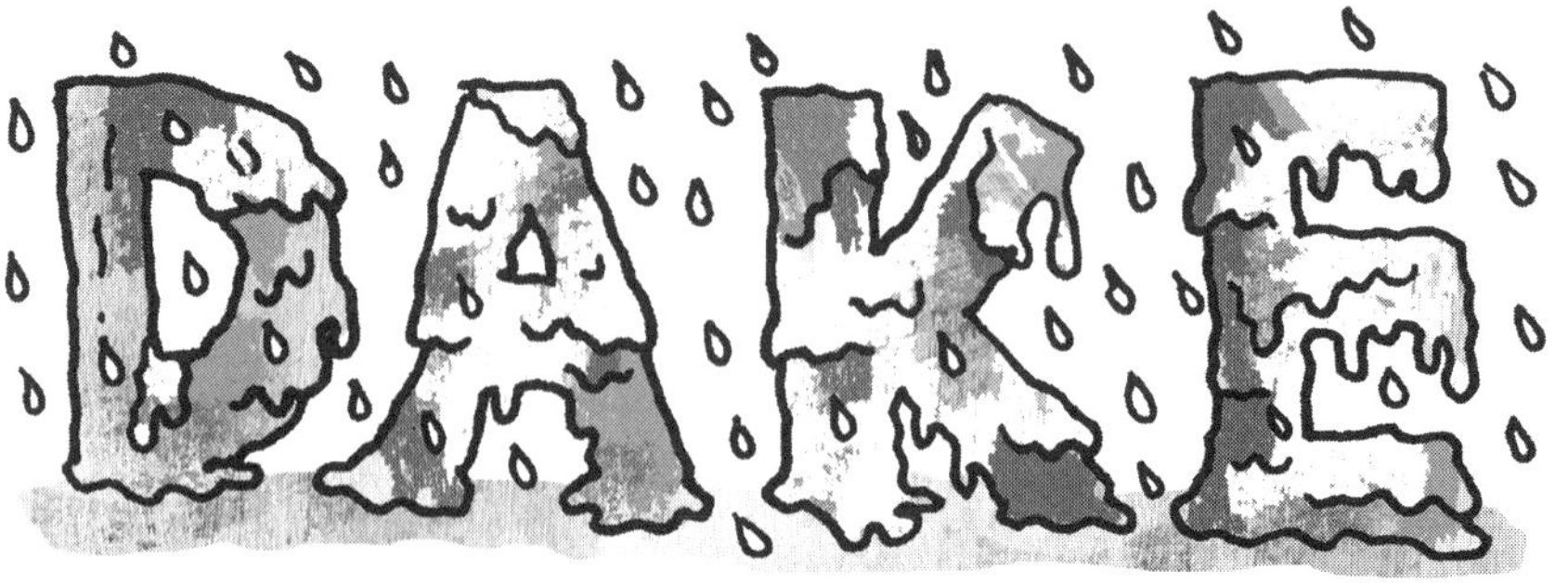

脂溶性ビタミンと耐容上限量

水溶性のビタミンは多く摂取しても尿中に排泄されるため、過剰摂取になることは少ないとされています。一方、脂溶性のビタミンは、過剰に摂取すると体内に蓄積され、過剰症を引き起こしやすいとされています。

「食事摂取基準」で示された脂溶性ビタミンの耐容上限量を見てみると、ビタミンEは成人の場合目安量の100〜130倍ほどの量が設定されています。同じ脂溶性ビタミンでも、ビタミンAは推奨量に対して3〜4倍ほど、ビタミンDは目安量に対して18倍ほどですから、ビタミンEは比較的安全なビタミンともいえるでしょう。同じく脂溶性であるビタミンKでは、どのくらいの量でどのような過剰症が発症するかの研究報告が充分になかったため、耐容上限量は設定されていません。

なお、「食事摂取基準」で示されている値は習慣的な摂取量であり、たとえば一か月間の平均で見るものですから、ある一日で耐容上限量を超えたからといって問題はありません。

ビタミンB群

エネルギー源の代謝を助ける

ビタミンB群は、ビタミンB_1、B_2、ナイアシン、B_6、B_{12}、葉酸、パントテン酸、ビオチンの8種類とされています。

ビタミンB群の特徴は、**水溶性**であることと、**生体内でおもに補酵素として働く**ことです。炭水化物をはじめとする三大栄養素（エネルギー産生栄養素）の代謝、エネルギー生成には欠かすことができません。ビタミンB群は、どれも同じ働きをしているように感じられますが、食べたものがエネルギーになるまでにはさまざまな過程を経るので、実際には一つ一つはまったく異なる役割を果たしています。

ビタミンB群の中で初めに発見されたビタミンB_1は、世界で最初に発見されたビタミンでもあります（↓80ページ「ビタミンB_1」）。しかし、いくつかのビタミンが発見されるうちに、脂溶性のものと水溶性のものとがあることが判明し、しばらくは脂溶性のものがビタミンA、水溶性のものがビタミンBと決められたのです。その後、このビタミンBと同様の物質が数多く発見されたため、順番に番号がつけられました。

基礎データ

●特徴

…水溶性。補酵素となる

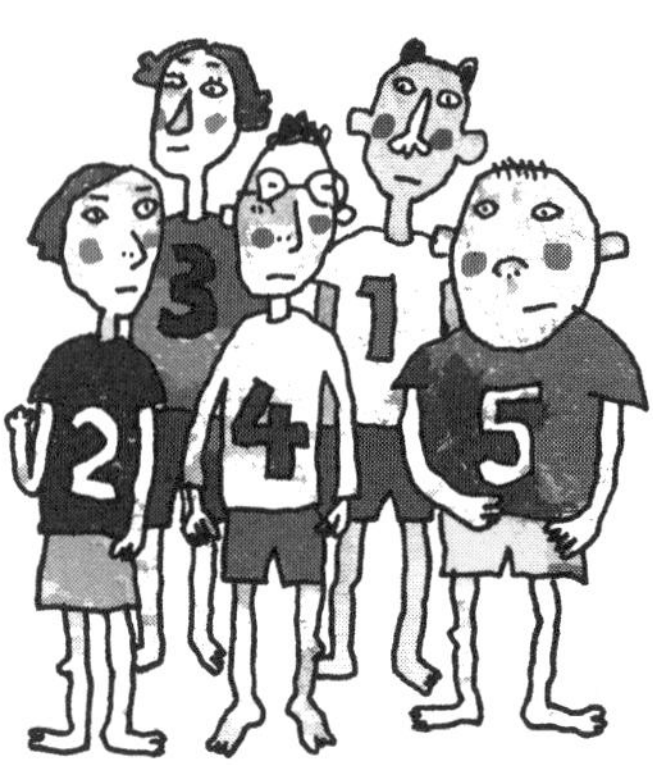

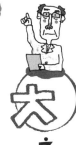

ビタミンB群の大ネタ小ネタ

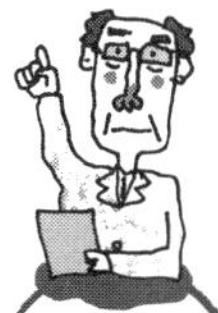

大ネタ1 ビタミンB群、全員集合

ビタミンB群には、数字のついているものとついていないものとがありますが、じつはパントテン酸はビタミンB_5とも呼びます。ナイアシン、葉酸、ビオチンにも数字のついた別名があります。

また、ビタミンBの番号は、1から12までありますが、あとになって、ビタミンではない物質も含まれていたことがわかり、いくつかの番号は欠番になっています。ビタミンB群の種類と、現在はビタミンには含まれませんが、以前はビタミンB群と考えられていたものを下に示しました。

以前はビタミンB群と考えられていたもの

名称	物質名
ビタミンB_4	アルギニン、シスチン
ビタミンB_{10}	ビタミンB_{12}と葉酸の混合物
ビタミンB_{11}	ビタミンB_{12}と葉酸の混合物
ビタミンB_{13}	オロット酸
ビタミンB_{14}	純粋な物質ではない
ビタミンB_{15}	バンガミン酸
ビタミンB_{17}	アミグダリン

ビタミンB群の種類

名称	化学名・別名
ビタミンB_1	チアミン
ビタミンB_2	リボフラビン
ビタミンB_3	**ナイアシン**
ビタミンB_5	**パントテン酸**
ビタミンB_6	ピリドキシン
ビタミンB_7	**ビオチン**
ビタミンB_9	**葉酸**
ビタミンB_{12}	コバラミン

※太字が現在一般的に使われている呼称

ビタミンB1

糖質をエネルギーに変え、神経機能を正常に保つ

基礎データ

- **化学名**…チアミン（サイアミンともいう）
- **特徴**…水溶性。日本人には不足しやすい栄養素
- **欠乏症**…脚気、ウェルニッケ脳症ほか
- **過剰症**…認められていない
- **食品**…豚肉、豆類、種実類、未精製の穀類に多く含まれる

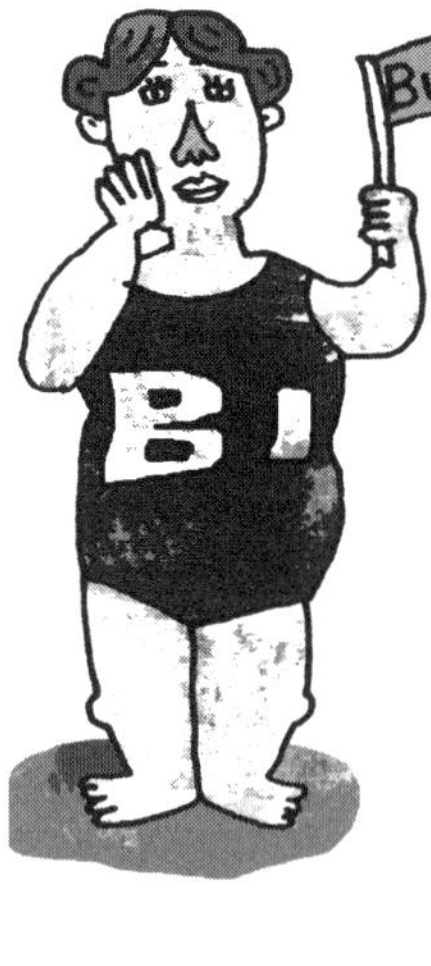

ビタミンB_1は、**糖質の代謝に不可欠なビタミン**です。糖質の摂取が多い日本人には不足しやすい栄養素で、意識的にとることがすすめられています。

体内での働き

糖質がエネルギーに変わるのをサポート

摂取したごはんなどの糖質は、酵素の働きで分解され、エネルギーに変わります。ビタミンB_1はこの酵素が働くときに必要な補酵素で、糖質の代謝に不可欠です。また、代謝の過程で乳酸などの疲労物質の

ビタミンB1を多く含む食品

肉類

豚ヒレ肉	豚もも肉（赤肉部分）	ハム
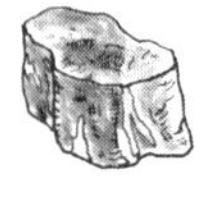	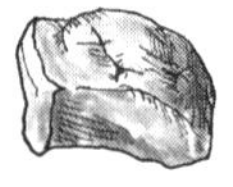	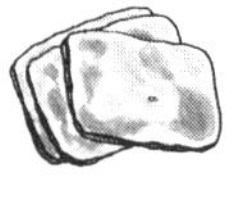
100gで ビタミンB1**1.32mg**	100gで ビタミンB1**0.96mg**	ボンレス100gで ビタミンB1**0.90mg**
厚切り1枚（80g）の場合 ビタミンB1**1.06mg**	1回量（80g）の場合 ビタミンB1**0.77mg**	3枚（60g）の場合 ビタミンB1**0.54mg**

V.B1

処理にもかかわっています。

神経機能の維持

中枢神経や手足の末梢神経の働きは、脳によってコントロールされています。そのさい、脳は大量のエネルギーを必要とします。ビタミンB1は糖質からのエネルギー生産を手助けすることで、脳・神経の働きを正常に保つ役割を果たしています。

どのくらいとればいいの？

「日本人の食事摂取基準（2015年版）」では、表のように定められています。エネルギー代謝に働くビタミンなので推定エネルギー必要量を基に策定されました。具体的には1000kcalあたり推定平均必要量は0・45mg、推奨量は0・54mgとして算出されました。

ビタミンB1の化学名はチアミンですが、「食事

ビタミンB1の食事摂取基準（mg/日）※1

年齢	男性		女性	
	推定平均必要量	推奨量	推定平均必要量	推奨量
0～5(月)	—	0.1※2	—	0.1※2
6～11(月)	—	0.2※2	—	0.2※2
1～2(歳)	0.4	0.5	0.4	0.5
3～5(歳)	0.6	0.7	0.6	0.7
6～7(歳)	0.7	0.8	0.7	0.8
8～9(歳)	0.8	1.0	0.8	0.9
10～11(歳)	1.0	1.2	0.9	1.1
12～14(歳)	1.2	1.4	1.1	1.3
15～17(歳)	1.3	1.5	1.0	1.2
18～29(歳)	1.2	1.4	0.9	1.1
30～49(歳)	1.2	1.4	0.9	1.1
50～69(歳)	1.1	1.3	0.9	1.0
70以上(歳)	1.0	1.2	0.8	0.9

※1 身体活動レベルⅡの推定エネルギー必要量を用いて算定した。　※2は目安量。
・妊婦、授乳婦は0.2／0.2mg（推定平均必要量／推奨量）を付加する。
・推定平均必要量は、ビタミンB1の欠乏症である脚気を予防するに足る最小必要量からではなく、尿中にビタミンB1の排泄量が増大し始める摂取量（体内飽和量）から算定。

魚介類

ウナギのかば焼き

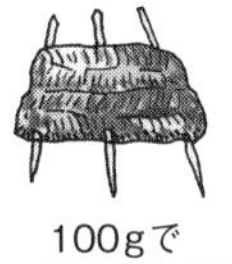

100gで
ビタミンB1**0.75mg**
●
1串（100g）
の場合
ビタミンB1**0.75mg**

タラコ

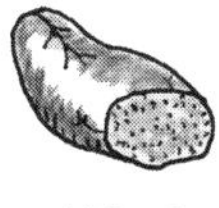

100gで
ビタミンB1**0.71mg**
●
½本（25g）
の場合
ビタミンB1**0.18mg**

豆類

えんどう豆（ゆで）

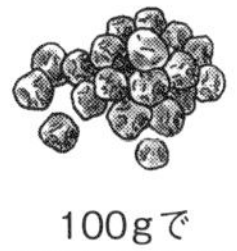

100gで
ビタミンB1**0.27mg**
●
1回量（45g）
の場合
ビタミンB1**0.12mg**

大豆（ゆで）

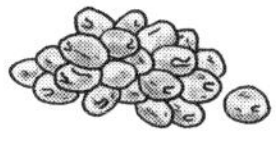

国産黄大豆100gで
ビタミンB1**0.17mg**
●
1回量（50g）
の場合
ビタミンB1**0.09mg**

摂取基準」の数値は、「食品成分表」と同じチアミン塩酸塩の量で策定されています。過剰による健康障害の報告はありますが、データが充分ではないため、耐容上限量は設定されませんでした。

不足すると

●ビタミンB_1が不足すると、糖質を摂取してもエネルギーに変えることができず、乳酸などの疲労物質がたまり、疲れやすくなります。なお、糖質をエネルギーとして利用することができない場合、糖質はそのまま排泄《はいせつ》されるのではなく、体脂肪になります。

●慢性的に不足すると、**脚気**《かっけ》（多発性神経炎）になります。末梢神経に障害が起こり、初期は食欲不振や疲労感、進行すると手足のしびれ、むくみ、動悸《どうき》などの症状が見られます。重症になると、心不全を起こして死に至ります。

●慢性的に不足して中枢神経に障害が起こると、**ウェルニッケ脳症**になります。眼球の運動マヒ、意識障害などを特徴とし、進行すると昏《こん》睡《すい》に陥ります。アルコールの摂取量が多い人に起こりやすいといわれており、アルコール依存症との関係が注目されています。

種実類

松の実（いり）

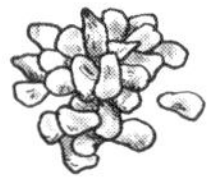

100gで
ビタミンB_1**0.61mg**
●
大さじ1（10g）
の場合
ビタミンB_1**0.06mg**

ひまわりの種（フライ、味つけ）

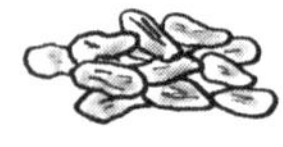

100gで
ビタミンB_1**1.72mg**
●
10粒（3g）
の場合
ビタミンB_1**0.05mg**

穀類

玄米ごはん

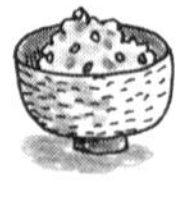

100gで
ビタミンB_1**0.16mg**
●
ごはん1膳（150g）
の場合
ビタミンB_1**0.24mg**

胚芽精米ごはん

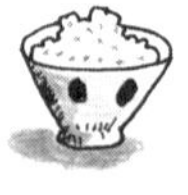

100gで
ビタミンB_1**0.08mg**
●
ごはん1膳（150g）
の場合
ビタミンB_1**0.12mg**

とりすぎると

●必要を上まわる量を摂取すれば排泄されるため、過剰の心配はまずありませんが、毎日とりすぎると、頭痛、いらだち、不眠、皮膚炎などの症状を引き起こすことが報告されています。

食べ方のヒント

●豚肉や豆類、種実類、未精製の穀類に多く含まれます。主食のごはんを白米から玄米や胚芽精米にかえれば、ビタミンB_1を手軽にとることができます。

●にんにくやねぎ、玉ねぎ、にらなどの臭気成分であるアリシンといっしょに摂取すると効果的です。ビタミンB_1は余分にとると排泄されますが、ビタミンB_1とアリシンが結合すると血液中に長くとどまり、摂取したビタミンB_1をむだに排泄することなく、長時間にわたって利用できるからです。

●生の貝類や甲殻類、淡水魚などの魚介類には、ビタミンB_1を分解するアノイリナーゼという酵素が含まれているので注意が必要ですが、この酵素は加熱することで活性がなくなります。

調理による損失

水溶性で、調理によって損失しやすい栄養素です。熱やアルカリには不安定で分解しやすくなります。

その他

あまのり（焼きのり）	大根のぬか漬け（根・皮つき）	かぶのぬか漬け（根・皮むき）	ひらたけ
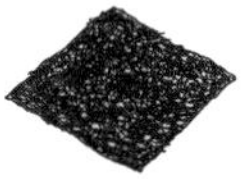	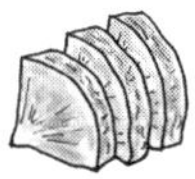	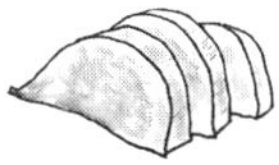	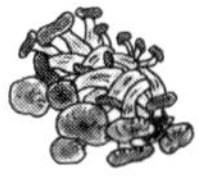
100gで ビタミンB_1**0.69mg**	100gで ビタミンB_1**0.33mg**	100gで ビタミンB_1**0.45mg**	100gで ビタミンB_1**0.40mg**
●	●	●	●
全型1枚（3g）の場合 ビタミンB_1**0.02mg**	小皿1皿（20g）の場合 ビタミンB_1**0.07mg**	小皿1皿（20g）の場合 ビタミンB_1**0.09mg**	½パック（50g）の場合 ビタミンB_1**0.20mg**

ビタミンB_1の大ネタ小ネタ

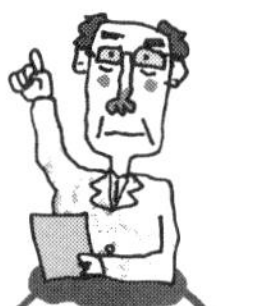

大ネタ1 夏はビタミンB_1の消耗が激しくなる？

夏場にビタミンB_1の消耗が激しくなるという話があります。その理由として、①夏には食欲がなくなり、めん類や清涼飲料水の摂取（糖質の摂取）が多くなるから、②ビタミンB_1は水溶性なので、夏は汗とともに失われやすいから、③夏はエネルギー消費が多くなり、ビタミンB_1は糖質をエネルギーとして利用するときに必要だからなど、さまざまな説が聞かれます。

しかし、これらは特に夏に限ってのことではありません。ビタミンB_1は糖質の代謝に関係したビタミンです。糖質の摂取量が多い場合には摂取量を増やす必要があります。スポーツ選手などは必要量が高まりますし、夏という季節自体ではなく、ビタミンB_1が体に必要な状態かどうかで決まるのです。ともあれ、夏場は積極的に摂取するとよいでしょう。

大ネタ2 脚気とビタミンB_1

ビタミンB_1の欠乏症といえば脚気です。脚気は精白米が広まるのと同時に蔓延するようになりました。明治半ばごろのことです。

日清戦争では陸軍の戦死者は約1000人であるのに、脚気による戦病死者は4000人を超えました。日露戦争では海軍がいち早く精白米ごはんを洋食に切りかえて脚気の病死者を減らしましたが、切りかえなかった陸軍ではやはり多数の脚気病死者が出ました。しかし、その原因はわかりませんでした。

その後20年以上たってから、島薗順次郎博士によって脚気がビタミンB_1欠乏症であることが証明されました。脚気は亡国病とも呼ばれ恐れられた病気ですが、ビタミンB_1の欠乏が原因とわかってから劇的に減少し、現在の日本ではほとんど見られなくなっていました。しかし、最近若者を中心に脚気の患者が散見されるそうです。脚気の患者を診察したことのない若い医師もいるので、なかなか病気が特定されないこともあるそうです。原因はいうまでもなく、偏った食生活からくるビタミンB_1の摂取不足です。

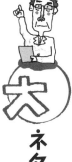

大ネタ3

最初に発見されたビタミン

ビタミンB₁は世界で最初に発見されたビタミンです。発見者は日本の鈴木梅太郎博士。博士はこの物質にオリザニンという名前をつけました。翌年にポーランドのフンク博士が同じ物質を「ビタミン」と名づけて発表しました。しかし、鈴木博士の発表は日本語だったため、世界では認められず、フンク博士の「ビタミン」が世界的に認知されました。

つまり最初はビタミン＝ビタミンB₁だったのです。その後、いくつかのビタミンが発見されますが、脂溶性のものと水溶性のものとがあることがわかり、脂溶性のものをビタミンA、水溶性のものをビタミンBと決めました。そのため、ビタミンB₁は最初に発見されたビタミンであるにもかかわらず、「B」という名前がついています。

小ネタ1

アリナミン

皆さんもよくご存じのアリナミン（商品名）。ドリンク剤や錠剤がありますが、基本はビタミンB₁です。ビタミンB₁は化学名をチアミンといいます。

にんにくにはこのチアミンとチアミンの吸収を助けてくれるアリシンが結合したアリチアミンの形で存在しています。アリチアミンはビタミンB₁の吸収利用には非常に有用な物質ですが、にんにく臭があります。そこでにんにく臭がしないように合成してできたのが、アリナミンに配合されているフルスルチアミンです。現在ではほかのビタミンを加えた多くの商品があります。

小ネタ2

アルツハイマーとの関係

アルツハイマー型認知症患者の脳では、ビタミンB₁が関係する酵素の活性が低下しているという報告があります。また、中程度のアルツハイマー型認知症の患者にビタミンB₁誘導体（体内でビタミンB₁に変化する物質）を一日100mg投与したところ、12週間で症状の改善が見られたという報告もあります。ビタミンB₁の不足ではウェルニッケ脳症を発症することがありますが、脳にも深く関与しているようです。血中ビタミンB₁濃度がアルツハイマー型認知症の発症の指標になるのではないかという意見もあり、現在研究が進められています。

ビタミンB_2

エネルギー代謝を助け、皮膚や口腔粘膜の機能を維持

基礎データ

- **化学名**…リボフラビン
- **特徴**…水溶性。脂質の代謝に不可欠なビタミン
- **欠乏症**…口角炎、口唇炎、舌炎ほか
- **過剰症**…認められていない
- **食品**…レバー、魚類、牛乳・乳製品などの動物性食品に多く、きのこ、納豆などにも含まれる

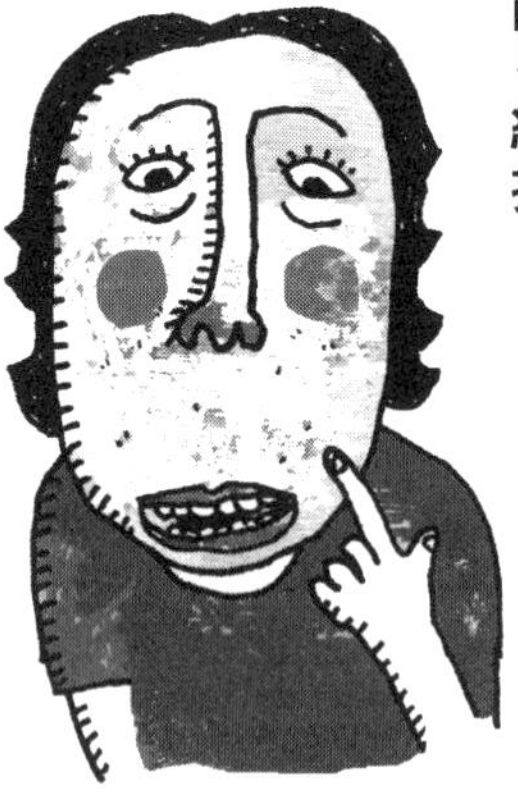

ビタミンB_2は、**エネルギー代謝をサポートする成分で、**生体内のさまざまな機能に関与しています。

体内での働き

糖質・脂質・たんぱく質の代謝をサポート

糖質、脂質、たんぱく質の三大栄養素（エネルギー産生栄養素）は、体内で酵素の働きによって分解され、エネルギーに変わります。ビタミンB_2はこれらエネルギー生成にさまざまな形でかかわっています。特に脂肪が燃焼するときに多く消費され、脂質の代謝に不可欠です。

ビタミンB_2を多く含む食品

肉類

豚レバー

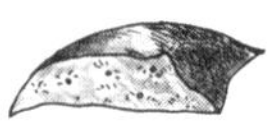

100gで
ビタミンB_2**3.60mg**
●
1回量（80g）
の場合
ビタミンB_2**2.88mg**

牛レバー

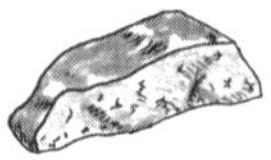

100gで
ビタミンB_2**3.00mg**
●
1回量（80g）
の場合
ビタミンB_2**2.40mg**

鶏レバー

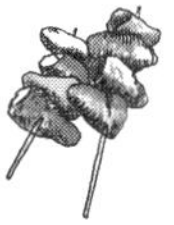

100gで
ビタミンB_2**1.80mg**
●
焼きとり2本（60g）
の場合
ビタミンB_2**1.08mg**

V.B2

体の成長をサポート

たんぱく質の合成に関与し、皮膚や毛髪などの細胞の新生ひいては体の成長をサポートしています。そのため、「発育のビタミン」とも呼ばれています。

過酸化脂質を消去する

グルタチオンペルオキシダーゼという酵素とともに働いて、有害な過酸化脂質を消去します。ビタミンEが過酸化脂質の生成をおさえるのに対し、ビタミンB_2は生成された過酸化脂質の分解を促進することで、体内での過酸化脂質の蓄積を防ぐのです。過酸化脂質は動脈硬化や老化を進行させ、発がん性の疑いもある物質です。動脈硬化はさらに虚血性心疾患や高血圧、脳梗塞《こうそく》の原因にもなります。つまり、ビタミンB_2はさまざまな生活習慣病を予防しているともいえます。

どのくらいとればいいの？

ビタミンB_2の必要量は、エネルギーの消費量が多いほど増えます。「日本人の食事摂取基準（2015年版）」では、次ページの表のように定められています。推定エネルギー必要量を基に、1000kcalあたり推定平均必要量は0.5mg、推奨量は0.6mgとして算出されました。スポーツ選手などは必要エネルギー量が多いので、ビタミンB_2もより多く必要ということになります。

豚レバーペースト

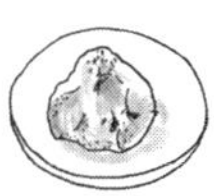

100gで
ビタミンB2**1.45mg**
●
大さじ1（15g）
の場合
ビタミンB2**0.22mg**

魚類

ウナギのかば焼き

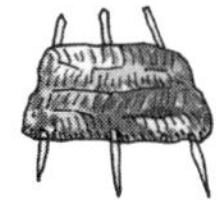

100gで
ビタミンB2**0.74mg**
●
1串（100g）
の場合
ビタミンB2**0.74mg**

マガレイ

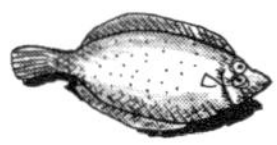

100gで
ビタミンB2**0.35mg**
●
小1尾（正味100g）
の場合
ビタミンB2**0.35mg**

ブリ

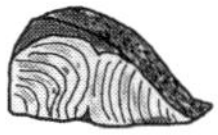

100gで
ビタミンB2**0.36mg**
●
1切れ（80g）
の場合
ビタミンB2**0.29mg**

ビタミンB_2の食事摂取基準（mg/日）※1

年齢	男性		女性	
	推定平均必要量	推奨量	推定平均必要量	推奨量
0〜5(月)	—	0.3※2	—	0.3※2
6〜11(月)	—	0.4※2	—	0.4※2
1〜2(歳)	0.5	0.6	0.5	0.5
3〜5(歳)	0.7	0.8	0.6	0.8
6〜7(歳)	0.8	0.9	0.7	0.9
8〜9(歳)	0.9	1.1	0.9	1.0
10〜11(歳)	1.1	1.4	1.1	1.3
12〜14(歳)	1.3	1.6	1.2	1.4
15〜17(歳)	1.4	1.7	1.2	1.4
18〜29(歳)	1.3	1.6	1.0	1.2
30〜49(歳)	1.3	1.6	1.0	1.2
50〜69(歳)	1.2	1.5	1.0	1.1
70以上(歳)	1.1	1.3	0.9	1.1

※1 身体活動レベルⅡの推定エネルギー必要量を用いて算定した。　※2は目安量。

・妊婦は0.2／0.3㎎（推定平均必要量／推奨量、以下同）、授乳婦は0.5／0.6㎎を付加する。

・推定平均必要量は、ビタミンB_2の欠乏症である口唇炎、口内炎、舌炎などの皮膚炎を予防するに足る最小摂取量から求めた値ではなく、尿中にビタミンB_2の排泄量が増大し始める摂取量（体内飽和量）から算定。

過剰に吸収されても、余剰分は速やかに尿中に排泄《はいせつ》されることから、多量摂取による過剰の害は起きにくいと考えられています。多量摂取による健康障害が認められなかったという報告も複数あり、耐容上限量は設定されていません。

吸収率

ビタミンB_2（リボフラビン）は比較的水にとけにくく、吸収率は摂取量が増加するとともに顕著に低下します。

体の中での合成

腸内細菌によって体の中でも作られています。

不足すると

●肌荒れや髪のトラブルなどが現われることもあるため、「美容ビタミン」とも呼ばれています。

卵

鶏卵

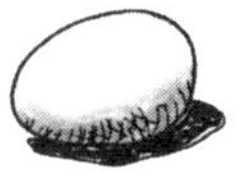

100gで
ビタミンB_2**0.43㎎**
●
1個（50g）
の場合
ビタミンB_2**0.22㎎**

うずらの卵

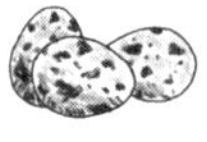

100gで
ビタミンB_2**0.72㎎**
●
3個（正味30g）
の場合
ビタミンB_2**0.22㎎**

乳類

普通牛乳

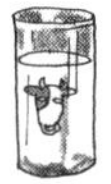

100gで
ビタミンB_2**0.15㎎**
●
コップ1杯（180g）
の場合
ビタミンB_2**0.27㎎**

プレーンヨーグルト（全脂、無糖）

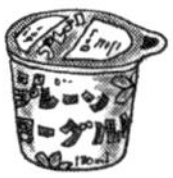

100gで
ビタミンB_2**0.14㎎**
●
⅔カップ（130g）
の場合
ビタミンB_2**0.18㎎**

●口の端が腫《は》れて切れる**口角炎**、くちびるが腫れて赤くなる**口唇**《こうしん》**炎**、舌が腫れて痛みを伴う**舌炎**など、口のまわりに症状が出る欠乏症がよく見られます。

●にきびや、小鼻の脇などにブツブツができる脂漏《しろう》性皮膚炎が見られます。

●眼精疲労など、目の症状もしばしば見られます。

●成長期の子どもでは、慢性的な不足によってエネルギー代謝に支障が出て、成長障害を起こすことがあります。

とりすぎると

●必要を上まわる量を摂取すれば排泄されるため、過剰の心配はありません。逆に、体の組織や器官内に貯蔵することもできません。

食べ方のヒント

●魚やレバー、牛乳・乳製品、卵などの動物性食品に多く含まれています。植物性食品では、きのこや納豆にも多く含まれています。

調理による損失

水溶性ですが、熱には比較的安定した成分です。光によって分解されやすい性質があります。

野菜類

モロヘイヤ

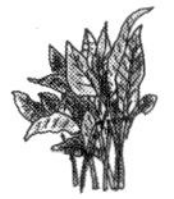

100gで
ビタミンB2**0.42mg**
●
¼束（60g）
の場合
ビタミンB2**0.25mg**

豆苗《とうみょう》

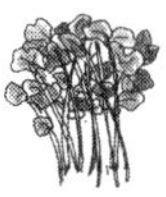

100gで
ビタミンB2**0.27mg**
●
½パック（50g）
の場合
ビタミンB2**0.14mg**

その他

糸引き納豆

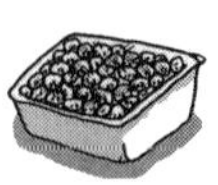

100gで
ビタミンB2**0.56mg**
●
1パック（50g）
の場合
ビタミンB2**0.28mg**

ひらたけ

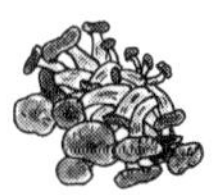

100gで
ビタミンB2**0.40mg**
●
½パック（50g）
の場合
ビタミンB2**0.20mg**

ビタミンB_2の大ネタ・小ネタ

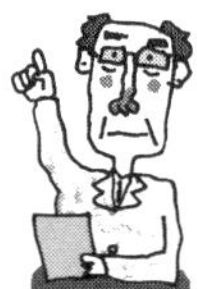

大ネタ1 片頭痛とビタミンB_2

１９９８年に「ビタミンB_2は明らかに片頭痛を減らす効果がある」という論文が発表されました。これはビタミンB_2を摂取することにより、片頭痛の頻度、程度などが低減するというものです。

ビタミンB_2は水溶性のビタミンであるため、過剰摂取による健康障害のリスクも少なく、片頭痛の治療に有効ではないかと期待されています。安価であることも魅力です。

ただし、素人療法は禁物です。片頭痛の原因はさまざまですから、医師の指導の下で服用することが必要です。また、ビタミンB_2のみではなく、ほかのビタミンの併用もすすめられているとのことです。

大ネタ2 尿の色でわかること

ビタミン剤や栄養ドリンクを飲むと尿の色がいつもより黄色くなることがあります。この理由について考えてみましょう。

ビタミンCはなんとなく黄色というイメージがあり、ビタミンEも黄色のような気がしますが、じつは尿が黄色くなるおもな理由はビタミンB_2が含まれているからなのです。

ビタミンB_2は水溶性です。水溶性ビタミンは過剰に摂取すると、余分な量が尿中に排泄されます。したがって、尿が黄色くなるのは、ビタミンB_2が必要以上に摂取された証拠です。

なお、ビタミンB_2の1回の最大吸収量は、約27㎎と報告されています。不足するときはビタミン剤などを利用すればよいのですが、一度に多量摂取する意義は小さいと考えられています。

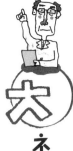

小ネタ1

納豆とビタミンB2

ビタミンB2は大豆にはそれほど多く含まれていませんが、納豆には豊富です。これは納豆菌がビタミンB2を作り出しているからです。

一方、ビタミンB2は私たちの体の中の腸内細菌によっても一部合成されます。このため、抗生物質を長期にわたって服用すると、不足しやすくなります。

小ネタ2

脂肪とビタミンB2

ビタミンB2は脂質の代謝とかかわりが深いので、脂肪を多くとったときはビタミンB2も多くとることが必要です。一方、ダイエット中もビタミンB2が不足しないように心がけるとよいでしょう。ビタミンB2が不足すると、体内で脂肪が燃焼しにくくなるからです。

また、悪者扱いされることの多いコレステロールはもちろん食品からも摂取されますが、じつは体内で合成される量のほうが多いといわれています。ビタミンB2の成分である酪酸リボフラビンはこの体内でのコレステロール合成をおさえ、排泄を促進することから、血中のコレステロールを低下させる薬として多くの種類が発売されています。

小ネタ3

ビタミンG？

現在、ビタミンGという名前のビタミンはありません。これはビタミンB2の別名（旧名）です。ビタミンB2は成長、発育に非常にたいせつなビタミンです。そのため、成長を意味する英語 growth の頭文字をとって、ビタミンGと呼ばれた時期もありました。

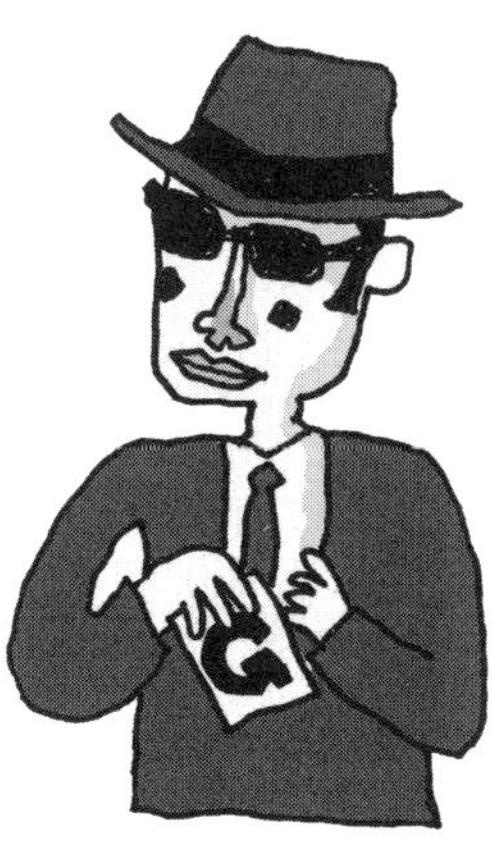

ナイアシン

糖質や脂質、アルコールの代謝に働く

基礎データ

- **化学名**…ニコチン酸、ニコチンアミド
- **英語名**…niacin
- **特徴**…水溶性。トリプトファンから体内でも作られる
- **欠乏症**…ペラグラほか
- **過剰症**…通常は見られない
- **食品**…魚類や肉類（レバー）などの動物性食品に多く含まれる

ナイアシンはビタミンB群の一種で、狭義には**ニコチン酸**と**ニコチンアミド**の総称です。アミノ酸の一種であるトリプトファンから体内でも作られるので、広義にはトリプトファンも含みます。

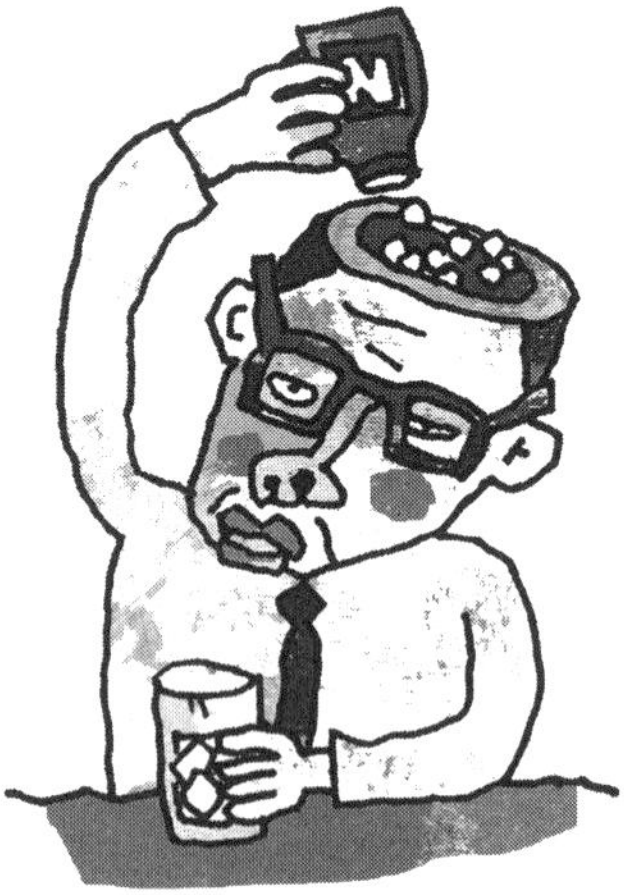

体内での働き

糖質や脂質がエネルギーに変わるのをサポート

食品から摂取した糖質や脂質をエネルギーに変えるときに必要です。ナイアシンは体内でNAD（ニコチンアミドアデニンジヌクレオチド）という物質になりますが、このNADが糖質や脂質の代謝に必要な酵

ナイアシンを多く含む食品

魚類

カツオ

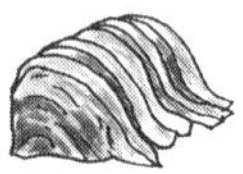

春どり100gで
ナイアシン**19.0mg**
●
刺し身5切れ（80g）
の場合
ナイアシン**15.2mg**

クロマグロ（赤身）

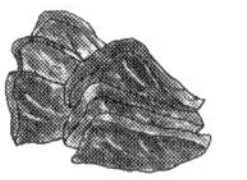

100gで
ナイアシン**14.2mg**
●
刺し身6切れ（80g）
の場合
ナイアシン**11.4mg**

マカジキ

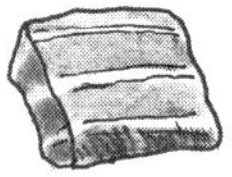

100gで
ナイアシン**10.4mg**
●
1切れ（100g）
の場合
ナイアシン**10.4mg**

ナイアシン niacin

ナイアシンの食事摂取基準（mgNE/日）[※1]

年齢	男性			女性		
	推定平均必要量	推奨量	耐容上限量[※2]	推定平均必要量	推奨量	耐容上限量[※2]
0〜5（月）	—	2[※3, 4]	—	—	2[※3, 4]	—
6〜11（月）	—	3[※4]	—	—	3[※4]	—
1〜2（歳）	5	5	60（15）	4	5	60（15）
3〜5（歳）	6	7	80（20）	6	7	80（20）
6〜7（歳）	7	9	100（30）	7	8	100（25）
8〜9（歳）	9	11	150（35）	8	10	150（35）
10〜11（歳）	11	13	200（45）	10	12	200（45）
12〜14（歳）	12	15	250（60）	12	14	250（60）
15〜17（歳）	14	16	300（75）	11	13	250（65）
18〜29（歳）	13	15	300（80）	9	11	250（65）
30〜49（歳）	13	15	350（85）	10	12	250（65）
50〜69（歳）	12	14	350（80）	9	11	250（65）
70以上（歳）	11	13	300（75）	8	10	250（60）

※1 身体活動レベルⅡの推定エネルギー必要量を用いて算定した。NE＝ナイアシン当量＝ナイアシン＋1/60トリプトファン。　※2 ニコチンアミドのmg量、（　）内はニコチン酸のmg量。参照体重を用いて算定した。
※3 単位はmg/日。　※4は目安量。
・授乳婦は3／3mgNE（推定平均必要量／推定量）を付加する。

素を助ける補酵素として働くのです。

アルコールの分解をサポート

アルコール飲料を飲むと体内にアセトアルデヒドという物質が作り出されます。これは頭痛や吐きけなどの不快な症状の原因となる物質ですが、この物質を分解する酵素もNADを補酵素としています。

どのくらいとればいいの？

「日本人の食事摂取基準（2015年版）」では、表のように示されています。推定エネルギー必要量を基に、1000kcalあたり推定平均必要量は4.8mgNE（ナイアシン当量）、推奨量は5.8mgNE、として算出されました。

ナイアシンの基準値は、ナイアシン当量として設定されています。ナイアシンはアミノ酸の一種であるトリプトフ

くさや（ムロアジ）

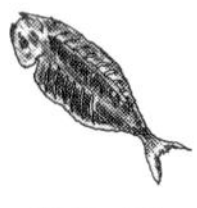

100gで
ナイアシン**16.0mg**
●
½枚（正味65g）の場合
ナイアシン**10.4mg**

クロマグロ（トロ）

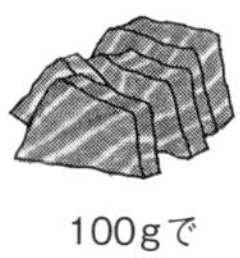

100gで
ナイアシン**9.8mg**
●
刺し身4切れ（70g）の場合
ナイアシン**6.9mg**

マサバ

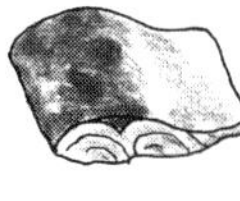

100gで
ナイアシン**11.7mg**
●
¼尾（正味70g）の場合
ナイアシン**8.2mg**

マイワシ

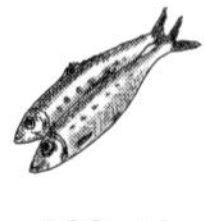

100gで
ナイアシン**7.2mg**
●
2尾（正味110g）の場合
ナイアシン**7.9mg**

アンから体内でも合成されるので、その摂取量を考慮して、設定されているのです。トリプトファン60mgからナイアシン1mgが作られます。ナイアシン当量とは、ニコチンアミドとニコチン酸に、トリプトファンをニコチンアミド相当量に換算して足した値です。ちなみに「日本食品標準成分表2015年版」のナイアシン値は、トリプトファンは加味されていませんから、正確にナイアシン当量を求める場合には、食品中のトリプトファン由来のナイアシン量を算出して足します。

一方、過剰の害を考慮して、耐容上限量も設定されました。1型糖尿病患者や脂質異常症患者に治療薬として大量投与したさいの副作用に関する報告をまとめたものを基に定められました。

ナイアシン当量＝
ナイアシン（mg）＋
トリプトファン由来のナイアシン（mg）

トリプトファン由来のナイアシン（mg）＝
たんぱく質（g）×1/100×1/60×1000
＝たんぱく質（g）×1/6
（トリプトファン量はたんぱく質量の1％とし、トリプトファン60mgからナイアシン1mgが生成されるとして算出する。）

不足すると

●日本では通常、欠乏症はまず見られません。ナイアシンの摂取が少なくてもたんぱく質（トリプトファン）を充分にとっていれば体内で合成されるからです。

●慢性的に不足すると**ペラグラ**という病気になります。皮膚炎や下痢

肉類

鶏ささ身

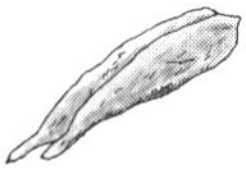

若鶏100gで
ナイアシン**11.8mg**
●
2本（80g）
の場合
ナイアシン**9.4mg**

牛レバー

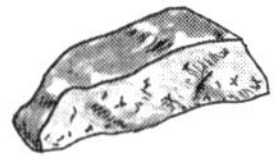

100gで
ナイアシン**13.5mg**
●
1回量（80g）
の場合
ナイアシン**10.8mg**

豚レバー

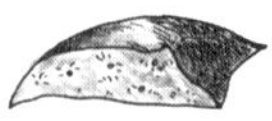

100gで
ナイアシン**14.0mg**
●
1回量（80g）
の場合
ナイアシン**11.2mg**

タラコ

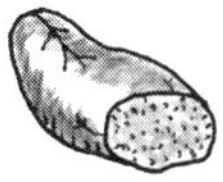

100gで
ナイアシン**49.5mg**
●
½本（25g）
の場合
ナイアシン**12.4mg**

ナイアシン niacin

などが起こり、悪化すると頭痛や認知症などの神経障害が出ます。

●日本ではペラグラ患者はほとんど見られませんが、**アルコール依存症の人では欠乏症状が出る**ことがあります。充分に食事をとらずに大量にお酒を飲むと、ナイアシンが不足するためと考えられます。

とりすぎると

●日常の食生活の中でとりすぎによって健康上の害が現れることはまずありません。

●大量にとると皮膚が赤くなることがあります。一過性のもので健康上悪影響を及ぼすものではないので、「食事摂取基準」の耐容上限量ではこの症状は考慮されていません。

●大量にとりすぎると、下痢や便秘などの**消化器症状**や、肝機能低下、劇症肝炎などの**肝臓障害**が現れることがあります。

食べ方のヒント

●特に魚や肉などの動物性食品に多く含まれています。

調理による損失

水溶性ですが、熱や酸、アルカリ、光などに対して比較的安定したビタミンです。

鶏胸肉（皮つき）

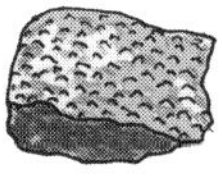

若鶏100gで
ナイアシン**11.2mg**
●
½枚（125g）
の場合
ナイアシン**14.0mg**

きのこ

ひらたけ

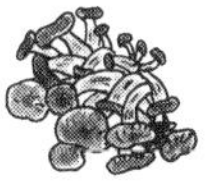

100gで
ナイアシン**10.7mg**
●
½パック（50g）
の場合
ナイアシン**5.4mg**

エリンギ

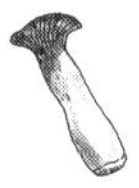

100gで
ナイアシン**6.1mg**
●
1本（40g）
の場合
ナイアシン**2.4mg**

その他

インスタントコーヒー

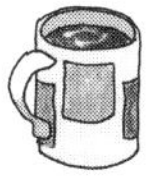

100gで
ナイアシン**47.0mg**
●
カップ1杯分（2g）
の場合
ナイアシン**0.9mg**

ナイアシンの大ネタ小ネタ

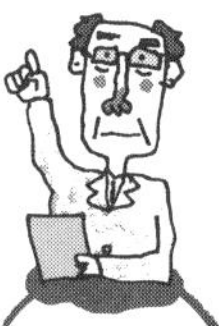

大ネタ1 ペラグラととうもろこし

ナイアシンの欠乏症として有名なのがペラグラ。ペラグラはイタリア語で荒れた皮膚を意味し、皮膚がカサカサになるなどの皮膚炎、下痢などの胃腸の症状、悪化すると頭痛や認知症などの神経障害を起こします。

ペラグラはかつて南アメリカなどのとうもろこしを主食としている地方でよく見られました。ナイアシンを多く含む食品の摂取が少ないうえに、主食のとうもろこしにはナイアシンの原料となるトリプトファンが少ないので、結果としてナイアシン欠乏症になったのでしょう。

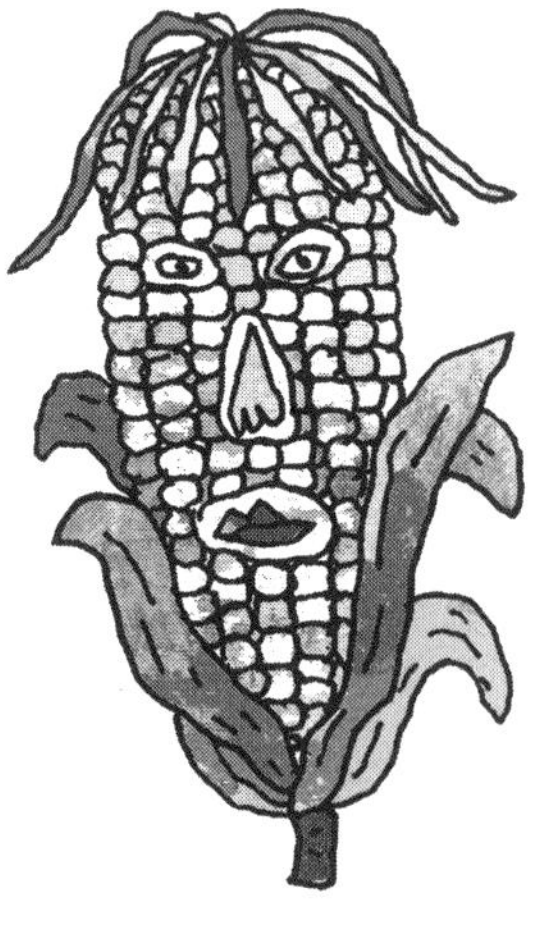

小ネタ1 ナイアシンと代謝

ナイアシンは体内でNADとなって補酵素として働きますが、じつはこのNADを必要とする体内の酵素は400種類以上に上り、ヒトにおける酵素の5分の1を占めます。糖質や脂質、たんぱく質をエネルギーにするときに必要不可欠なだけではなく、ビタミンEやビタミンCなどの抗酸化ビタミンが作用するときにも関与します。

体内でトリプトファンから合成することができるのは、このように重要な物質を不足しにくくするためのしくみかもしれません。ちなみにトリプトファンからナイアシンを作るさいには、ほかのビタミンB群が必要です。

大ネタ 2　ナイアシンとコレステロール

　ナイアシンは、脂質の代謝を改善する薬剤として用いられています。ニコチン酸の服用で、血液中のコレステロールや中性脂肪を低減する作用が認められているのです。ニコチン酸を服用すると、血中ＬＤＬ（いわゆる悪玉）コレステロールの値は低下しますが、ＨＤＬ（いわゆる善玉）コレステロールの値は低下しません。

　効果が期待できるのは、食品からはとれないほどの量をとってこそです。かといって自己判断でサプリメントで大量にとるのはやめましょう。副作用の問題があって危険です。

小ネタ 2　ニコチンは有害！

　ナイアシンはかつてビタミンB_3、その後はニコチン酸と呼ばれてきました。ニコチン酸はタバコに含まれるニコチンを分解したときにできる物質で、ニコチンに非常によく似た化学構造をしているために名づけられたものです。しかし、タバコを吸ったときに体内でニコチンからニコチン酸ができるわけではありません。ニコチンは体に有害、ニコチン酸は体に必要な物質です。愛煙家はくれぐれもおまちがえのないように。

小ネタ 3　ナイアシンと糖尿病ほか

　ナイアシンはインスリンの合成に関与し、糖尿病に効果があるとされて治療に用いられたこともありました。最近では大量にとると糖質の処理能力を妨げるとの報告もあり、なお検討が続けられています。ほかに、疲労回復や持久運動時間の延長効果などについての研究も進められています。詳細が明らかになるには時間がかかりそうですが、注目の成分といえるでしょう。

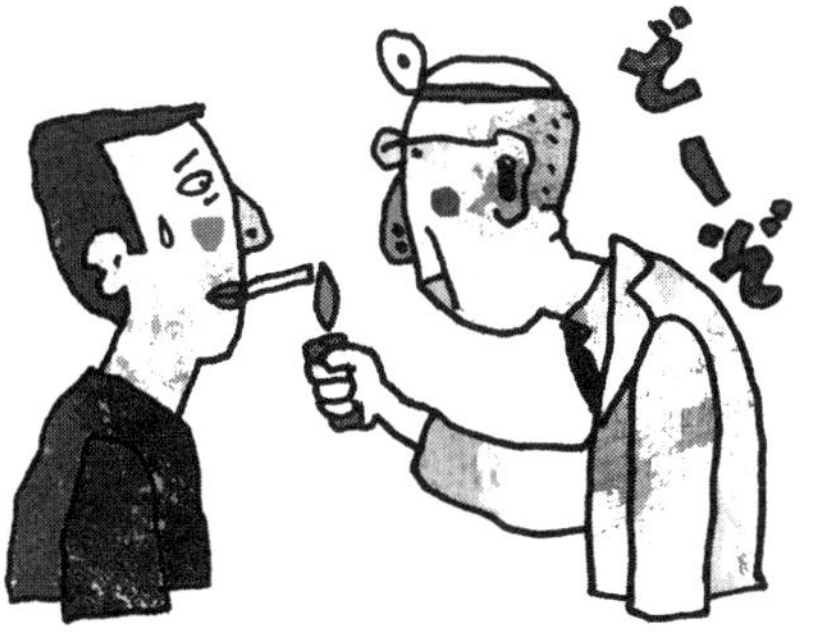

ビタミンB_6

たんぱく質の代謝に働き、神経伝達物質の合成を促す

基礎データ

- **化学名**…ピリドキシン、ピリドキサール、ピリドキサミン
- **特徴**…水溶性。たんぱく質の代謝に働く
- **欠乏症**…神経障害、皮膚炎ほか
- **過剰症**…通常は見られない
- **食品**…魚類、肉類、野菜類など多くの食品に含まれる

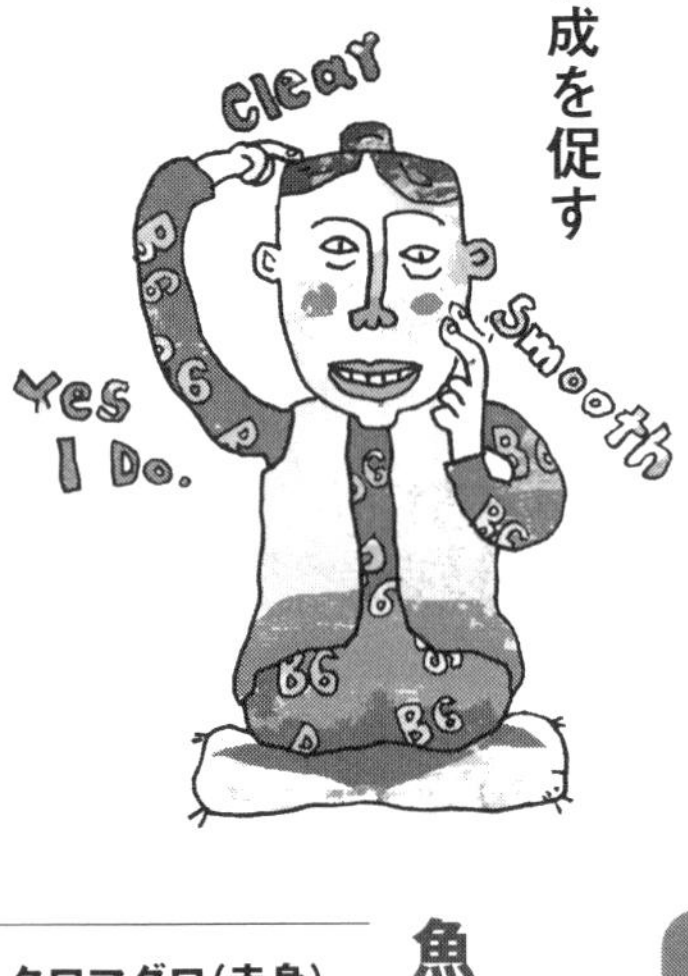

ビタミンB_6は皮膚炎を予防することから発見されたビタミンです。化学名でいうとピリドキシン、ピリドキサール、ピリドキサミンの3種があり、これらは相互に変換し、同様の働きをします。

体内での働き

たんぱく質の代謝をサポート

たんぱく質を摂取すると体内でアミノ酸に分解され、それらアミノ酸を利用して体に必要なたんぱく質が作り出されます。ビタミンB_6は、食物のたんぱく質を分解して体のたんぱく質を合成する過程で必

ビタミンB_6を多く含む食品

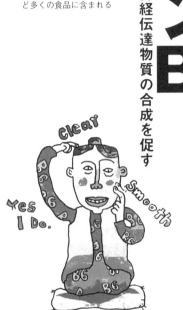

魚類

クロマグロ(赤身)

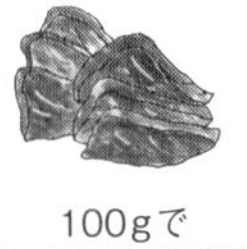

100gで
ビタミンB_6**0.85mg**
●
刺し身6切れ（80g）
の場合
ビタミンB_6**0.68mg**

クロマグロ(トロ)

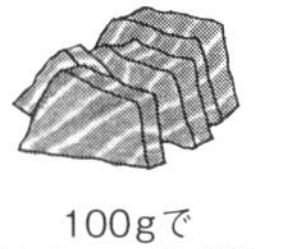

100gで
ビタミンB_6**0.82mg**
●
刺し身4切れ（70g）
の場合
ビタミンB_6**0.57mg**

カツオ

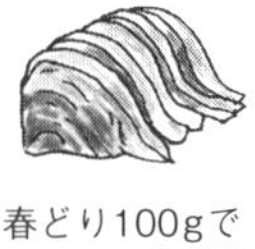

春どり100gで
ビタミンB_6**0.76mg**
●
刺し身5切れ（80g）
の場合
ビタミンB_6**0.61mg**

要な酵素を助ける補酵素です。

一方で、糖質や脂質が不足した場合、あるいは体のたんぱく質を合成するのに必要な量より多くたんぱく質を摂取した場合、たんぱく質はアミノ酸からさらに分解され、エネルギー源になります。この過程でも、ビタミンB_6の働きが不可欠です。

神経伝達物質の合成にかかわる

脳の神経細胞の間で情報の橋渡しをしている物質を神経伝達物質といいます。ビタミンB_6は、アミノ酸の代謝に関連して、γ-アミノ酪酸やセロトニン、ドーパミン、アドレナリンなどの重要な神経伝達物質の合成を促進する作用があります。

その他

ホルモン作用の調節や免疫機能の維持、脂質の代謝、赤血球合成等にもかかわっています。

どのくらいとればいいの？

「日本人の食事摂取基準（2015年版）」では、次ページの表のように定められています。ビタミンB_6の必要量はたんぱく質の摂取量が増加すると増えます。血液中のビタミンB_6濃度の指標がたんぱく質あたりのビタミンB_6摂取量と相関することも知られています。そのため、たんぱく質量を基に値が定められました。すなわち、たんぱく質の

白サケ

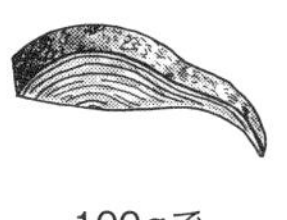

100gで
ビタミンB_6**0.64mg**
●
1切れ（80g）
の場合
ビタミンB_6**0.51mg**

サンマ

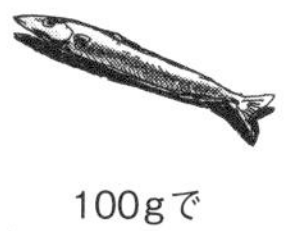

100gで
ビタミンB_6**0.51mg**
●
1尾（正味100g）
の場合
ビタミンB_6**0.51mg**

肉類

牛レバー

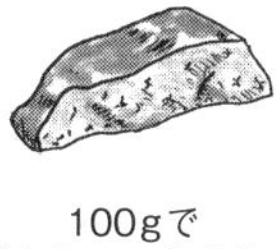

100gで
ビタミンB_6**0.89mg**
●
1回量（80g）
の場合
ビタミンB_6**0.71mg**

鶏ひき肉

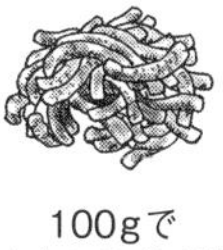

100gで
ビタミンB_6**0.52mg**
●
1回量（80g）
の場合
ビタミンB_6**0.42mg**

ビタミンB_6の食事摂取基準（mg/日）※1

年齢	男性 推定平均必要量	男性 推奨量	男性 耐容上限量※2	女性 推定平均必要量	女性 推奨量	女性 耐容上限量※2
0〜5(月)	—	0.2※3	—	—	0.2※3	—
6〜11(月)	—	0.3※3	—	—	0.3※3	—
1〜2(歳)	0.4	0.5	10	0.4	0.5	10
3〜5(歳)	0.5	0.6	15	0.5	0.6	15
6〜7(歳)	0.7	0.8	20	0.6	0.7	20
8〜9(歳)	0.8	0.9	25	0.8	0.9	25
10〜11(歳)	1.0	1.2	30	1.0	1.2	30
12〜14(歳)	1.2	1.4	40	1.1	1.3	40
15〜17(歳)	1.2	1.5	50	1.1	1.3	45
18〜29(歳)	1.2	1.4	55	1.0	1.2	45
30〜49(歳)	1.2	1.4	60	1.0	1.2	45
50〜69(歳)	1.2	1.4	55	1.0	1.2	45
70以上(歳)	1.2	1.4	50	1.0	1.2	40

※1 たんぱく質食事摂取基準の推奨量を用いて算出した（妊婦・授乳婦の付加量は除く）。　※2 食事性ビタミンB_6の量ではなく、ピリドキシンとしての量。　※3は目安量。
・妊婦は0.2／0.2mg（推定平均必要量／推奨量、以下同）、授乳婦は0.3／0.3mgを付加する。

「食事摂取基準」の推奨量を用いて算定された値です。

なお、ビタミンB_6の活性を有する化合物には前述の3種がありますが、「食事摂取基準」の数値も「日本食品標準成分表2015年版」の数値も、ピリドキシン相当量で示されています。

吸収率

米飯を主体とする日本人の食事におけるビタミンB_6の生体利用率は73%と報告されています。「食事摂取基準」でもこの値が採用されて、利用率をふまえて基準が設定されています。

不足すると

●**神経障害**になることが知られています。しかし、どの程度の不足で発症するのかなど、詳細はまだよくわかっていません。

●**皮膚炎**になることもあります。

野菜類

ししとうがらし

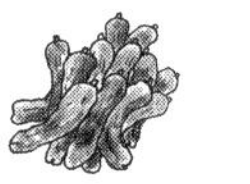

100gで
ビタミンB_6**0.39mg**
●
½パック（45g）
の場合
ビタミンB_6**0.18mg**

赤ピーマン

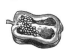

100gで
ビタミンB_6**0.37mg**
●
½個（正味60g）
の場合
ビタミンB_6**0.22mg**

鶏レバー

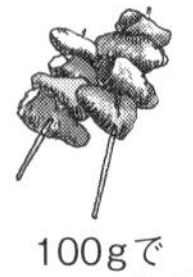

100gで
ビタミンB_6**0.65mg**
●
焼きとり2本（60g）
の場合
ビタミンB_6**0.39mg**

鶏ささ身

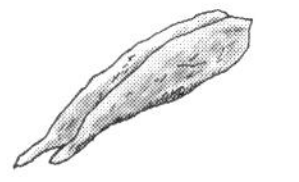

若鶏100gで
ビタミンB_6**0.60mg**
●
2本（80g）
の場合
ビタミンB_6**0.48mg**

●その他、貧血や脂肪肝、口内炎、不眠症などさまざまな欠乏症がいわれていますが、通常の食事で欠乏することが少ないため、じつのところはまだわかっていません。

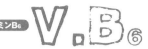

とりすぎると

●食物からとる場合には、過剰の害の報告は見当たりません。

●ピリドキシンを一日に数gずつ数か月にわたって摂取すると、**感覚神経障害**が見られることが報告されています。これは、神経のうち、感覚情報を伝える神経が正常に働かなくなることで、症状としては、手足のしびれや痛みなどが見られるほか、さまざまな感覚を正常に認識できなくなります。

食べ方のヒント

●魚や肉などの動物性食品に多く含まれるほか、野菜などにも広く含まれています。

調理による損失

水溶性ですが、熱には比較的安定した成分です。光によって分解されやすい性質があります。

その他

にんにく

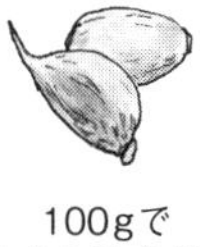

100gで
ビタミンB6**1.53mg**
●
2かけ（10g）
の場合
ビタミンB6**0.15mg**

バナナ

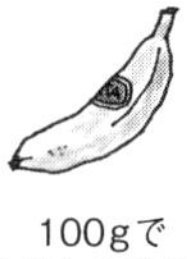

100gで
ビタミンB6**0.38mg**
●
1本（正味90g）
の場合
ビタミンB6**0.34mg**

玄米ごはん

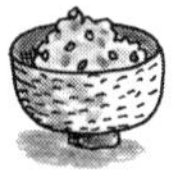

100gで
ビタミンB6**0.21mg**
●
ごはん1膳（150g）
の場合
ビタミンB6**0.32mg**

ピスタチオ（いり、味つけ）

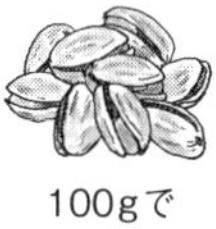

100gで
ビタミンB6**1.22mg**
●
10粒（10g）
の場合
ビタミンB6**0.12mg**

ビタミンB_6の大ネタ小ネタ

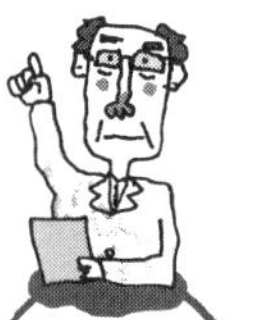

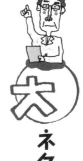

小ネタ1 ビタミンB_6とアレルギー

ビタミンB_6は、皮膚炎を予防することから発見されました。免疫機能を正常に維持するのに必要で、アレルギーの発症にも深くかかわっていると考えられています。

アレルギー反応は、体内に入ってきた異物に対する防衛反応として抗体を作り、この抗体が体に対してさまざまな作用を引き起こすことによって生じます。研究によって、ビタミンB_6がこの抗体産生をおさえることがわかってきました。アレルギーの原因はさまざまなので、ビタミンB_6の摂取だけで治るわけではありませんが、その症状が軽減される人もいます。ただし、サプリメントを使用するさいに自己判断は絶対に禁物です。

大ネタ1 女性の味方!?

ビタミンB_6は月経前症候群（ＰＭＳ）の症状をやわらげる効果があるといわれています。また、ピル（経口避妊薬）を服用中の女性ではビタミンB_6の必要量が高まりますが、これらにはいずれも女性ホルモンであるエストロゲンが関係しています。

ピルに含まれるエストロゲンにはトリプトファンというアミノ酸がニコチン酸に代謝するのを促す作用がありますが、ビタミンB_6はこの代謝に補酵素として働いています。そのため、ピルを服用してエストロゲンの濃度が高まると、ビタミンB_6の体内需要が高まるのです。一方、ピルを服用していなくても、女性は月経前にエストロゲンの分泌《ぶんぴつ》が高まります。明らかな欠乏症とは異なりますが、ビタミンB_6の不足は月経前症候群の原因の一つと考えられています。

なお、妊娠中もエストロゲンの濃度が高まり、ビタミンB_6の必要量が高まります。妊娠中はキサンツレン酸という物質が増加し、つわりを引き起こす原因になるといわれています。キサンツレン酸は、トリプトファンの代謝異常により増加しますから、キサンツレン酸の増加はビタミンB_6不足が原因の一つだと考えられ、つわりのひどい人は特に積極的にとるとよいとされています。

大ネタ2 欠乏しにくい理由

ビタミンB_6は欠乏しにくい栄養素です。これにはおもに2つの理由が考えられます。

一つには、B群のビタミンは同時に不足することが多いのですが、ビタミンB_6が不足する前にビタミンB_1やビタミンB_2のほうが不足しやすく、これらの欠乏症状が先に現われて対策がとられる場合が多いと推測できます。ちなみに摂取したビタミンB_6は体内で活性化されるにはビタミンB_2が必要です。ビタミンB_2が欠乏した場合にはビタミンB_6も働かなくなります。もう一つは、腸内細菌によって体内で作られるからです。そのため、抗生物質を利用している場合は腸内の細菌が育たなくなり、不足しがちになるといわれています。

小ネタ2 「プロテイン」をとるなら……

筋肉はアミノ酸を材料に作られます。筋肉隆々の肉体を目指してたんぱく質食品を多めに摂取したり、粉末やゼリー状のアミノ酸やたんぱく質（いわゆる「プロテイン」として売られているもの）を利用したりする人も少なくないようです。一方、ビタミンB_6はアミノ酸の代謝に重要な働きをしており、たんぱく質やアミノ酸を多く摂取するとビタミンB_6の必要量も多くなります。たんぱく質をたくさん摂取している人、プロテインなどを摂取している人は、ビタミンB_6の充分な摂取を心がけましょう。

小ネタ3 動脈硬化予防の「3本の矢」

血液中のホモシステインはアミノ酸の一種のメチオニンから作られる物質で、体内にごく普通に存在する物質です。最近、このホモシステインがさまざまな疾患にかかわっていることがわかってきました。その一つが動脈硬化です。動脈硬化は脳梗塞《こうそく》や心筋梗塞などにつながる恐ろしい疾患です。ホモシステインは、LDL（いわゆる悪玉）コレステロールの血管壁への沈着を促進することや、血管平滑筋細胞の増殖を刺激すること、コラーゲン線維の過剰な合成を引き起こすことなどにより、動脈硬化につながると考えられています。このホモシステインの代謝に働くのが、葉酸、ビタミンB_6、ビタミンB_{12}の3種類のビタミンです。これらは協力し合って働くので、バランスよく摂取することがたいせつです。

ビタミンB_{12}

赤血球の生成、神経細胞の機能維持に働く

基礎データ

- **化学名**…コバラミン
- **特徴**…水溶性。赤血球の生成に働く造血のビタミン
- **欠乏症**…悪性貧血ほか
- **過剰症**…認められていない
- **食品**…魚介類や肉類などの動物性食品に含まれる

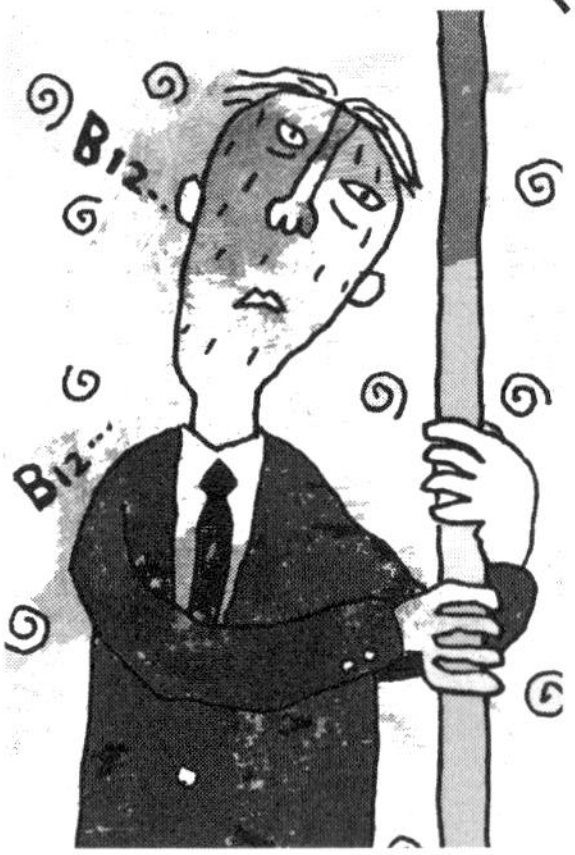

ビタミンB_{12}は鉄の補給で改善されない貧血を治すことから発見されたビタミンです。化学名はコバラミンですが、くわしくはアデノシルコバラミン、メチルコバラミン、スルフィトコバラミン、ヒドロキシコバラミン、シアノコバラミンがあります。

体内での働き

正常な赤血球の生成をサポート

赤血球は約4か月で寿命が尽きるため、体内でつねに新しい赤血球が作られています。ビタミンB_{12}は、ヘモグロビンの合成にかかわり、

ビタミンB_{12}を多く含む食品

貝

ホッキガイ

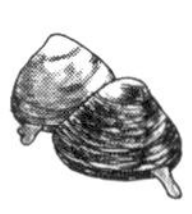

100gで
ビタミンB_{12}**47.5μg**
●
2個（正味40g）
の場合
ビタミンB_{12}**19.0μg**

アサリ

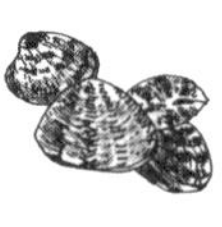

100gで
ビタミンB_{12}**52.4μg**
●
10個（正味40g）
の場合
ビタミンB_{12}**21.0μg**

アカガイ

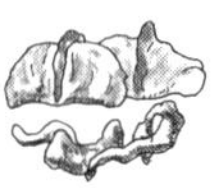

100gで
ビタミンB_{12}**59.2μg**
●
2個（正味40g）
の場合
ビタミンB_{12}**23.7μg**

ビタミンB_{12} V.B_{12}

葉酸と協力し合って正常な赤血球を作っています。赤血球の生成に関する代謝を円滑にすることで貧血の予防に役立ち、「造血のビタミン」と呼ばれているのです。

神経細胞の機能を維持する

細胞の遺伝情報が詰まったＤＮＡ（デオキシリボ核酸）を合成するのを助け、神経細胞の機能を維持します。ＤＮＡの合成には葉酸の働きが不可欠ですが、神経細胞がしっかり働くにはビタミンB_{12}の働きが必要です。赤血球を作る骨髄《こつずい》など細胞分裂が盛んな組織ほどビタミンB_{12}の働きが重要になります。

その他

たんぱく質の合成や修復を助け、傷ついた末梢神経の回復に働くなど神経系の機能維持に働きます。中枢神経への作用も認められており、睡眠・覚醒リズムの乱れをととのえるのに役立つとされています。

どのくらいとればいいの？

ビタミンB_{12}は血液中の濃度がきわめて低く、必要量も少ない成分です。「日本人の食事摂取基準（２０１５年版）」では、次ページの表のように定められています。50歳以上の中高齢者では胃酸分泌の低い人が多く、吸収率が低下しますが、充分なデータがないことから、若い人と同じ値が設定されました。しかし、若いころから一日６～10μg程

魚類

サンマ

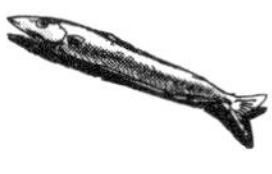

100gで
ビタミンB_{12}**15.4μg**
●
1尾（正味100g）
の場合
ビタミンB_{12}**15.4μg**

カキ

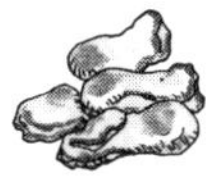

養殖100gで
ビタミンB_{12}**28.1μg**
●
2個（正味40g）
の場合
ビタミンB_{12}**11.2μg**

ハマグリ

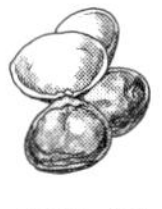

100gで
ビタミンB_{12}**28.4μg**
●
2個（正味40g）
の場合
ビタミンB_{12}**11.4μg**

シジミ

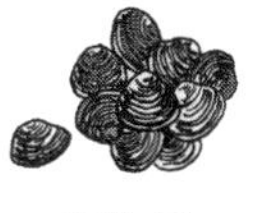

100gで
ビタミンB_{12}**68.4μg**
●
20個（正味20g）
の場合
ビタミンB_{12}**13.7μg**

ビタミンB_{12}の食事摂取基準（μg/日）

年齢	男性 推定平均必要量	男性 推奨量	女性 推定平均必要量	女性 推奨量
0～5（月）	—	0.4※1	—	0.4※1
6～11（月）	—	0.5※1	—	0.5※1
1～2（歳）	0.7	0.9	0.7	0.9
3～5（歳）	0.8	1.0	0.8	1.0
6～7（歳）	1.0	1.3	1.0	1.3
8～9（歳）	1.2	1.5	1.2	1.5
10～11（歳）	1.5	1.8	1.5	1.8
12～14（歳）	1.9	2.3	1.9	2.3
15～17（歳）	2.1	2.5	2.1	2.5
18～29（歳）	2.0	2.4	2.0	2.4
30～49（歳）	2.0	2.4	2.0	2.4
50～69（歳）	2.0	2.4	2.0	2.4
70以上（歳）	2.0	2.4	2.0	2.4

※1は目安量。
・妊婦は0.3／0.4μg（推定平均必要量／推奨量、以下同）、授乳婦は0.7／0.8μgを付加する。

度摂取し、体内の貯蔵量を増やしておくことをすすめています。

なお、ビタミンB_{12}の活性を有する化合物には冒頭の4種もありますが、「食事摂取基準」の数値も「日本食品標準成分表2015年版」の数値も、シアノコバラミン相当量で示されています。

吸収率

吸収率は食品中のビタミンB_{12}の含有量に左右されます。たとえば1μg、5μg、25μgと摂取量を変えた場合の吸収率はそれぞれ50%、20%、5%であったとの報告があります。「食事摂取基準」では、種々の報告から吸収率を50%として基準を算出しています。なお、胃酸分泌の少ない人などは、吸収率が低いとされています。

体の中での合成

腸内細菌によって体の中でも作られています。

不足すると

●腸内細菌によっても作られ、また、肝臓に大量に蓄えられます。胃

肉類

牛レバー

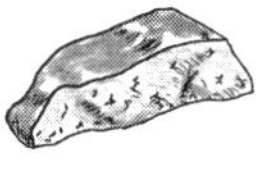

100gで
ビタミンB_{12}**52.8μg**
●
1回量（80g）
の場合
ビタミンB_{12}**42.2μg**

ワカサギ

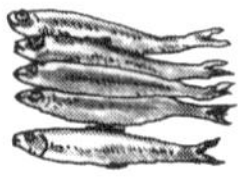

100gで
ビタミンB_{12}**7.9μg**
●
5尾（80g）
の場合
ビタミンB_{12}**6.3μg**

スジコ

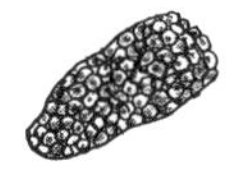

100gで
ビタミンB_{12}**53.9μg**
●
一口大（25g）
の場合
ビタミンB_{12}**13.5μg**

丸干しマイワシ

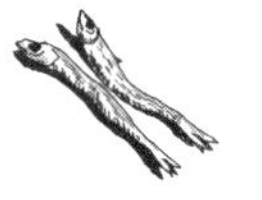

100gで
ビタミンB_{12}**29.3μg**
●
2尾（50g）
の場合
ビタミンB_{12}**14.7μg**

ビタミンB_{12}

V.B_{12}

が健康な人はまず欠乏しませんが、中高齢者では多くの人が萎縮《いしゅく》性胃炎などで胃酸の分泌量が減り吸収率が低下するので、注意が必要です。

●不足すると、赤血球が正常に作られず、貧血の原因になります。赤血球のもとになる赤芽球が巨大化して（巨赤芽球）正常な赤血球が減るので、巨赤芽球性貧血といいます。鉄の不足が原因の貧血と区別して**悪性貧血**と呼ばれています。

●血液中のホモシステインというアミノ酸の量が増え、**動脈硬化の引き金**になり、心筋梗塞《こうそく》や脳梗塞のリスクを高めます。

●神経障害も起こります。

とりすぎると

●過剰の害は報告されていません。余分にとっても吸収に必要な成分（内因子）の供給がまにあわないため、吸収されないのです。

食べ方のヒント

●動物性食品にしか含まれません。光や空気によって酸化しますが、食品を密閉保存すれば気にしなくてよいでしょう。

調理による損失

水溶性ですが、熱には比較的安定した成分です。

鶏レバー

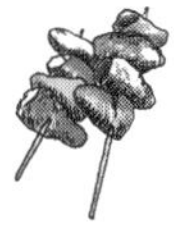

100gで
ビタミンB_{12}**44.4μg**
●
焼きとり2本（60g）の場合
ビタミンB_{12}**26.6μg**

豚レバー

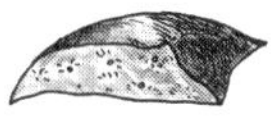

100gで
ビタミンB_{12}**25.2μg**
●
1回量（80g）の場合
ビタミンB_{12}**20.2μg**

乳類

プロセスチーズ

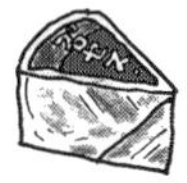

100gで
ビタミンB_{12}**3.2μg**
●
1切れ（20g）の場合
ビタミンB_{12}**0.6μg**

牛乳

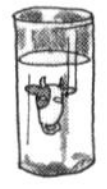

100gで
ビタミンB_{12}**0.3μg**
●
コップ1杯（180g）の場合
ビタミンB_{12}**0.5μg**

ビタミンB_{12}の大ネタ小ネタ

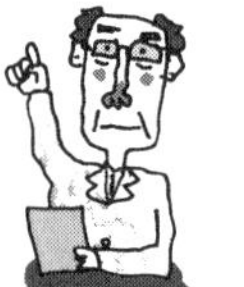

大ネタ1 超高価なビタミン

ビタミンB_{12}はコバルトを含みます。一見、栄養素とは関係がなさそうなコバルトは、磁石の原料や、虫歯の治療に用いられるバイタリウム合金などに使われます。ビタミンB_{12}中では赤い色を呈しますが、「コバルトブルー」といわれるように、ガラスに混ぜると青い色を呈します。

じつはこのコバルトは高価なため、ビタミンB_{12}のサプリメントを作ると、ほかのビタミンに比べて高くつきます。ちなみにあるビタミンB_{12}のサプリメントの価格を含有量1kgあたりに換算してみたらなんと1億8000万円、金1kgよりも高価という結果になりました。実際には不足の心配はまずありませんし、食べ物からの摂取で充分です。

大ネタ2 ビタミンB_{12}の発見と貧血

貧血の治療に鉄剤が用いられた歴史は古く、ギリシア時代からともいわれています。実際、貧血の大部分は鉄欠乏性のものですが、中には鉄の摂取を増やしても貧血が改善しない場合があります。そのような貧血を悪性貧血と呼び、治療法は長年課題となっていました。

ビタミンB_{12}は、その悪性貧血の治りをよくする牛乳に含まれる成分として研究が進められ、1948年にアメリカのフォルカースらによって分離・発見されました。ビタミンB_{12}の欠乏による貧血を現在も「悪性貧血」と呼びますが、治療は容易で、もはや「悪性」ではありません。

小ネタ1 ベジタリアンは不足に注意

野菜やくだものにはビタミンやミネラルが多く含まれていますが、ビタミンB_{12}はまったく含まれていません。植物性食品に偏った食事を長期間続ければ、不足しにくいビタミンといえども、不足することになります。肉や魚、卵、牛乳などの動物性食品もバランスよく摂取することがたいせつです。

大ネタ3

ビタミンB_{12}の吸収と胃

ビタミンB_{12}の吸収には、胃壁から分泌される「内因子」と呼ばれるたんぱく質の一種が必要です。これが分泌されない場合や分泌量が少ない場合には、ビタミンB_{12}の吸収率は低下し、不足状態になることもありえます。たとえば、胃の摘出手術をした人は内因子がないわけですから、吸収できません。また、高齢者などは胃が萎縮《いしゅく》して内因子の分泌量が少なくなることがあります。

一方、ほかのビタミンと比べて大量にとっても過剰症が見られないのは、余分に摂取してもこの内因子の分泌量の範囲内でしか吸収されないからです。

小ネタ2

肩こり・腰痛

肩こりや腰痛の原因はいくつかありますが、末梢神経が傷つくことでも起こります。末梢神経の傷を治す働きがあるのがビタミンB_{12}です。整形外科では「肩こり・腰痛・神経痛」の治療薬として、ビタミンB_{12}が処方されています。ただし、腰痛、肩こりの治療のためのビタミンB_{12}は、活性型のメコバラミンと呼ばれる物質です。

小ネタ3

アルツハイマー

アルツハイマー型認知症の患者さんの脳では、ビタミンB_{12}の量が正常な人の4～6分の1と少なかったという報告があります。ビタミンB_{12}をはじめとするB群のビタミンは、脳神経系で重要な働きをしていることがわかってきました。ビタミンB_{12}は末梢神経の障害を修復する作用があることから、アルツハイマーにも有効ではないかと考えられ、研究が進められています。動物性食品をバランスよく摂取して、ビタミンB群を補給したいものです。

小ネタ4

ビタミンB_{12}とのり

ビタミンB_{12}は微生物によってしか合成されないため、基本的には植物性食品には含まれませんが、納豆など、微生物を利用した発酵食品にはわずかに含まれます。例外的に多いのは「のり」。焼きのりの場合で100gあたり57・6μg、全型1枚（3g）で1.7μgにもなります。この理由はよくわかっていませんが、のりに付着している微生物に由来するものと考えられています。

葉酸

健全な発育や貧血予防に働く

基礎データ

- **化学名**…プテロイルモノグルタミン酸
- **英語名**…folic acid
- **特徴**…水溶性。妊娠初期に必要量が高まる
- **欠乏症**…悪性貧血、胎児の神経管閉鎖障害（妊娠初期）ほか
- **過剰症**…認められていない
- **食品**…レバー、葉野菜などに多く含まれている

葉酸は1944年に貧血予防因子として発見されました。ビタミンB群の一種で、細胞の新生や正常な赤血球の形成に欠かせないビタミンです。細胞分裂の盛んな組織には多く含まれます。

体内での働き

細胞の新生をサポート

葉酸は、細胞の遺伝情報が詰まっているDNA（デオキシリボ核酸）の合成に必要な成分です。さらにいえば、DNAの成分を合成するための酵素が働くのに必要な、補酵素です。DNAの合成が正常になさ

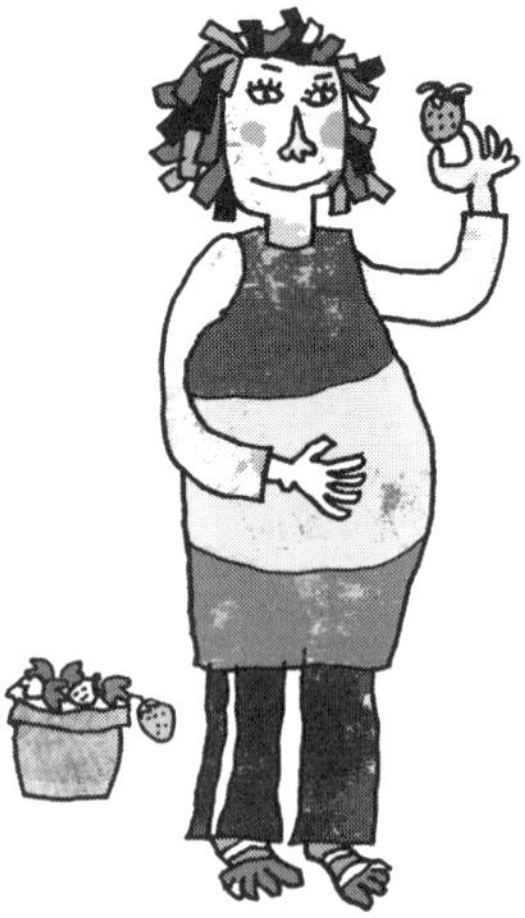

葉酸を多く含む食品

肉類

牛レバー

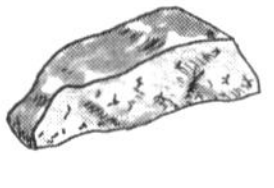

100gで
葉酸**1000μg**
●
1回量（80g）の場合
葉酸**800μg**

鶏レバー

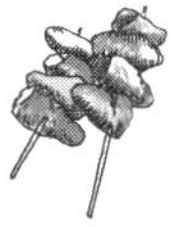

100gで
葉酸**1300μg**
●
焼きとり2本（60g）の場合
葉酸**780μg**

豚レバー

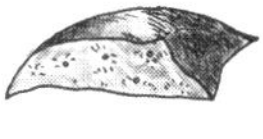

100gで
葉酸**810μg**
●
1回量（80g）の場合
葉酸**648μg**

葉酸の食事摂取基準（μg/日）※1

年齢	男性 推定平均必要量	男性 推奨量	男性 耐容上限量※2	女性 推定平均必要量	女性 推奨量	女性 耐容上限量※2
0～5（月）	—	40※3	—	—	40※3	—
6～11（月）	—	60※3	—	—	60※3	—
1～2（歳）	70	90	200	70	90	200
3～5（歳）	80	100	300	80	100	300
6～7（歳）	100	130	400	100	130	400
8～9（歳）	120	150	500	120	150	500
10～11（歳）	150	180	700	150	180	700
12～14（歳）	190	230	900	190	230	900
15～17（歳）	210	250	900	210	250	900
18～29（歳）	200	240	900	200	240	900
30～49（歳）	200	240	1,000	200	240	1,000
50～69（歳）	200	240	1,000	200	240	1,000
70以上（歳）	200	240	900	200	240	900

※1 妊娠を計画している女性、または、妊娠の可能性がある女性は、神経管閉鎖障害のリスクの低減のために、付加的に400μg/日のプテロイルモノグルタミン酸の摂取が望まれる。 ※2 サプリメントや強化食品に含まれるプテロイルモノグルタミン酸の量である。 ※3は目安量。
・妊婦は200／240μg（推定平均必要量／推奨量、以下同）、授乳婦は80／100μgを付加する。

れることで、細胞はその情報を正確にコピーしながら分裂して増え、新陳代謝や充分な成長を果たすことができます。**細胞増殖の盛んな胎児の健全な発育のために特に重要**な成分です。

正常な赤血球の生成をサポート

赤血球は約4か月で寿命が尽きるため、体内ではつねに新しい赤血球が作られています。葉酸は赤血球のもととなる赤芽球を作るのに関与しています。赤芽球が正常に作られないと、赤血球も正常に作られません。正常な赤血球を作るのに働くことで、貧血の予防に役立っています。

どのくらいとればいいの？

「日本人の食事摂取基準（2015年版）」では**表**のように定められています。なお、①妊婦や授乳婦とは別に、妊娠を計画している女性および妊娠の可能性がある女性は、プテロイルモ

野菜類

芽キャベツ

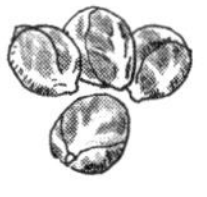

100gで
葉酸**240μg**
●
4個（60g）
の場合
葉酸**144μg**

モロヘイヤ

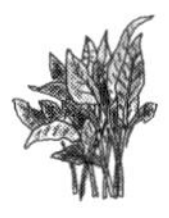

100gで
葉酸**250μg**
●
¼束（60g）
の場合
葉酸**150μg**

菜の花

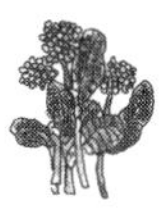

和種100gで
葉酸**340μg**
●
½束（50g）
の場合
葉酸**170μg**

フォアグラ（ゆで）

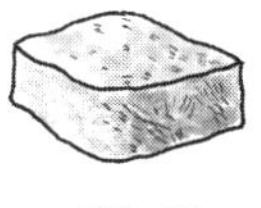

100gで
葉酸**220μg**
●
1切れ（60g）
の場合
葉酸**132μg**

ノグルタミン酸として付加的に一日400μgを摂取することが望ましいということ、②耐容上限量はサプリメントを想定した純粋な「プテロイルモノグルタミン酸」を摂取した場合の量であることの注意書きが添えられています。

食事で摂取される葉酸は吸収率が低めですが、そのことを加味して設定されているので、吸収率が悪い分を補おうとして余分にとる必要はありません。

吸収率

食事から摂取する葉酸の吸収率は50％程度、サプリメントから摂取する葉酸の吸収率は85％程度とされています。食物中の葉酸はポリグルタミン酸型が多く、これは別の物質との化合物として存在しています。そのため、吸収されるまでにいくつかの段階を経る必要があり、サプリメントより吸収率が低いのです。

不足すると

●通常の食事で欠乏することはまずありませんが、不足すると赤血球が正常に作られず、貧血の原因になります。赤血球のもとになる赤芽球が巨大化して（巨赤芽球）正常な赤血球が減るので、**巨赤芽球性貧血**といいます。鉄欠乏性貧血と違ってヘモグロビンの量が足りていても貧血を引き起こします。

枝豆（ゆで）

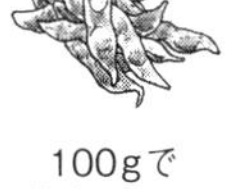

100gで
葉酸**260μg**
●
1皿（正味40g）
の場合
葉酸**104μg**

アスパラガス

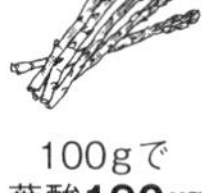

100gで
葉酸**190μg**
●
½束（60g）
の場合
葉酸**114μg**

ほうれん草

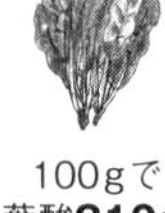

100gで
葉酸**210μg**
●
¼束（60g）
の場合
葉酸**126μg**

ブロッコリー

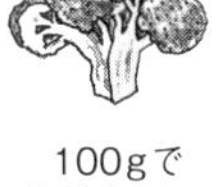

100gで
葉酸**210μg**
●
¼個（60g）
の場合
葉酸**126μg**

●妊娠のごく初期に不足すると、**胎児の神経管閉鎖障害**の危険性が高まります。
●血液中のホモシステインというアミノ酸の量が増え、**動脈硬化の引き金**になります。

とりすぎると

●食物からとる場合には、過剰の害は報告されていません。
●プテロイルモノグルタミン酸を大量投与した場合に、発熱やじんま疹などの発生が報告されています。

食べ方のヒント

●レバーや緑の葉野菜などに多く含まれています。

調理による損失

水溶性で、ゆでるなどの調理によって損失しやすい栄養素です。「日本食品標準成分表２０１５年版」のデータから換算すると、芽キャベツやアスパラガスは９割ほどに、菜の花やブロッコリーでは６割前後に、ほうれん草では５割前後に、モロヘイヤでは３割前後に減ります。

その他

あさつき

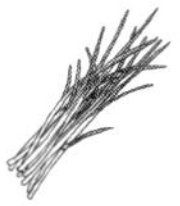

100gで
葉酸**210μg**
●
1束（30g）
の場合
葉酸**63μg**

糸引き納豆

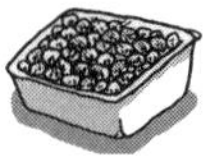

100gで
葉酸**120μg**
●
1パック（50g）
の場合
葉酸**60μg**

いちご

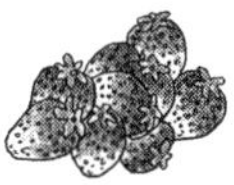

100gで
葉酸**90μg**
●
¼パック（90g）
の場合
葉酸**81μg**

マンゴー

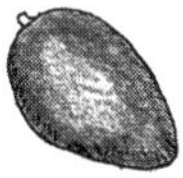

100gで
葉酸**84μg**
●
½個（正味90g）
の場合
葉酸**76μg**

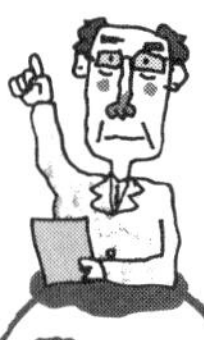

葉酸の大ネタ小ネタ

大ネタ 1

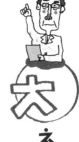

葉酸と妊娠

近年、葉酸が注目されているのは、妊娠のごく初期に不足すると、胎児の神経管閉鎖障害の危険性が高まることが報告されたためです。

妊娠のごく初期に神経管ができますが、これは発達すると脳や脊髄《せきずい》になる器官で、胎児のここに障害が起きると奇形や下半身マヒなどを伴います。葉酸は細胞の新生に必須のビタミンで、このリスクを軽減できることがいくつかの研究で明らかになりました。

妊娠がわかってから葉酸を多く摂取するのではなく、妊娠の可能性がある段階で、充分な摂取を心がけることがたいせつです。妊娠を考えている人は、葉酸が多く含まれている野菜をしっかりとりましょう。

大ネタ 2

葉酸と動脈硬化

葉酸が動脈硬化の予防に重要な役割を果たしていることがわかってきました。

ホモシステインという物質がありますが、これは葉酸やビタミンB_6、ビタミンB_{12}などの働きでメチオニンやシステインという物質に変換します。葉酸が不足すると、ホモシステインからの代謝が悪くなって血液中にホモシステインの量が増えますが、この状態が動脈硬化を促進することがわかってきたのです。

なお、このホモシステインは、骨粗鬆症《こつそしょうしょう》の発症にも関係していることがわかってきました。動脈硬化も骨粗鬆症も、加齢に伴って増える疾患です。高齢者でもしっかりと葉酸を摂取する必要があります。

小ネタ1

葉酸のパートナー

葉酸はさまざまな成分と協力し合うことで、働いています。

最も関係が深いのは、ビタミンB_{12}でしょう。細胞新生のためにDNAの情報を伝えるときも、正常な赤血球を作るときも、葉酸とビタミンB_{12}は協力し合って働きます。

葉酸が充分にあっても、ビタミンB_{12}をはじめほかの栄養素とのバランスがくずれると、充分に働かないのです。

小ネタ2

葉っぱの酸

葉っぱの酸と書いて、葉酸。名前の由来は葉っぱである「ほうれん草」から抽出されたからです。英語では「folic acid（フォーリック・アシッド）」といいますが、これは「葉」を意味するラテン語の「フォリウム」から名づけられました。その名のとおり、葉野菜には葉酸が多く含まれています。

小ネタ3

別名いろいろ

葉酸にはビタミンM、あるいはビタミンB_9という別名があります。Mの由来はサル（Monkey）の抗貧血物質として見いだされたから、B_9の由来はビタミンB群の中で9番目に発見されたものだからです。

さらに、化学物質としてはプテロイルモノグルタミン酸というむずかしい名前があります。「食品成分表」の値は少しずつ化学構造が異なるものも含めたうえで、この物質の相当量として出しているので、広義にはほかにもたくさんの物質が含まれます。

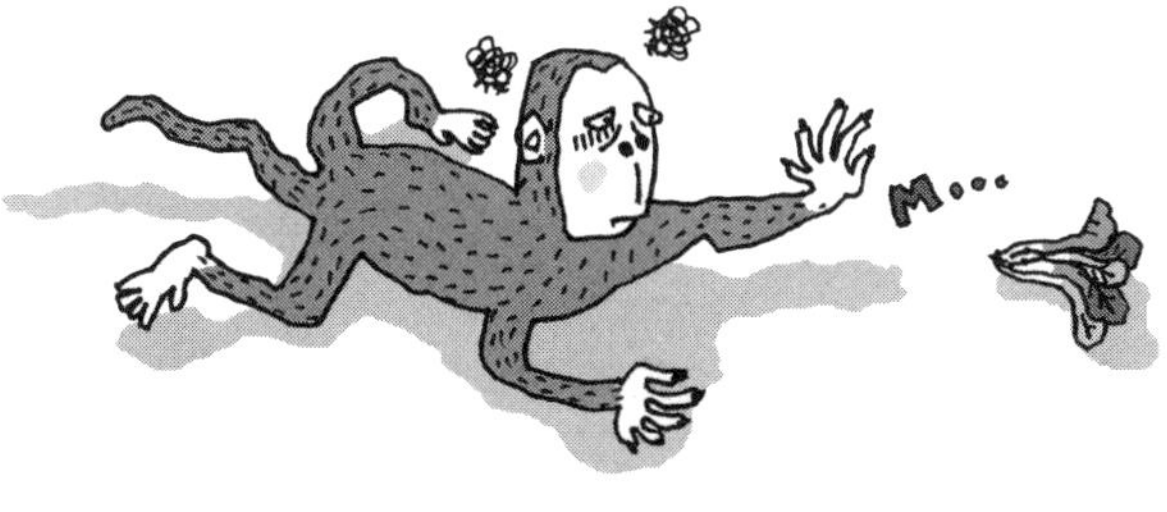

パントテン酸

糖質、たんぱく質、脂質の代謝に働く

基礎データ

- **化学名**…パントテン酸
- **英語名**…pantothenic acid
- **特徴**…水溶性。広範で多様に働く
- **欠乏症**…通常は見られない
- **過剰症**…認められていない
- **食品**…動物性食品にも植物性食品にも幅広く含まれる

パントテン酸は水溶性のビタミンB群の一つです。以前はビタミンB_5と呼ばれましたが、現在はパントテン酸と呼ぶのが普通です。

食品中ではその多くがコエンザイムA（補酵素A）として存在します。消化管内でパントテン酸に分解されて吸収され、肝臓で再びコエンザイムAを合成します。すなわち、コエンザイムAの構成成分として働きます。

コエンザイムAは体内で非常に多くの反応の補酵素として働いているので、パントテン酸の働きも非常に広範です。

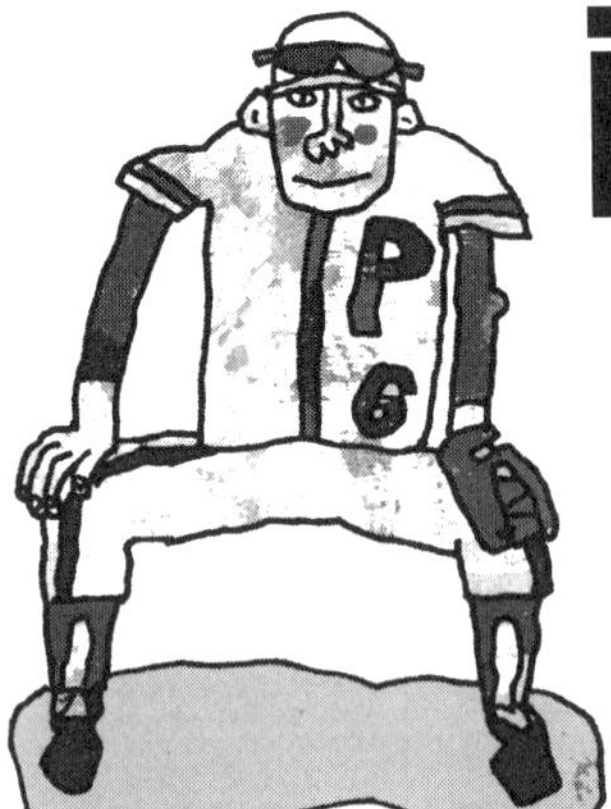

パントテン酸を多く含む食品

魚類

シシャモ(生干し)

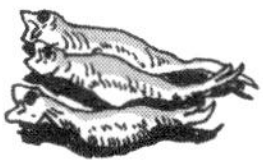

100gで
パントテン酸**1.95mg**
●
3尾（50g）
の場合
パントテン酸**0.98mg**

トラウトサーモン(ニジマス、海面養殖)

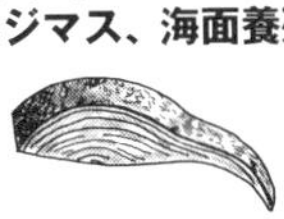

100gで
パントテン酸**1.78mg**
●
1切れ（正味80g）
の場合
パントテン酸**1.42mg**

子持ちガレイ

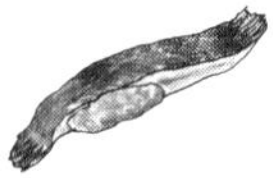

100gで
パントテン酸**2.41mg**
●
1切れ（110g）
の場合
パントテン酸**2.65mg**

体内での働き

エネルギーの産生に不可欠

私たちの体内では、食事で摂取した糖質やたんぱく質、脂質などのエネルギー源がそれぞれ酵素の働きで分解され、これらを基にATP（アデノシン三リン酸）というエネルギー物質を新たに作り出します。そして身体活動に応じてATPを利用しているのです。この一連のエネルギー代謝の流れは、何百何千という化学反応で成り立っています。

パントテン酸は体内でコエンザイムAとなりますが、コエンザイムAはエネルギーの代謝過程で働く100種以上の反応酵素の補酵素となります。たとえば、ビタミンB_1とともに糖代謝の中心的な役割を担い、ビタミンB_2とともに脂質代謝に関与します。また、HDL（いわゆる善玉）コレステロールの合成促進にも関与します。

糖質、たんぱく質、脂質の代謝すべてに重要な役割を担っていますから、すべての細胞、組織の健康維持に関与するといえます。

ホルモンの合成にかかわる

代謝反応に関連して、ホルモンの合成にもかかわっています。そのうちの一つが副腎《ふくじん》皮質ホルモンです。私たちの体は、ストレスが生じると副腎から副腎皮質ホルモンを分泌《ぶんぴつ》して血糖値を上げ、ストレスに臨む態勢を整えます。パントテン酸は、この副腎の働きを支え、副腎皮質ホルモンの合成にかかわっています。

肉類

鶏胸肉（皮つき）	鶏ささ身	豚レバー	鶏レバー
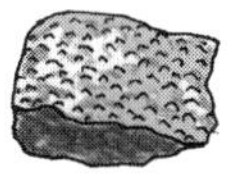	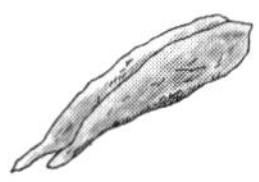	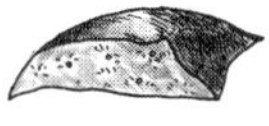	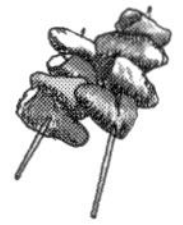
若鶏100gで パントテン酸**1.74mg**	若鶏100gで パントテン酸**3.08mg**	100gで パントテン酸**7.19mg**	100gで パントテン酸**10.10mg**
●	●	●	●
½枚（125g）の場合 パントテン酸**2.18mg**	2本（80g）の場合 パントテン酸**2.46mg**	1回量（80g）の場合 パントテン酸**5.75mg**	焼きとり2本（60g）の場合 パントテン酸**6.06mg**

パントテン酸の食事摂取基準（mg/日）

年齢	男性	女性
	目安量	目安量
0～5（月）	4	4
6～11（月）	3	3
1～2（歳）	3	3
3～5（歳）	4	4
6～7（歳）	5	5
8～9（歳）	5	5
10～11（歳）	6	6
12～14（歳）	7	6
15～17（歳）	7	5
18～29（歳）	5	4
30～49（歳）	5	4
50～69（歳）	5	5
70以上（歳）	5	5

・妊婦、授乳婦は5mg/日とする。

どのくらいとればいいの？

パントテン酸は食品に幅広く含まれているため、実験的に欠乏状態を起こすことはむずかしく、健康のために必要な量を正確に調べることが困難です。そのため、「日本人の食事摂取基準（2015年版）」では、食事調査の値を用いて、目安量として示しています（**表**）。目安量は「明らかに健康な人（欠乏症のない人）における摂取量の中央値」で、平成22年および23年の国民健康・栄養調査を基に算定されました。エネルギー代謝に関係の深いビタミンなので、エネルギー消費量・摂取量が増えれば、パントテン酸の消費量・必要量も高まると推測されます。そのため、母乳での損失がない妊婦でも付加量が定められています。

なお、充分なデータがないために、耐容上限量は定められていません。

不足すると

●幅広く食品に含まれているので、欠乏症はほとんど見られていません。欠乏したとしても、パントテン酸が不足するということは通常ほ

きのこ

ひらたけ

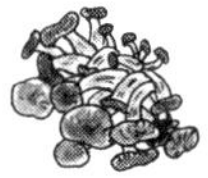

100gで
パントテン酸**2.40mg**
●
½パック（50g）
の場合
パントテン酸**1.20mg**

エリンギ

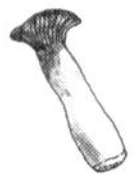

100gで
パントテン酸**1.16mg**
●
1本（40g）
の場合
パントテン酸**0.46mg**

なめこ

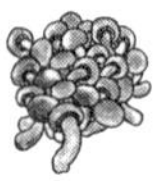

100gで
パントテン酸**1.25mg**
●
½パック（50g）
の場合
パントテン酸**0.63mg**

野菜類・くだもの

アボカド

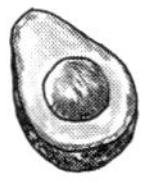

100gで
パントテン酸**1.65mg**
●
½個（90g）
の場合
パントテン酸**1.49mg**

かの栄養素も不足しているため、パントテン酸のみの欠乏症かどうか見きわめるのは困難です。特にヒトではほとんど報告がありませんが、第二次世界大戦中にアジアで低栄養の捕虜が「足の灼熱《しゃくねつ》感」を体験し、これがパントテン酸の補給によってのみ回復したということです。

●動物では、さまざまな欠乏症が報告されています。ニワトリやラットなどで実験的にパントテン酸のみを欠乏させた場合に、皮膚炎や羽毛・体毛の障害、副腎の機能不全などが確認されています。

とりすぎると

●とりすぎによる健康障害は今のところ知られていません。

食べ方のヒント

●動物性食品にも植物性食品にも幅広く含まれています。なお、鶏肉やきのこはパントテン酸が全般に多い食品で、鶏がらだしやしいたけだしにはパントテン酸が多く、スープ1杯で1mg前後含まれます。

調理による損失

水溶性で、ゆでるなどの調理によって損失しやすい栄養素です。「日本食品標準成分表2015年版」のデータから換算すると、モロヘイヤでは4割前後、カリフラワーの場合では6割ほどに減ります。

その他

鶏卵

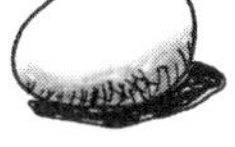

100gで
パントテン酸**1.45mg**
●
1個（50g）
の場合
パントテン酸**0.73mg**

糸引き納豆

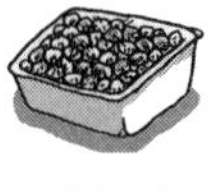

100gで
パントテン酸**3.60mg**
●
1パック（50g）
の場合
パントテン酸**1.80mg**

カリフラワー

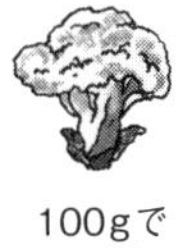

100gで
パントテン酸**1.30mg**
●
¼個（75g）
の場合
パントテン酸**0.98mg**

モロヘイヤ

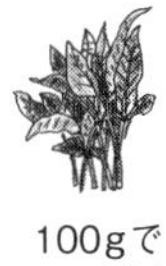

100gで
パントテン酸**1.83mg**
●
¼束（60g）
の場合
パントテン酸**1.10mg**

パントテン酸の大ネタ小ネタ

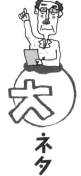

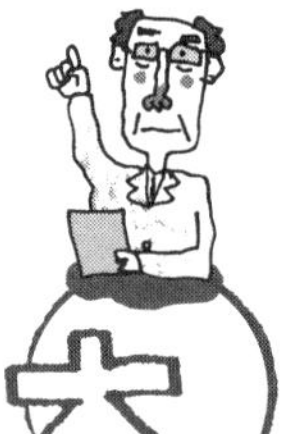

大ネタ 1

パントテン酸とダイエット

パントテン酸はサプリメントとしても販売されています。その宣伝文句を見てみると、「ストレスに勝つ」、「善玉コレステロールを増やす」、「肌の状態をよくする」、「免疫力を高める」、そして「肥満予防」があります。

パントテン酸は糖や脂肪の利用に欠かせないビタミンなので、不足した場合には問題があるかもしれませんが、普通の食生活では不足することはないといえます。したがって、パントテン酸を余分に摂取したからといって、「肥満予防」になるとは考えにくいことです。肥満予防以外のうたい文句についても、同様のことがいえるでしょう。もっとも、食事の形態が食品よりもサプリメントに大きく依存している人の中には、パントテン酸が不足する状態というのもありえるかもしれません。

小ネタ 1

パントテンってどんな酸？

パントテン酸とは「至る所に存在する酸」という意味です。酵母の生育に必要な成分「ビオス」として発見され、その後ビオスが複数の物質からなることがわかり、このうち生物に広く利用されている酸に名づけられました。実際、パントテン酸は動物性食品にも植物性食品にも幅広く含まれています。

小ネタ 2

パンテノール

テレビのコマーシャルなどで、「パンテノール」という言葉を聞いたことがある人もいるのではないでしょうか。某シャンプーに保湿成分として配合され、その商品名の由来にもなって有名になりました。

じつはパンテノールとはパントテン酸のこと。正確にいうと「パントテン酸の前駆物質」で、体内でパントテン酸に変化する物質です。パントテン酸に比べて安定しており、スキンケア製品にも配合されていることがあります。

ビオチン

皮膚の健康を維持する

基礎データ

- **化学名**…(＋)−シス−ヘキサヒドロ−2−オキソ−1H−チエノ−(3,4)−イミダゾール−4−吉草酸
- **英語名**…biotin
- **特徴**…水溶性。分解されにくくこわれにくい
- **欠乏症**…皮膚炎ほか
- **過剰症**…認められていない
- **食品**…種実類や豆類、レバーなどに多く含まれている

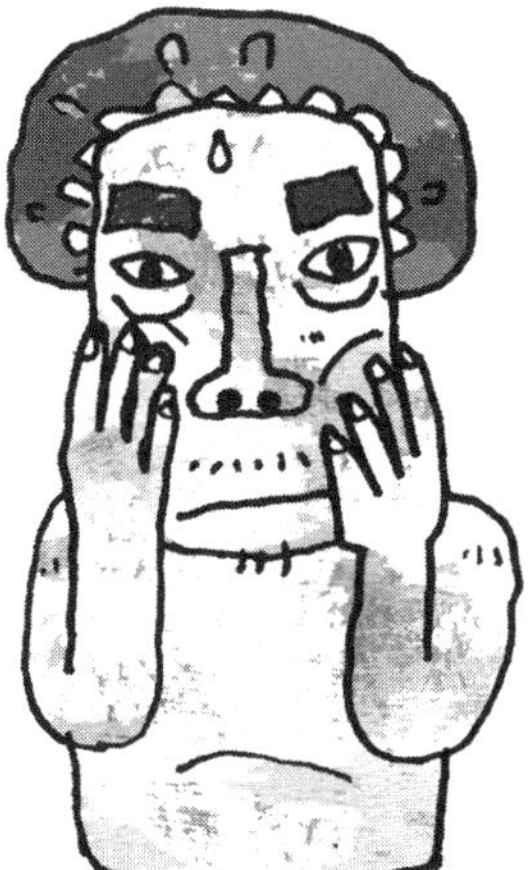

ビタミンB群の一つであるビオチンは、酵母の成長を促す成分として、また、皮膚の炎症を予防する成分として研究が始まりました。

体内での働き

糖質やたんぱく質、脂質の代謝をサポート

摂取した食品の糖質やたんぱく質、脂質がエネルギーになるまでの代謝を助けます。ビオチンは、カルボキシラーゼという酵素が働くときに必要な補酵素として働いています。カルボキシラーゼは、糖質のリサイクル（糖新生→55ページ「炭水化物」参照）や脂肪酸の合成、アミ

ビオチンを多く含む食品

肉類

牛レバー	豚レバー	鶏レバー
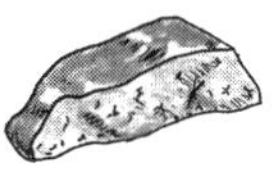	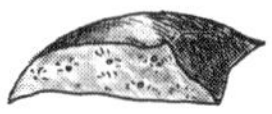	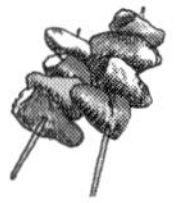
100gで ビオチン**76.1μg**	100gで ビオチン**79.6μg**	100gで ビオチン**232.4μg**
●	●	●
1回量（80g）の場合 ビオチン**60.9μg**	1回量（80g）の場合 ビオチン**63.7μg**	焼きとり2本（60g）の場合 ビオチン**139.4μg**

ノ酸の一種のロイシンの代謝などにかかわる酵素です。

糖質のリサイクルを例にあげると、糖質の最小単位であるブドウ糖がエネルギーになる過程でピルビン酸という物質が生じますが、ピルビン酸はカルボキシラーゼの作用を受けて再び糖に生まれ変わります。このカルボキシラーゼが働くためにはビオチンが必要なのです。

どのくらいとればいいの？

充分な科学的根拠がないため、「日本人の食事摂取基準（2015年版）」では、どのくらいとればいいかを「目安量」として示しています（**表**）。健康な日本人の成人の摂取量に関する複数の報告を基に定められました。しかし、この基準を定めたときには、食品中にどのくらい含まれていてどの程度利用されるのか、充分にわかってはいませんでした。

妊婦では、尿中の排泄《はいせつ》量や血液中の量が低下するという報告がありますが、どのくらいの量が適切かのデータもないため、暫定的に目安量が定められています。授乳婦についても、母乳の損失分を付加すべきということから、哺乳量を基に暫定的に定められています。

ビオチンの食事摂取基準（μg/日）

年齢	男性	女性
	目安量	目安量
0～5（月）	4	4
6～11（月）	10	10
1～2（歳）	20	20
3～5（歳）	20	20
6～7（歳）	25	25
8～9（歳）	30	30
10～11（歳）	35	35
12～14（歳）	50	50
15～17（歳）	50	50
18～29（歳）	50	50
30～49（歳）	50	50
50～69（歳）	50	50
70以上（歳）	50	50

・妊婦、授乳婦は50μg/日とする。

魚介類

マガレイ

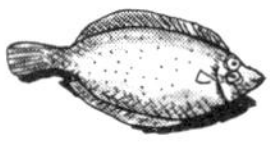

100gで
ビオチン**23.9μg**
●
小1尾（正味100g）
の場合
ビオチン**23.9μg**

アサリ

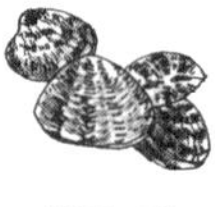

100gで
ビオチン**22.7μg**
●
10個（正味40g）
の場合
ビオチン**9.1μg**

きのこ

まいたけ

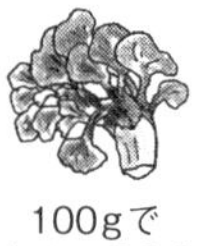

100gで
ビオチン**24.0μg**
●
½パック（50g）
の場合
ビオチン**12.0μg**

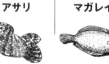

海藻

青のり（素干し）

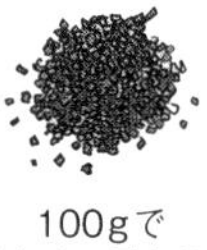

100gで
ビオチン**71.0μg**
●
ひとつかみ（15g）
の場合
ビオチン**10.7μg**

さらに、耐容上限量についても充分なデータがないため、耐容上限量は設定されていません。

体の中での合成

ビオチンは腸内細菌によって体の中でも作られます。食物から摂取されるものと同じように働きますが、どのくらいの量が合成されるのかはよくわかっていません。

不足すると

●腸内細菌によっても合成されるので、欠乏症が現われることはまずありません。ただし、抗生物質の多用や長期間の下痢などで、腸内細菌叢が変化すると産生量が少なくなることも考えられます。乳児では、消化管の機能が充分に発達していないため、ビオチンの吸収や産生が少なくなり、摂取量によっては不足することも考えられます。

●欠乏症としては、**皮膚炎**があります。生の卵白を何十個分も大量にとり続けると欠乏症が発症することがあり、ビオチンを摂取することで症状は治癒《ちゆ》することが確認されています。これは、生の卵白に含まれるたんぱく質の一種であるアビジンが、消化管でビオチンと結合してしまうためです。その結果、腸からのビオチンの吸収を妨げ、欠乏症になります。おもな症状は皮膚炎ですが、脱毛、毛髪の脱色（白髪化）、結膜炎なども現われます。

卵

鶏卵

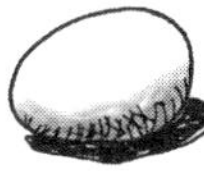

100gで
ビオチン**25.4μg**
●
1個（50g）
の場合
ビオチン**12.7μg**

卵黄

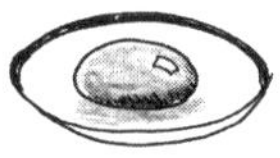

100gで
ビオチン**65.0μg**
●
1個（16g）
の場合
ビオチン**10.4μg**

豆類

糸引き納豆

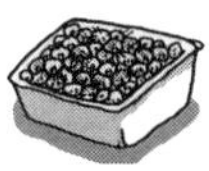

100gで
ビオチン**18.2μg**
●
1パック（50g）
の場合
ビオチン**9.1μg**

大豆(乾)

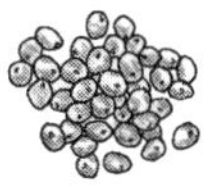

国産黄大豆100gで
ビオチン**27.5μg**
●
⅕カップ（30g）
の場合
ビオチン**8.3μg**

とりすぎると

●食事からとりすぎる心配はありません。ビオチンはアトピー性皮膚炎などの治療にも医薬品として使われていますが、これまでに過剰摂取による健康障害は報告されていません。

食べ方のヒント

●新しい「食品成分表」によると、ビオチンはピーナッツやアーモンドなどの種実類、大豆やレンズ豆などの豆類、レバー、卵黄などに多く含まれています。欠乏症や過剰症の心配はほとんどなく、日常の食生活ではそれほど摂取量を気にしなくてもよいでしょう。

調理による損失

水溶性ですが、食品中ではたんぱく質と結合した形で存在しているので、分解されにくく、こわれにくいビタミンです。

レンズ豆(乾)

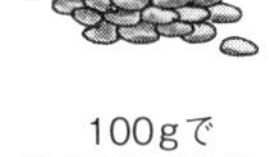

100gで
ビオチン**22.7μg**
●
1/5カップ（35g）
の場合
ビオチン**7.9μg**

種実類

バターピーナッツ

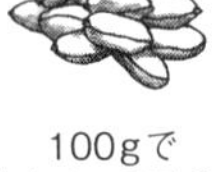

100gで
ビオチン**95.6μg**
●
15粒（10g）
の場合
ビオチン**9.6μg**

ヘーゼルナッツ（フライ、味つけ）

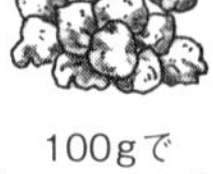

100gで
ビオチン**81.8μg**
●
10粒（10g）
の場合
ビオチン**8.2μg**

アーモンド（フライ、味つけ）

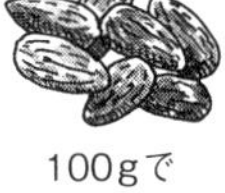

100gで
ビオチン**61.6μg**
●
10粒（10g）
の場合
ビオチン**6.2μg**

ビオチンの大ネタ小ネタ

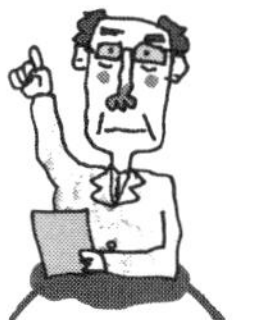

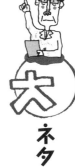

小ネタ1 またの名を……

ビオチンはさまざまな名称で呼ばれています。

まず、水溶性のビタミンB群の一種ということで、「ビタミンB_7」という別名があります。また、皮膚の炎症の予防に関与していることから「ビタミンH」。Hはドイツ語の皮膚（Haut）の頭文字です。さらに、体内では補酵素として働くために、「補酵素R」とも呼ばれます。

なお、ビオチンと呼ばれるようになったのは、酵母に必要な成分ビオス（bios）として研究が進んだためです。「エビオス」という商品名も酵母に関連した名前です。もちろんビオチンは酵母にたくさん含まれています。

小ネタ2 卵白によるビオチン欠乏症

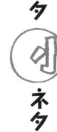

ビオチンの欠乏症が最初に報告された例は、多量の生卵白を含む飼料を与えたラットに、脱毛を伴う湿疹《しっしん》性の皮膚炎が観察されるというものでした。その後、多くの動物で、同様の欠乏症が明らかになりました。卵白に含まれるアビジンがビオチンと強く結合し、ビオチンの吸収が阻害されます。ヒトでも、生の卵白を大量に摂取し続けると欠乏症を生じることがあります。

小ネタ3 アトピー性皮膚炎とビオチン

アトピー性皮膚炎の原因は花粉やダニ、ハウスダストなどさまざまですが、体内ではヒスタミンという物質が皮膚の炎症を起こします。ビオチンはこのヒスタミンを体外に排泄する作用を有することから、アトピーの治療に有効と考えられています。

アトピー性皮膚炎の患者では、血液中のビオチンの濃度が半分以下に下がっているという報告や、ビオチンの大量投与によってアトピー性皮膚炎の改善が見られる例があり、最近は治療薬としてビオチンが処方されるケースも多いようです。ビオチンには免疫機能やアミノ酸代謝に関与する性質もあるのかもしれません。

ビタミンC

コラーゲンの合成や抗酸化に働く

基礎データ

- **化学名**…アスコルビン酸
- **特徴**…水溶性。調理によって損失しやすい
- **欠乏症**…壊血病ほか
- **過剰症**…通常は見られない
- **食品**…野菜類、じゃが芋、くだものなどに多く含まれる

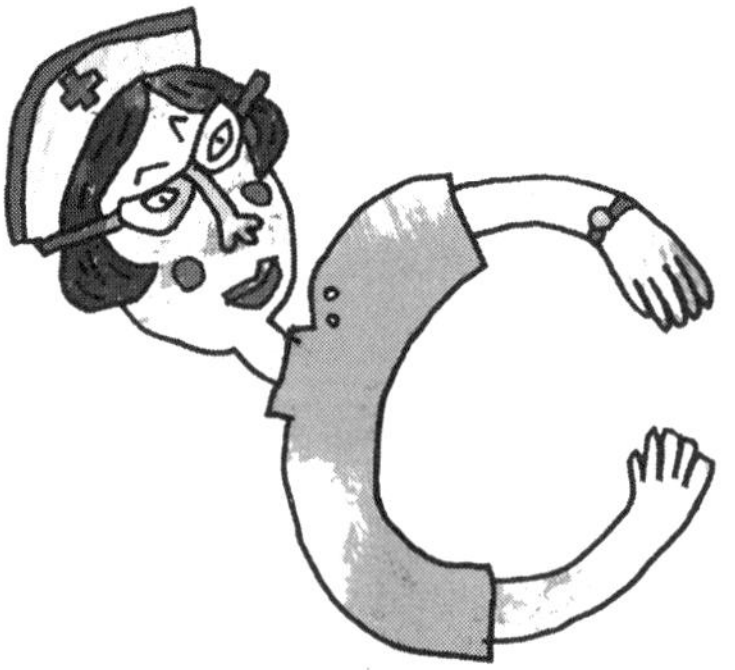

ビタミンCは体内でさまざまな化学反応に関与し、多様な働き、機能を果たします。

体内での働き

コラーゲンの合成をサポート

体を構成する重要なたんぱく質であるコラーゲンの生成に働きます。コラーゲンは体を作る全たんぱく質の3分の1を占め、細胞と細胞をつなぐ接着剤のような働きをし、じょうぶな血管や筋肉、皮膚などの結合組織を作ります。

ビタミンCを多く含む食品

野菜類

赤ピーマン

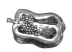

100gで
ビタミンC**170mg**
●
½個（正味60g）
の場合
ビタミンC**102mg**

芽キャベツ

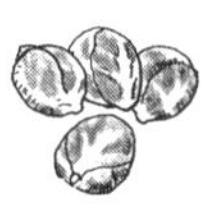

100gで
ビタミンC**160mg**
●
4個（60g）
の場合
ビタミンC**96mg**

黄ピーマン

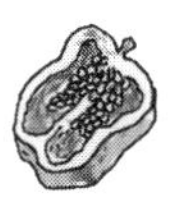

100gで
ビタミンC**150mg**
●
½個（正味60g）
の場合
ビタミンC**90mg**

酸化を防ぐ

酸化を防ぎ、老化や動脈硬化を予防します。特にビタミンEとともに働くことで相乗効果があるとされ、ＬＤＬ（いわゆる悪玉）コレステロールの酸化をおさえて心臓血管系の疾患を予防します。

副腎皮質ホルモン・副腎髄質ホルモンの生成をサポート

副腎《ふくじん》皮質ホルモンや副腎髄質ホルモンが作られるとき、ビタミンＣが大量に消費されます。副腎は腎臓の隣にある器官で、多種のホルモンを分泌《ぶんぴつ》します。大きく2層構造をしており、外側を副腎皮質、内側を副腎髄質と呼びます。種々のホルモン分泌によって、血圧や血糖値を上昇させ、ストレスに対抗します。

鉄の吸収をサポート（貧血を予防）

鉄を吸収しやすい形に変化させることで吸収を促進させます。

チロシナーゼの働きを阻害

紫外線の刺激を受けると、チロシンというアミノ酸がチロシナーゼという酵素の働きを受けてメラニンという黒い色素になります。ビタミンＣはチロシナーゼの働きを阻害して、メラニン色素の沈着（しみ）を防ぐとされています。

どのくらいとればいいの？

「日本人の食事摂取基準（２０１５年版）」では、次ページの表のよ

かぶの葉

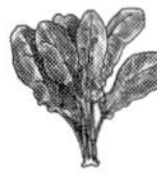

100gで
ビタミンC**82mg**
●
かぶ1個分（50g）
の場合
ビタミンC**41mg**

カリフラワー

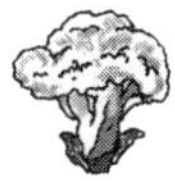

100gで
ビタミンC**81mg**
●
¼個（75g）
の場合
ビタミンC**61mg**

菜の花

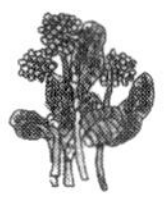

和種100gで
ビタミンC**130mg**
●
½束（50g）
の場合
ビタミンC**65mg**

ブロッコリー

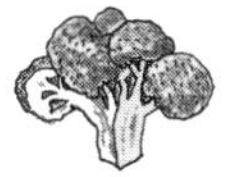

100gで
ビタミンC**120mg**
●
¼個（60g）
の場合
ビタミンC**72mg**

ビタミンCの食事摂取基準（mg/日）

年齢	男性		女性	
	推定平均必要量	推奨量	推定平均必要量	推奨量
0～5(月)	—	40※1	—	40※1
6～11(月)	—	40※1	—	40※1
1～2(歳)	30	35	30	35
3～5(歳)	35	40	35	40
6～7(歳)	45	55	45	55
8～9(歳)	50	60	50	60
10～11(歳)	60	75	60	75
12～14(歳)	80	95	80	95
15～17(歳)	85	100	85	100
18～29(歳)	85	100	85	100
30～49(歳)	85	100	85	100
50～69(歳)	85	100	85	100
70以上(歳)	85	100	85	100

※1は目安量。
・妊婦は10／10mg（推定平均必要量／推奨量、以下同）、授乳婦は40／45mgを付加する。
・推定平均必要量は、壊血病の回避ではなく、心臓血管系の疾病予防効果並びに抗酸化作用効果から算定。

うに定められています。欠乏症である壊血病は一日10mg程度摂取していれば発症しませんが、抗酸化や心臓血管系の疾病予防が期待できる摂取量が推定平均必要量とされました。推奨量は推定平均必要量の1.2倍の量です。なお、ビタミンCを大量摂取しても吸収率が低下し、尿中の排《はい》泄《せつ》量が増加します。現段階では、過剰の害を防ぐための耐容上限量は設定する根拠が充分になく設定されませんでした。

吸収率

吸収率は、一日200mg程度の摂取までは90%と高く、1g以上では50%以下です。また、食事から摂取する場合とサプリメントから摂取する場合とで、吸収率や利用率に差はありません。

不足すると

●ビタミンCが不足すると**壊血病**になります。日本ではあまり例が見られませんが、ビタミンCが不足してコラーゲンが充分に生成されな

ゴーヤー

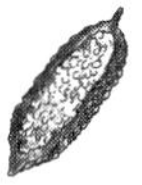

100gで
ビタミンC**76mg**
●
½本（正味50g）
の場合
ビタミンC**38mg**

芋類

じゃが芋

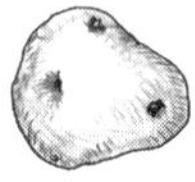

100gで
ビタミンC**35mg**
●
1個（正味120g）
の場合
ビタミンC**42mg**

くだもの

甘柿

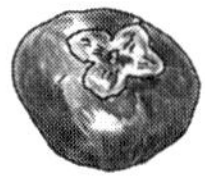

100gで
ビタミンC**70mg**
●
½個（正味90g）
の場合
ビタミンC**63mg**

キウイフルーツ

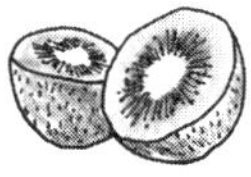

黄肉種100gで
ビタミンC**140mg**
●
1個（正味90g）
の場合
ビタミンC**126mg**

水溶性ビタミン

いと、毛細血管の結合組織が弱くなり、出血が止まらなくなります。これが壊血病ですが、壊血病にまで至らなくとも、ビタミンCの不足が続くと、歯茎から出血しやすくなったりします。

とりすぎると

●日常の食生活の中でとりすぎることはまずありません。サプリメントなどで一日3〜4g以上摂取すると、下痢を起こすことがあります。一過性のもので特に問題はなく、過剰症とは異なります。

●腎機能障害のある人では、腎シュウ酸結石のリスクが高まることが報告されています。

食べ方のヒント

●野菜、じゃが芋、くだものなどに多く含まれます。調理中に損失しやすいので、充分に注意してとる必要があります。

調理による損失

水にとけ、光や空気の影響も受けやすいので、調理による損失は非常に大きいといえます。「日本食品標準成分表2015年版」のデータから換算すると、たとえば、菜の花100gで130mgのビタミンCが含まれていますが、これをゆでると44mgになります。

グレープフルーツジュース（濃縮還元）

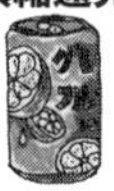

100gで
ビタミンC**53mg**
●
コップ1杯（180g）
の場合
ビタミンC**95mg**

アセロラジュース（10%果汁入り）

100gで
ビタミンC**120mg**
●
コップ1杯（180g）
の場合
ビタミンC**216mg**

オレンジ（ネーブル）

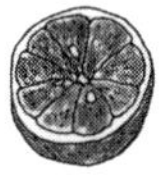

100gで
ビタミンC**60mg**
●
½個（75g）
の場合
ビタミンC**45mg**

いちご

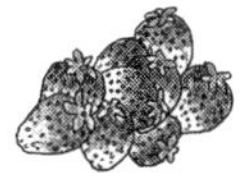

100gで
ビタミンC**62mg**
●
¼パック（90g）
の場合
ビタミンC**56mg**

ビタミンCの大ネタ小ネタ

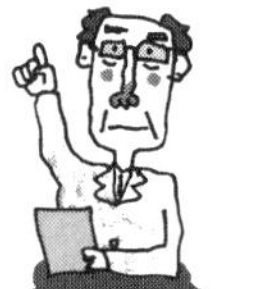

大ネタ1 ビタミンCとがん

　ビタミンCは消化器系のがんの原因の一つとされているニトロソアミンの生成をおさえる働きがあります。ニトロソアミンはたんぱく質が消化されるさいに生じるアミンと、野菜などに含まれる亜硝酸（硝酸）が反応してできますが、ビタミンCはアミンよりも早く亜硝酸と反応することでニトロソアミンの生成を防ぐので、がん予防に働くと考えられています。

　このほか、ビタミンCは解毒酵素の代謝にかかわっていて発がん物質を体外に排泄するのに働いたり、インターフェロンという物質の生成促進に働いたりしています。インターフェロンは抗ウイルスたんぱく質を生成して、ウイルスの活動を抑制するなど免疫を高めますが、がん細胞にも同じように働きかけ、がん細胞の増殖をおさえるとされています。

大ネタ2 老化とビタミンC

　最近非常に興味深い研究結果が発表されました。ビタミンCが老化を防ぐというものです。

　マウスはヒトと異なり、体内でビタミンCを作ることができます。ビタミンCを作ることのできない特殊なマウスを、ビタミンCが少ない餌で飼育し、半数が死亡する期間を比べたところ、通常のマウスは2年かかりましたが、ビタミンCを作ることができないマウスは半年で半数になりました。死因は老衰です。ビタミンCが不足すると、通常の4倍の速さで老化が進行したことになります。

　さらに、ビタミンCをまったく含まない餌でこのマウスを飼育すると、壊血病の症状が現れて、約半年後にはすべてが死んでしまったそうです。ヒトもビタミンCを作ることができませんから、必要量のビタミンCを摂取するようにしましょう。

小ネタ 1

大航海時代

大航海時代には航海が長くなると生鮮食品がとれないために、壊血病で死亡する船乗りが多く見られました。そこで各地に立ち寄り、新鮮な柑橘《かんきつ》類を積み込むようになったのです。

壊血病はラテン語でscorbia。ビタミンCのことをアスコルビン酸ともいいますが、その名の由来は欠乏症である壊血病から来ているのです。

小ネタ 2

喫煙とビタミンC

タバコを吸う人では、吸わない人に比べてビタミンCを代謝する量が一日あたりで約35㎎多い、すなわち消耗しやすいことを示すデータがあります。

タバコを吸う人が吸わない人と同じようにビタミンCの働きを期待するためには、一日あたり35㎎以上多くビタミンCを摂取する必要があるということになります。

なお、受動喫煙してしまう人も、血液中のビタミンC濃度が低下するという報告がありますから、余分に摂取したほうがよいでしょう。

大ネタ 3

ビタミンCを作るには

ヒトやモルモット、サルなど数種の動物に限り、体内でビタミンCを作ることができず、食物からとる必要があります。多くの動物はビタミンCをグルコース（ブドウ糖）から作ることができます。その意味ではこれらの動物にとっては「ビタミン」とはいえません。なぜならビタミンとは、体内で合成することができず、食事として摂取しなければならない物質のことを指すからです。

ビタミンCは比較的早くから人工的に作られてきました。やはりグルコースから作ります。なお、植物におけるビタミンCの生合成経路は現在も不明です。この機構が明らかになれば、ビタミンC合成の効率が高い植物を人工的に作り出すことができるかもしれません。

ビタミンA

目に不可欠。全身の皮膚・粘膜の健康を保つ

基礎データ

- **化学名**…レチノール
- **特徴**…脂溶性。熱や光に弱い
- **欠乏症**…夜盲症ほか
- **過剰症**…頭痛、筋肉痛、胎児の奇形（妊娠中）ほか
- **食品**…魚介類、レバーなどに多く含まれる。β-カロテンは緑黄色野菜に多く含まれる

ビタミンAは油脂にとける脂溶性ビタミンの一つです。その働きは、目での作用と、全身での作用とに大別できます。

ビタミンAには、レチノール、レチナールなどがあります。また、体内でレチノールやレチナールからできるレチノイン酸もビタミンAとして働きます。レチノールやレチナールは動物にだけ含まれており、植物には含まれていません。

植物には、体内でビタミンAに変わるプロビタミンAが含まれています。いずれもカロテノイドの一種で、β-カロテン、α-カロテン、β-クリプトキサンチンなど50種類ほどのプロビタミンAが知られています。広義にはこれらを含めてビタミンAといいます。

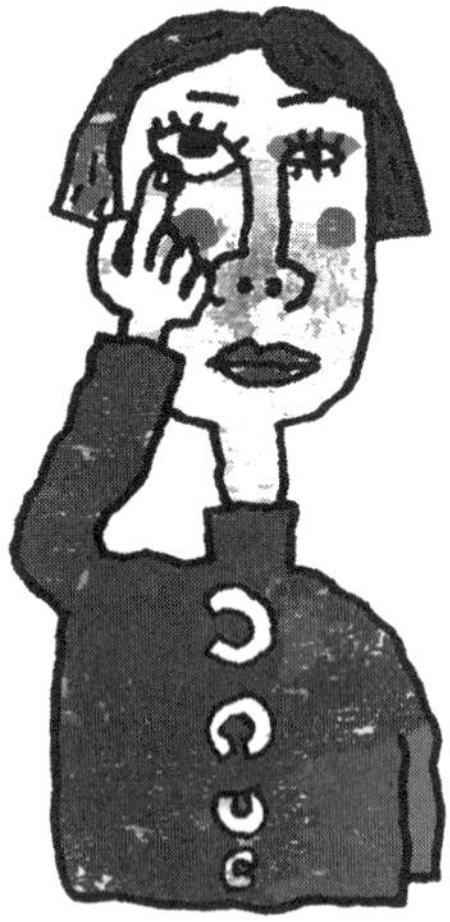

ビタミンAを多く含む食品

魚介類

メロ（マジェランアイナメ）

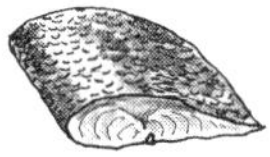

100gで
ビタミンA**1800μg**
●
切り身1切れ（80g）の場合
ビタミンA**1440μg**

ウナギのかば焼き

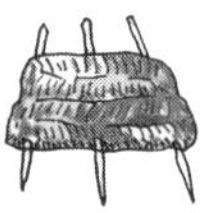

100gで
ビタミンA**1500μg**
●
1串（100g）の場合
ビタミンA**1500μg**

アンコウの肝

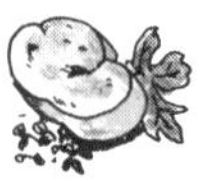

100gで
ビタミンA**8300μg**
●
ぶつ切り1切れ（30g）の場合
ビタミンA**2490μg**

ビタミンAの食事摂取基準（μgRAE/日）※1

年齢	男性			女性		
	推定平均必要量※2	推奨量※2	耐容上限量※4	推定平均必要量※2	推奨量※2	耐容上限量※4
0～5（月）	—	300※3	600	—	300※3	600
6～11（月）	—	400※3	600	—	400※3	600
1～2（歳）	300	400	600	250	350	600
3～5（歳）	350	500	700	300	400	700
6～7（歳）	300	450	900	300	400	900
8～9（歳）	350	500	1,200	350	500	1,200
10～11（歳）	450	600	1,500	400	600	1,500
12～14（歳）	550	800	2,100	500	700	2,100
15～17（歳）	650	900	2,600	500	650	2,600
18～29（歳）	600	850	2,700	450	650	2,700
30～49（歳）	650	900	2,700	500	700	2,700
50～69（歳）	600	850	2,700	500	700	2,700
70以上（歳）	550	800	2,700	450	650	2,700

※1 レチノール活性当量（μgRAE）。
※2 プロビタミンAカロテノイドを含む。
※3は目安量。プロビタミンAカロテノイドを含まない。
※4 プロビタミンAカロテノイドを含まない。
・妊婦後期は60／80μgRAE（推定平均必要量／推奨量、以下同）、授乳婦は300／450μgRAEを付加する。

体内での働き

目の健康を維持する

目の健康に不可欠な物質を構成する成分として、視力を保ちます（視力向上に有効なわけではありません）。

皮膚・粘膜の健康を維持する

全身のほか、呼吸器、消化器などは皮膚や粘膜によって外界と接しています。ビタミンAは皮膚や粘膜を構成する上皮細胞の形成や働きに欠かせず、各組織の成長や機能維持、免疫作用など、全身の多種多様な生理作用を支えています。

どのくらいとればいいの？

「日本人の食事摂取基準（2015年版）」では表のように示されています。プロビタミンAを考慮して、レチノー

肉類

鶏レバー

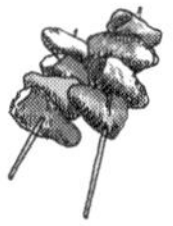

100gで
ビタミンA**14000μg**
●
焼きとり2本（60g）の場合
ビタミンA**8400μg**

豚レバー

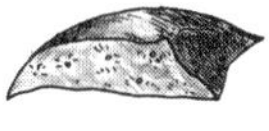

100gで
ビタミンA**13000μg**
●
1回量（80g）の場合
ビタミンA**10400μg**

ホタルイカ

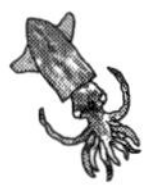

100gで
ビタミンA**1500μg**
●
3ばい（25g）の場合
ビタミンA**375μg**

ギンダラ

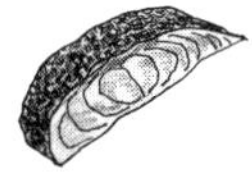

100gで
ビタミンA**1500μg**
●
切り身1切れ（80g）の場合
ビタミンA**1200μg**

ル量にβ-カロテン、α-カロテン、β-クリプトキサンチンの3種のカロテノイド量とその他のプロビタミンAカロテノイドを加味した**レチノール活性当量**で示されました。プロビタミンAは約50種類が確認されていますが、現在の「日本食品標準成分表2015年版」ではこの3種のみが採用されているので、実際には、下記の式で算出します。すなわち、プロビタミンAはレチノール量にそのまま加えるのではなく、ビタミンAとしての利用率から、β-カロテンは12分の1、その他のプロビタミンAカロテノイドはそれぞれ24分の1にして加えます。

なお、サプリメントとして摂取するβ-カロテンは、ビタミンAとしての利用率が高いので、2分の1量としてレチノール活性当量に換算します。レチノールの過剰摂取による健康障害を考慮し、耐容上限量も設定されていますが、β-カロテンでは過剰摂取による健康障害は知られていません。そのため、**耐容上限量はプロビタミンAであるカロテノイドを含まないレチノールの量**で示されています。

レチノール活性当量（μgRAE）＝
レチノール（μg）＋
1/12β-カロテン（μg）＋
1/24α-カロテン（μg）＋
1/24β-クリプトキサンチン（μg）＋
その他のプロビタミンAカロテノイド（μg）※

※実際には「その他のプロビタミンAカロテノイド」は含まない。

吸収率

レチノールの吸収率は70～90%です。β-カロテンの吸収率は、食品の種類や量、いっしょに調理される食品や調理法、食べる人の栄養状態や健康状態などによって3%以下から96%まで大きく異なります。

野菜類

西洋かぼちゃ

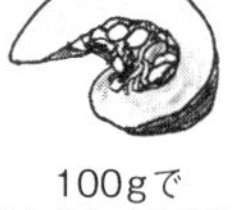

100gで
ビタミンA**330μg**
●
1/8個（正味80g）
の場合
ビタミンA**264μg**

モロヘイヤ

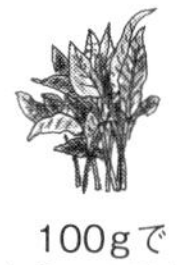

100gで
ビタミンA**840μg**
●
1/4束（60g）
の場合
ビタミンA**504μg**

にんじん（皮つき）

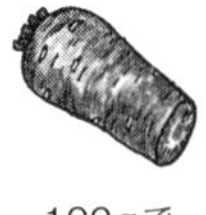

100gで
ビタミンA**720μg**
●
1/2本（80g）
の場合
ビタミンA**576μg**

牛レバー

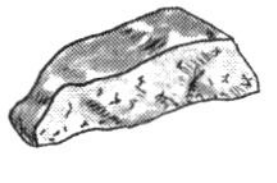

100gで
ビタミンA**1100μg**
●
1回量（80g）
の場合
ビタミンA**880μg**

「食事摂取基準」では、これらの吸収率と日本における食品の摂取頻度を考慮してレチノール活性当量の換算式が示されています。

耐容上限量の考え方

ビタミンAの場合、成人での耐容上限量は一律2700μgです。鶏レバー30g（焼きとり1本分）で4200μgとなってこの耐容上限量を超えますが、「食事摂取基準」で示されている値は習慣的な摂取量であり、たとえば一か月間の平均で見るものですから、ある一日で超えたからといって問題はありません。

不足すると

●乳児や幼児で不足すると、目が異常に乾燥する**角膜乾燥症**が起こります。病状が進むと**失明**することもあります。成人で不足すると、暗い所での視力が低下する**夜盲症**になります。

●皮膚や粘膜が乾燥して弱くなり、感染症にかかりやすくなります。成長期には、骨や神経が充分に発達できないなどの成長障害が起こります。

とりすぎると

●頭痛が起こることが知られています。脱毛や筋肉痛などが加わるこ

空心菜（ようさい）

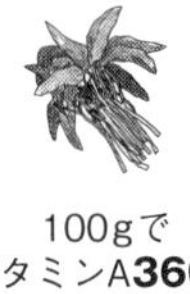

100gで
ビタミンA**360μg**
●
¼束（50g）
の場合
ビタミンA**180μg**

春菊

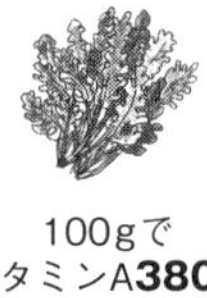

100gで
ビタミンA**380μg**
●
¼束（50g）
の場合
ビタミンA**190μg**

ほうれん草

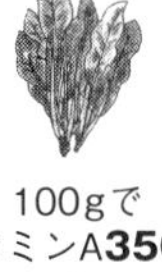

100gで
ビタミンA**350μg**
●
¼束（60g）
の場合
ビタミンA**210μg**

あしたば

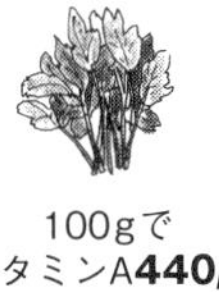

100gで
ビタミンA**440μg**
●
¼束（55g）
の場合
ビタミンA**242μg**

ともあります。妊娠中にとりすぎると、**胎児に奇形**が起こることがあると報告されています。

食べ方のヒント

●レチノールは魚介類、レバーなどに多く、β-カロテンは緑黄色野菜に多く含まれます。油脂にとけやすい性質を持つ脂溶性のビタミンなので、いためたりして油といっしょに摂取することで吸収率がよくなります。

調理による損失

脂溶性で、水洗いなどで失われる心配はありません。

豆苗《とうみょう》

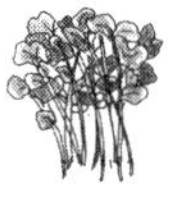

100gで
ビタミンA**340μg**
●
½パック（50g）
の場合
ビタミンA**170μg**

大根の葉

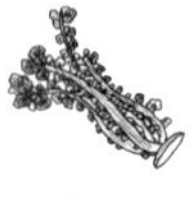

100gで
ビタミンA**330μg**
●
1回量（50g）
の場合
ビタミンA**165μg**

カロテンとカロテノイド

カロテノイドとは天然の色素の一種で、ある共通した構造を持つ物質の仲間の総称です。このうち炭素と水素のみでできているものをカロテン、それ以外の元素を含む場合をキサントフィルといいます。カロテンやキサントフィルには抗酸化作用を有するという特徴があります。

カロテンは体内でビタミンＡ（レチノール）に変わることからプロビタミンＡといいますが、カロテノイドが半分に分かれた構造をとる物質がレチノイド（レチノールの一種）です。カロテンにはいくつかの種類がありますが、その代表的なものが緑黄色野菜に多いβ−カロテンです。なお、トマトなどに含まれる赤い色素のリコピンはカロテンへと変化する物質です。

キサントフィルではルテインと呼ばれる黄色の色素が代表的な物質で、緑黄色野菜やくだものに含まれています。これらのカロテノイドはプロビタミンＡではありませんが、いろいろな働きが期待されています。

カロテノイドは野菜やくだものに多く、ビタミンＡとしての働き以外に、抗酸化作用や免疫の働きをととのえる作用があり、野菜やくだものの摂取は、がん予防に有効であることが示唆されています。しかし、野菜やくだものが示す作用にカロテノイドがどのくらい関与しているかが不明であること、カロテノイドのみを付加しても有効性が得られないこと、さらには、カロテノイドの欠乏症が報告されていないことから、カロテノイドに関する摂取基準は現在はありません。

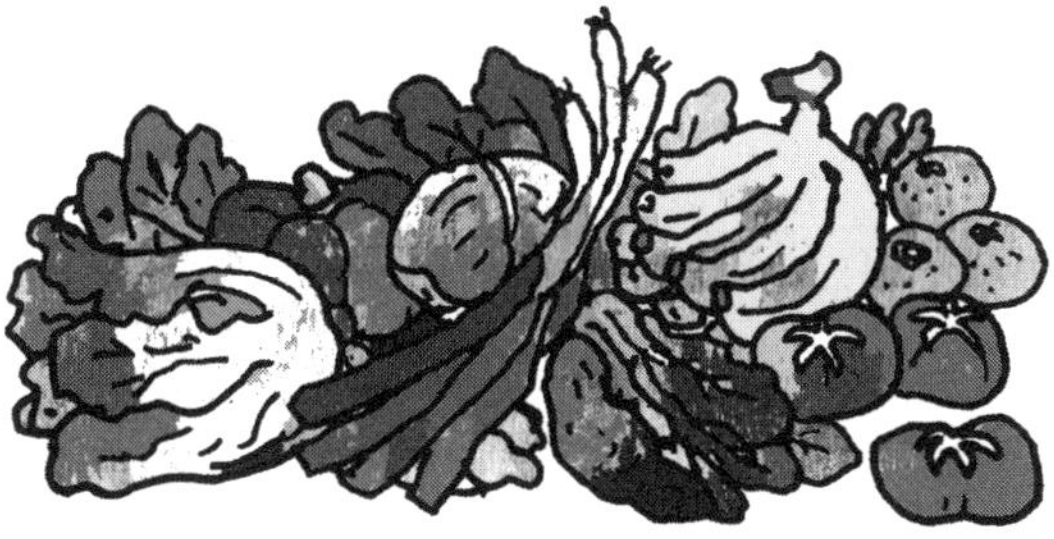

ビタミンAの大ネタ小ネタ

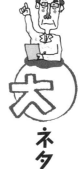

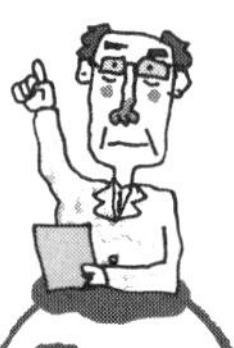

小ネタ1 緑黄色野菜の定義

「緑黄色野菜」を文字どおりに考えると、緑あるいは黄色の野菜ということになります。しかし、これは野菜の色で決まるわけではありません。たとえば、ほうれん草、にんじん、かぼちゃ、しその葉などが緑黄色野菜ですが、共通しているのはβ-カロテンを多く含んでいるということです。原則として、可食部100gあたり600μg以上のβ-カロテンを含んでいるものを緑黄色野菜といいます。ただし、トマトやピーマンなど一部の野菜についてはβ-カロテンが600μg未満ですが、摂取量および摂取する頻度などから緑黄色野菜として扱われています。なお、大根は根の部分は淡色野菜ですが、葉は緑黄色野菜になります（厚生労働省の基準による）。

小ネタ2 ビタミンAの供給源

平成26年に行なわれた「国民健康・栄養調査」で、日本人のビタミンAの供給源は、野菜が55・7％（緑黄色野菜のみで46・6％）、肉類が9.7％、卵類が9.7％、乳類が8.1％、果実類が5.7％、魚介類が3.9％と報告されています。すなわち、私たちはビタミンAの半分近くをβ-カロテンからまかなっていることがわかります（↓257ページ参照）。

小ネタ3 妊娠とビタミンA

妊娠中にビタミンAをとりすぎると、胎児の奇形の発生率が高くなることがあると報告されています。特に妊娠初期の過剰摂取が問題のようです。

すなわち、妊娠を計画している人、妊娠初期の人はビタミンAの過剰摂取に気をつける必要がありますが、ここで注意していただきたいのは、ビタミンAは胎児の発育に不可欠のビタミンでもあり、欠乏すれば胎児の発育に異常が生じるということです。サプリメントに頼らずに、バランスのとれた食事で適量を摂取することがたいせつです。

小ネタ4

カロテン？ カロチン？

「カロテン」と「カロチン」、皆さんはどちらを使いますか？英語ではcaroteneと表記します。日本ではどういうわけか以前はカロチンといわれることが多かったようですが、この10年ほどでカロテンのほうが一般的になってきました。２０００年に「食品成分表」が五訂版になったさい、カロチンからカロテンに表記を変更したためと思われます。

小ネタ5

ホッキョクグマの肝臓

ビタミンＡ（レチノール）を多く含む代表的な食品がレバーです。ホッキョクグマの肝臓には非常に高濃度のレチノールが含まれており、これを食べると過剰症（中毒）を起こすことが知られています。北極圏で生活する先住民族のイヌイットはこのことを経験的に知っており、けっしてホッキョクグマの肝臓を食べないそうです。いくらグルメな現代でも、私たちがホッキョクグマの肝臓を食べる機会はなさそうですが、日本ではイシナギと呼ばれるスズキ科の魚の肝臓にはレチノールが多量に含まれており、食用禁止になっています。

大ネタ1

鳥目

ビタミンAが不足すると「夜盲症」といって、暗い場所で物が見えにくい、なかなか目が慣れないなどの症状が現われます。一般に鳥は夜に視力が低下するといわれることから、夜盲症は「鳥目」とも呼ばれ、ビタミンAを摂取すると回復します。

目の網膜にはロドプシンという物質が存在し、これは光を感じるために必要な物質です。ロドプシンが光に反応し、その刺激が脳に伝わることで物が見えますが、このロドプシンが作られるときに欠かせないのがビタミンAなのです。ちなみに、鳥類の多くはじつは夜も視力を維持しているそうです。

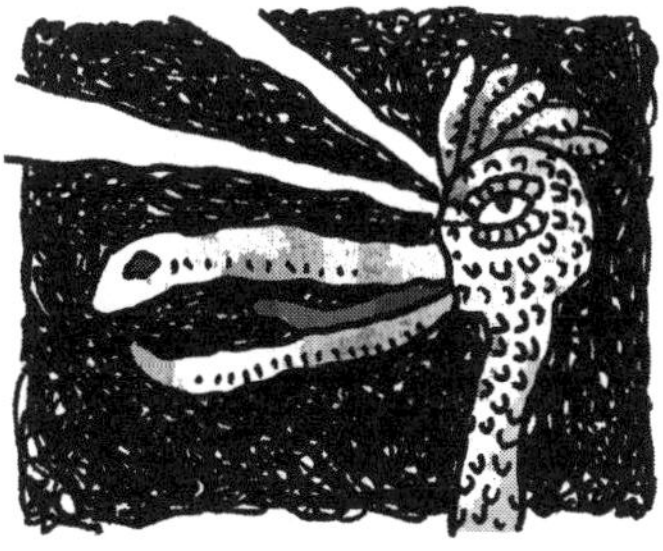

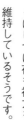

ビタミンD

カルシウムの吸収を助け、骨や歯をじょうぶにする

基礎データ

- **化学名**…カルシフェロール
- **特徴**…脂溶性。紫外線に当たることで皮膚でも作られる
- **欠乏症**…クル病（小児）、骨軟化症、骨粗鬆症ほか
- **過剰症**…全身倦怠感、食欲不振ほか
- **食品**…魚類、きのこ（きくらげ）などに多く含まれる

ビタミンDは**骨や歯にかかわりの深いビタミン**です。食べ物からとるほか、日光に当たることで私たちの**皮膚でもある程度作られます。**

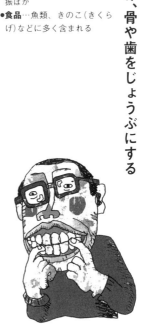

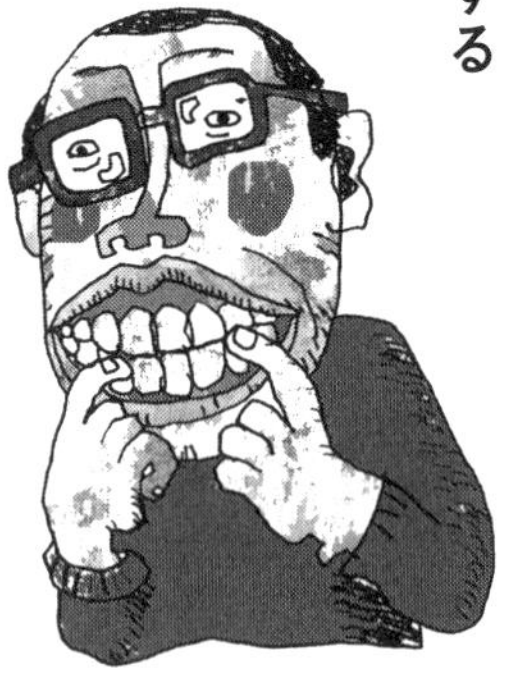

体内での働き

食物として体内に入ったビタミンDは、肝臓と腎臓《じんぞう》で少しずつ作り変えられて活性型のビタミンDになります。活性型になるとカルシウムの働きをさまざまな形でサポートします。

カルシウムの吸収をサポート

カルシウムの吸収に必要なたんぱく質（カルシウム結合たんぱく質）

ビタミンDを多く含む食品

魚類

マイワシ	アンコウの肝	丸干しマイワシ
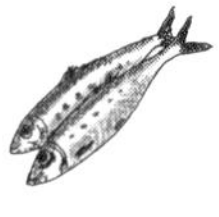	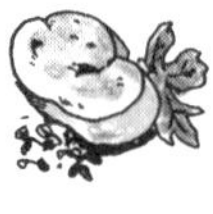	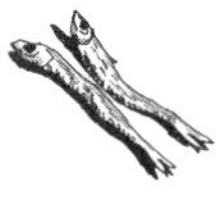
100gで ビタミンD**32.0μg**	100gで ビタミンD**110.0μg**	100gで ビタミンD**50.0μg**
2尾（正味110g）の場合 ビタミンD**35.2μg**	ぶつ切り1切れ（30g）の場合 ビタミンD**33.0μg**	2尾（50g）の場合 ビタミンD**25.0μg**

の合成を盛んにし、小腸からのカルシウムの吸収を高めます。

カルシウムの骨への沈着をサポート

血液中のカルシウムを骨へ運び、カルシウムが骨に沈着するのを助けてじょうぶな骨や歯の形成に働きます。

血液や筋肉のカルシウム濃度を調整

カルシウムは骨や歯を維持するほか、血液や筋肉に一定濃度を保って存在することで、体のさまざまな機能を調節しています。ビタミンDはそのカルシウムの濃度を保つ働きをします。血液や筋肉のカルシウム量が不足すると、各種ホルモンと協力して骨からカルシウムをとり出して補ったり、尿中にカルシウムが排泄《はいせつ》されないように腎臓で再吸収させたりして、濃度を調整しています。

どのくらいとればいいの？

「日本人の食事摂取基準（2015年版）」では次ページの表のように定められています。ビタミンDは紫外線に当たることで体内（皮膚）でも作られますが、高齢者ではその力が低下します。また、紫外線に当たる機会が少ない人もいて、血液中のビタミンD濃度が低い人は少なくありません。血液中のビタミンDが不足すると、カルシウムの吸収量も減少し、骨からカルシウムをとり出す働きをする副甲状腺《せん》ホルモンの分泌《ぶんぴつ》が促進されます。副甲状腺ホルモンが多い状態が長く続く

マガレイ

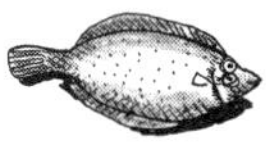

100gで
ビタミンD**13.0μg**
●
小1尾（正味100g）
の場合
ビタミンD**13.0μg**

サンマ

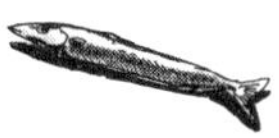

100gで
ビタミンD**14.9μg**
●
1尾（正味100g）
の場合
ビタミンD**14.9μg**

ウナギのかば焼き

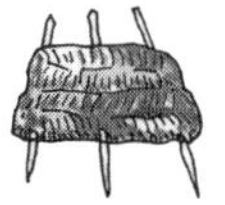

100gで
ビタミンD**19.0μg**
●
1串（100g）
の場合
ビタミンD**19.0μg**

白サケ

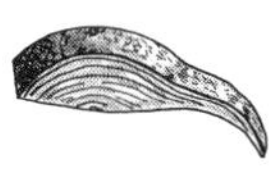

100gで
ビタミンD**32.0μg**
●
1切れ（80g）
の場合
ビタミンD**25.6μg**

ビタミンDの食事摂取基準（μg/日）

年齢	男性		女性	
	目安量	耐容上限量	目安量	耐容上限量
0〜5（月）	5.0	25	5.0	25
6〜11（月）	5.0	25	5.0	25
1〜2（歳）	2.0	20	2.0	20
3〜5（歳）	2.5	30	2.5	30
6〜7（歳）	3.0	40	3.0	40
8〜9（歳）	3.5	40	3.5	40
10〜11（歳）	4.5	60	4.5	60
12〜14（歳）	5.5	80	5.5	80
15〜17（歳）	6.0	90	6.0	90
18〜29（歳）	5.5	100	5.5	100
30〜49（歳）	5.5	100	5.5	100
50〜69（歳）	5.5	100	5.5	100
70以上（歳）	5.5	100	5.5	100

・妊婦の目安量は7.0μg/日、授乳婦の目安量は8.0μg/日とする。

と、骨量が減って骨粗鬆症《こつそしょうしょう》につながります。

そこで、血液中のビタミンDと副甲状腺ホルモンの量の関係を基に目安量が定められました。骨粗鬆症予防のためにもビタミンDの積極的な摂取が有効です。

体内での合成

ビタミンDは皮膚に存在するコレステロールの一種が紫外線に当たることでも、合成されます。これらも肝臓と腎臓で代謝されて活性型ビタミンDになります。

不足すると

●乳幼児期に不足すると、カルシウムが骨に沈着しにくいため骨の成長が悪くなり、**クル病**になることがあります。同様に、成人では**骨軟化症**になります。どちらも背中や胸、足など体じゅうの骨が変形し、曲がってしまう病気です。

●閉経後の女性や高齢者の場合は、**骨粗鬆症**の原因にもなります。カ

しらす干し（半乾燥品）

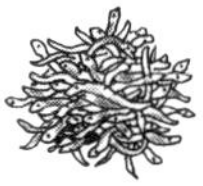

100gで
ビタミンD**61.0μg**
●
大さじ2（10g）
の場合
ビタミンD**6.1μg**

身欠きニシン

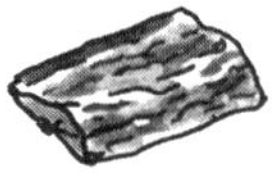

100gで
ビタミンD**50.0μg**
●
1切れ（20g）
の場合
ビタミンD**10.0μg**

タチウオ

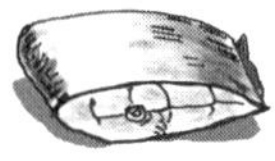

100gで
ビタミンD**14.0μg**
●
1切れ（正味80g）
の場合
ビタミンD**11.2μg**

マカジキ

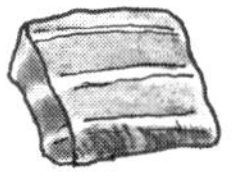

100gで
ビタミンD**12.0μg**
●
1切れ（100g）
の場合
ビタミンD**12.0μg**

ルシウムを充分に摂取しても、ビタミンDが足りないとカルシウムの吸収・代謝が悪くなるからです。

●ビタミンDの摂取が充分でも、活性型ビタミンDが充分にないと不足したときの症状が出ます。そのため、ビタミンDを活性化する機能が落ちる腎臓病などでは、活性型ビタミンD剤が投与されます。

とりすぎると

●ビタミンDは**過剰症に注意が必要**な栄養素です。耐容上限量を超える摂取が続くと、血液中のカルシウム濃度が上昇し、**全身倦怠《けんたい》感**や**食欲不振**、**嘔吐《おうと》**等を起こします。また、血管壁や内臓に不必要にカルシウムを沈着させる原因になり、**腎不全**などの重篤な臓器障害をきたすこともあります。

食べ方のヒント

●魚が主要な供給源となります。

調理による損失

油脂にとける脂溶性ビタミンなので、水洗いなどで失われる心配はありません。熱や酸素の影響も比較的受けにくく、加熱調理や酸化による損失も少ない栄養素です。

ブリ

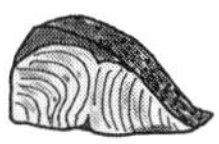

100gで
ビタミンD**8.0μg**
●
1切れ（80g）
の場合
ビタミンD**6.4μg**

キビナゴ

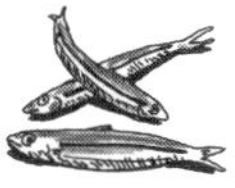

100gで
ビタミンD**10.0μg**
●
5尾（35g）
の場合
ビタミンD**3.5μg**

きのこ

きくらげ（乾）

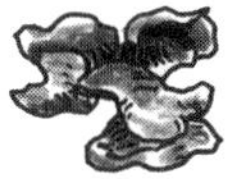

100gで
ビタミンD**85.4μg**
●
2枚（2g）
の場合
ビタミンD**1.7μg**

干ししいたけ（乾）

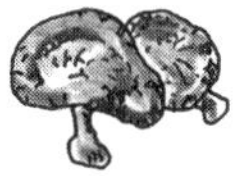

100gで
ビタミンD**12.7μg**
●
2個（6g）
の場合
ビタミンD**0.8μg**

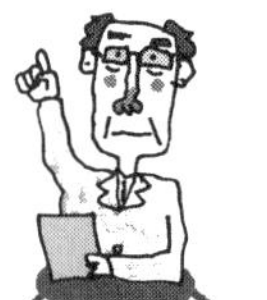

ビタミンDの大・ネタ 小・ネタ

小ネタ1 筋力強化で骨折を予防する

カルシウムの吸収を助けるビタミンDは、骨粗鬆症の予防や治療には不可欠のたいせつなビタミンです。

骨粗鬆症の治療薬はたくさんあり、骨密度を高めるような新しい薬も発売されています。ビタミンD剤は骨密度を高めるという点ではそれほど効果のある薬ではありません。しかし、骨折を予防します。その理由はビタミンDが筋力を維持、あるいは高める働きがあるからです。骨折の主要な原因は転倒です。ビタミンDの摂取量と転倒との関係を調べた研究では、ビタミンDの栄養状態がよい人のほうが転倒が少ないと報告されています。食品からの摂取を心がけると同時に、適度に紫外線に当たって屋外を散歩すると、体内でビタミンDも作られ、筋力も維持され、一石二鳥です。

小ネタ2 ビタミンD_1は欠番

ビタミンDにはD_2からD_7まで6種類ありますが、通常ビタミンDというと、植物に含まれるD_2と動物に含まれるD_3を指します。D_4からD_7は働きが悪く（活性が弱く）、食品中に存在する量も少ないからです。

D_2とD_3は同じように働きますが、ビタミンDの多い食品はほとんどが魚なので、私たちが摂取するのはおもにD_3です。また、皮膚で紫外線によって合成されるのもD_3です。

ちなみになぜD_1がないのかというと、研究の初期にその存在が報告されたものの、その後の研究でD_2とほかの物質の混合物であることが判明したからです。

小ネタ3 ビタミンDと季節

ビタミンDは紫外線に当たることによって私たちの皮膚でも作られます。紫外線の照射量と血液中のビタミンDの濃度の間には相関関係が見られ、紫外線の量の多い春から夏にかけてはビタミンD濃度は高く、紫外線の量の少ない冬には低くなるのです。したがって、冬こそ積極的なビタミンD摂取を心がけるとよいでしょう。

小ネタ 4

ビタミンDとがん

ビタミンDには、細胞の分化を誘導する作用や増殖を抑制する作用があり、さまざまな種類のがんを予防するかもしれないという研究結果も発表され、注目されています。細胞の分化とは細胞の形や機能が変わることで、ビタミンDはがん化しかけた異常細胞を正常化する働きがあります。また、がん細胞の増殖をおさえる働きも期待されています。

ただし、ビタミンDは過剰症を起こしやすい成分ですから、必要以上に摂取する必要はありません。また、過度に日光に当たると、皮膚がんを引き起こすことも考えられますので注意をしましょう。がんの進行抑制や縮小効果を期待するには多量のビタミンDが必要ですから、実際にはまだ研究段階です。

小ネタ 5

ビタミンDはホルモン!?

ビタミンとは、微量で体のさまざまな機能を調節する、体内では作れない有機物です。ビタミンDは文字どおりビタミンの仲間に分類されていますが、肝臓と腎臓で少しずつ作り変えられて、最終的には「活性型のビタミンD」となって働くことがわかってきました。

現在では「活性型のビタミンD」はホルモン（体内で合成され、微量で体のさまざまな機能を調節する）の一種と考えられています。

大ネタ 1

生しいたけより干ししいたけ!?

しいたけにはエルゴステロールという、紫外線に当たることによりビタミンD_2に変化する物質が含まれています。そのため、生のしいたけより干ししいたけのほうがビタミンDが多いとよくいわれます。

しかし、以前は干ししいたけは天日に干して作られていましたが、現在は日光（紫外線）に当てずに乾燥させて作ることが多いため、ビタミンD含量はそれほど多くはありません。干ししいたけを買ったら天日に干してから利用するとよいでしょう。

そもそもビタミンDを多く含む食品は非常に限られていて、穀類、野菜、豆類など植物性食品はほとんど供給源にならないのです。

ビタミンE

酸化をおさえ、血管の老化や生活習慣病を予防する

基礎データ

- **化学名**…トコフェロール、トコトリエノール
- **特徴**…脂溶性。抗酸化作用が強い
- **欠乏症**…溶血性貧血ほか
- **過剰症**…通常は見られない
- **食品**…植物油、種実類のほか、多くの食品に含まれる

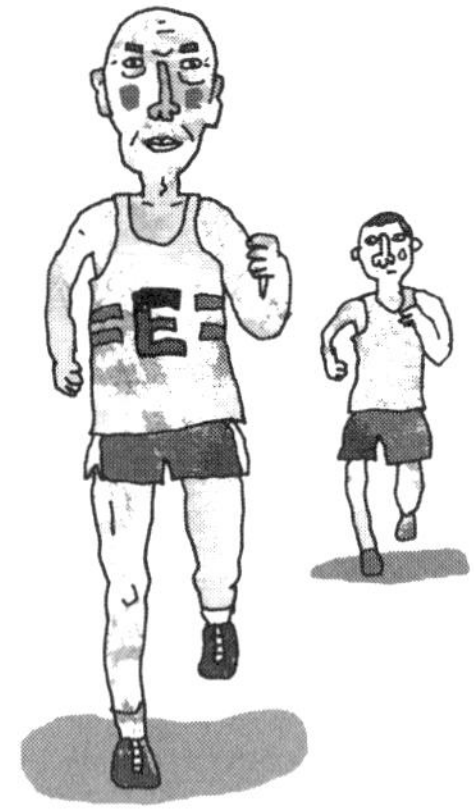

ビタミンEは、体内でおもに細胞の膜の中に存在し、副腎《ふくじん》、肝臓、心筋、睾丸、子宮など多くの組織に蓄えられています。老化や生活習慣病の予防効果が期待されているビタミンです。

体内での働き

酸化を防ぐ

酸化を防ぐ作用があります。細胞の膜に多く存在しますが、細胞膜には酸化されやすい不飽和脂肪酸も含まれます。不飽和脂肪酸が酸化してできた過酸化脂質が増えると、連鎖的に細胞を破壊したり、異常

ビタミンEを多く含む食品

「日本食品標準成分表2015年版」の「α-トコフェロール」の値から算出

油脂類

ひまわり油

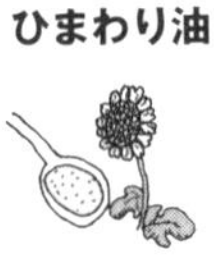

100gで
ビタミンE**38.7mg**
●
小さじ1（4g）
の場合
ビタミンE**1.5mg**

綿実油

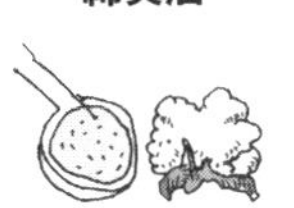

100gで
ビタミンE**28.3mg**
●
小さじ1（4g）
の場合
ビタミンE**1.1mg**

サフラワー油

100gで
ビタミンE**27.1mg**
●
小さじ1（4g）
の場合
ビタミンE**1.1mg**

ビタミンEの食事摂取基準（mg/日）※1

年齢	男性		女性	
	目安量	耐容上限量	目安量	耐容上限量
0〜5（月）	3.0	—	3.0	—
6〜11（月）	4.0	—	4.0	—
1〜2（歳）	3.5	150	3.5	150
3〜5（歳）	4.5	200	4.5	200
6〜7（歳）	5.0	300	5.0	300
8〜9（歳）	5.5	350	5.5	350
10〜11（歳）	5.5	450	5.5	450
12〜14（歳）	7.5	650	6.0	600
15〜17（歳）	7.5	750	6.0	650
18〜29（歳）	6.5	800	6.0	650
30〜49（歳）	6.5	900	6.0	700
50〜69（歳）	6.5	850	6.0	700
70以上（歳）	6.5	750	6.0	650

※1 α–トコフェロールについて算定した。α–トコフェロール以外のビタミンEは含んでいない。
・妊婦の目安量は6.5mg/日、授乳婦の目安量は7.0mg/日とする。

細胞を形成したりして、細胞の死を早めます。ビタミンEは過酸化脂質の生成をおさえることで老化やがんなどの予防に働くと考えられています。また、動脈硬化は血液中のＬＤＬ（いわゆる悪玉）コレステロールの酸化で促進されますが、ビタミンEはこれもおさえます。

血液の流れをよくする

血管の収縮を促す神経伝達物質の生成をおさえ、毛細血管の拡張に働いています。

生殖機能を維持

性ホルモンなどの生成や分泌《ぶんぴつ》に関与し、生殖機能の維持に働いています。

どのくらいとればいいの？

「日本人の食事摂取基準（2015年版）」では、表のように定められています。食品に含まれるビタミンEは8種類が知られていますが、α-トコフェロールのみを指標に策定されています。血液および組織中に存在する大部分が

種実類

アーモンド（フライ、味つけ）

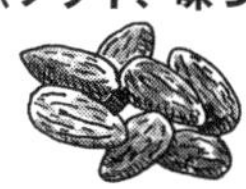

100gでビタミンE**29.4mg**
●
10粒（10g）の場合
ビタミンE**2.9mg**

松の実（いり）

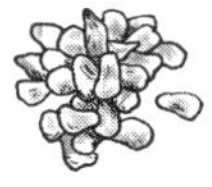

100gでビタミンE**12.3mg**
●
大さじ1（10g）の場合
ビタミンE**1.2mg**

落花生（いり）

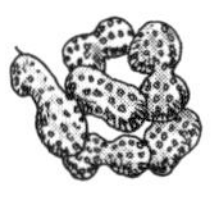

大粒種100gでビタミンE**10.6mg**
●
15粒（正味10g）の場合
ビタミンE**1.1mg**

ひまわりの種（フライ、味つけ）

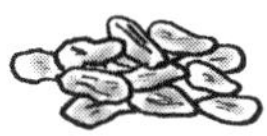

100gでビタミンE**12.0mg**
●
10粒（3g）の場合
ビタミンE**0.4mg**

α-トコフェロールだからです。なお、研究報告が充分にないため、推定平均必要量や推奨量ではなく、平成22年および23年国民健康・栄養調査における性別および年齢階級ごとの摂取量の中央値を基に目安量が定められています。

不足すると

●ビタミンEは、赤血球の膜でも酸化を防いでいます。長期にわたって不足すると膜が酸化してこわれやすくなり、**溶血性貧血**の原因になります。

●動脈硬化など多くの生活習慣病や老化のリスクを高めます。

●女性の場合は不妊や流産のリスクが高まるといわれています。

とりすぎると

●脂溶性のビタミンの中では過剰症が起きにくく、耐容上限量を守れば大量にとっても心配はいりません。

●耐容上限量を超える量を摂取すると出血の危険性があります。抗凝固薬（特にワーファリン）を服用している人に顕著です。また、筋力低下や疲労、吐き気、下痢なども報告されています。

魚介類

スジコ	ツナ油漬け缶詰め（ビンナガマグロ）	トラウトサーモン（ニジマス、海面養殖）	ウナギのかば焼き
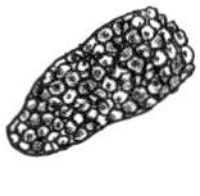	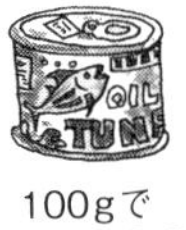	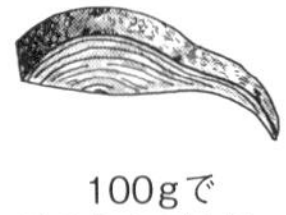	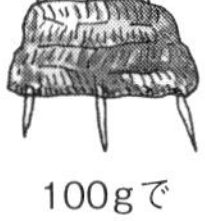
100gで ビタミンE**10.6mg**	100gで ビタミンE**8.3mg**	100gで ビタミンE**5.5mg**	100gで ビタミンE**4.9mg**
● 一口大（25g）の場合 ビタミンE**2.7mg**	● ½缶（汁含む40g）の場合 ビタミンE**3.3mg**	● 1切れ（正味80g）の場合 ビタミンE**4.4mg**	● 1串（100g）の場合 ビタミンE**4.9mg**

食べ方のヒント

●植物油や種実類のほか、多くの食品に含まれています。
●脂溶性ビタミンが消化管から吸収されるときには脂質が必要です。油料理とあわせて摂取すると効率よく吸収されます。また、水溶性であるビタミンCといっしょにとると、抗酸化作用が上昇します。また、緑黄色野菜に多いカロテノイドなどほかの抗酸化成分といっしょにとるのも効果的とされています。

調理による損失

油脂にとける脂溶性ビタミンなので、水洗いなどで失われる心配はありません。光（紫外線）には不安定で、分解しやすくなります。

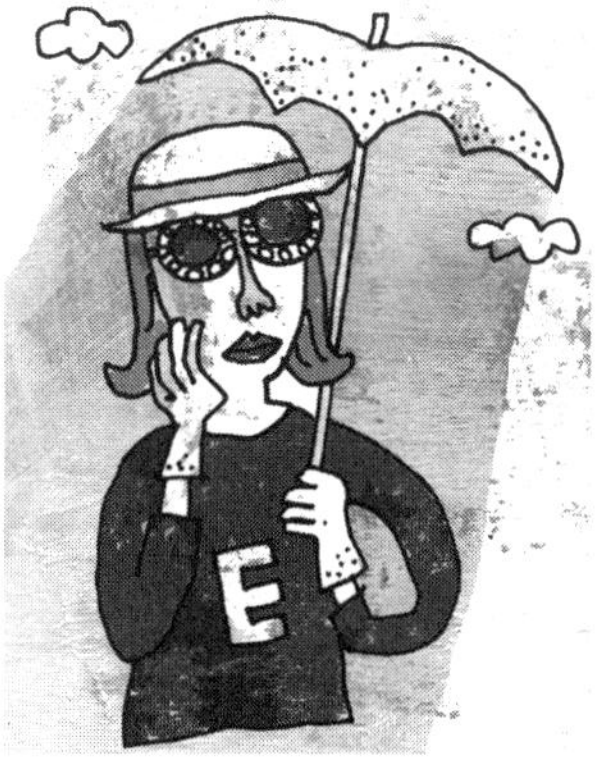

野菜類

菜の花	赤ピーマン	西洋かぼちゃ	モロヘイヤ
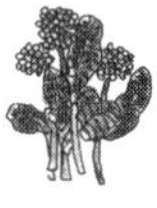	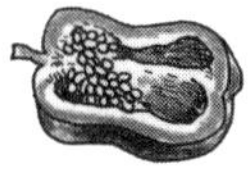	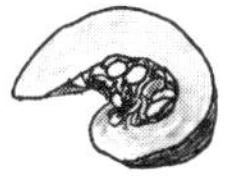	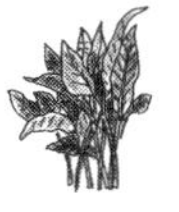
和種100gで ビタミンE**2.9**mg	100gで ビタミンE**4.3**mg	100gで ビタミンE**4.9**mg	100gで ビタミンE**6.5**mg
●	●	●	●
$\frac{1}{2}$束（50g） の場合 ビタミンE**1.5**mg	$\frac{1}{2}$個（正味60g） の場合 ビタミンE**2.6**mg	$\frac{1}{8}$個（正味80g） の場合 ビタミンE**3.9**mg	$\frac{1}{4}$束（60g） の場合 ビタミンE**3.9**mg

ビタミンEの大ネタ小ネタ

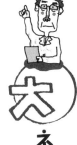

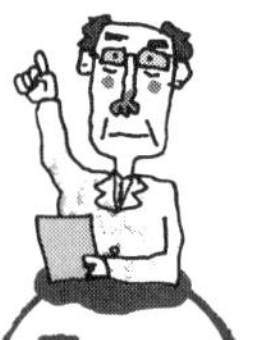

大ネタ1

ビタミンEの多様性

ビタミンEはサプリメントとしてはもちろん、食品添加物や医薬品、さらには動物用の飼料、薬などにも広く使用されています。

食品添加物としては酸化を防止するために加えられています。医薬品としてはビタミンE欠乏症の治療はもちろん、しもやけ、四肢冷感症などの末梢循環障害や、過酸化脂質の増加予防などに使用されています。市販の薬でも、更年期障害の諸症状や末梢血行障害による肩こり、手足のしびれ、冷え性の改善などにも用いられています。さらに、塗り薬（医薬部外品）としてローションやハンドクリームなどにも含まれるなど、ビタミンEは、いろいろな用途で使われることの多いビタミンなのです。

大ネタ2

ビタミンEの仲間

ビタミンEは、穀物、野菜、海藻、植物油、魚、肉など多くの食品に含まれています。ビタミンEといえばα-トコフェロールが代表的ですが、じつは天然には8種類の仲間があります。

α-トコフェロールのほかはそれぞれβ、γ（ガンマ）、δ（デルタ）の3種のトコフェロールと、α、β、γ、δの4種のトコトリエノールです。これらの8種類の仲間はそれぞれ効力が異なっていて、「食事摂取基準」のビタミンEは、α-トコフェロールだけを指しています。それは、食物から多く摂取されるのはα-トコフェロールとγ-トコフェロールですが、αの生理活性を100とするとγのそれは10しかないことと、体内のビタミンEの大部分がα-トコフェロールだからです。

「日本食品標準成分表2015年版」では、αからδまで4種のトコフェロール値を別々に記していますが、栄養計算のときは「食事摂取基準」に合わせてα-トコフェロールの値をとればいいでしょう（トコトリエノールはパーム油などに含まれますが、天然に存在する量は少なく、「食品成分表」には記載されていません）。

小ネタ1 更年期とビタミンE

ビタミンEは、更年期障害の諸症状（肩こり、手足のしびれなど）の改善に利用され、その効果が報告されています。

更年期は女性ホルモンの分泌減少をはじめとして、ホルモンバランスが大きく変わる時期です。ビタミンEは、脳下垂体や副腎など、ホルモンを分泌する器官に多く含まれていて、ホルモン分泌の調整をしていると考えられています。

小ネタ2 ビタミンEは肌にもよい!?

ビタミンEは身体の中で多くの働きに関与していますが、代表的な働きは抗酸化作用と生体膜を安定化させる働きです。ビタミンEは脂溶性ですから、生体膜に結合して、膜を安定化しているといわれています。そのため、肌にもよいといわれるようになりましたが、実際のところはまだよくわかっていません。

小ネタ3 子どもを産む力を与える?

ビタミンEは１９２２年、アメリカのエバンスらによってラットの妊娠に必要な食事因子として発見されました。その後、１９２４年にビタミンEという名前がつけられました。

ビタミンEの化学名はトコフェロール（Tocopherol）ですが、Tocosはギリシア語で「子どもを産む」、Pheroは「力を与える」という意味があります。その後、天然のビタミンEは8種類存在することがわかり、１９５６年までにすべての化学構造が明らかにされ、それぞれに命名されました。

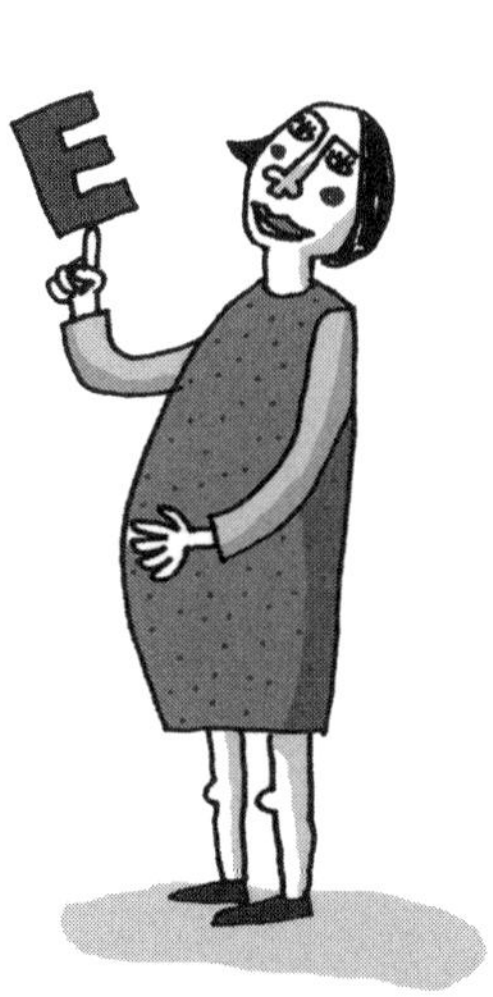

ビタミンK

血液の凝固と骨の健康に働く

基礎データ

- **化学名**…フィロキノン（K_1）、メナキノン（K_2）
- **特徴**…脂溶性。葉緑体と微生物が作るビタミン
- **欠乏症**…新生児の出血症ほか
- **過剰症**…通常は見られない
- **食品**…葉野菜や納豆などに多く含まれる

ビタミンKは1930年ごろ、**血液が正常に凝固するために不可欠な物質**として発見されました。近年では、**骨の健康にかかわりの深いビタミン**として注目されています。

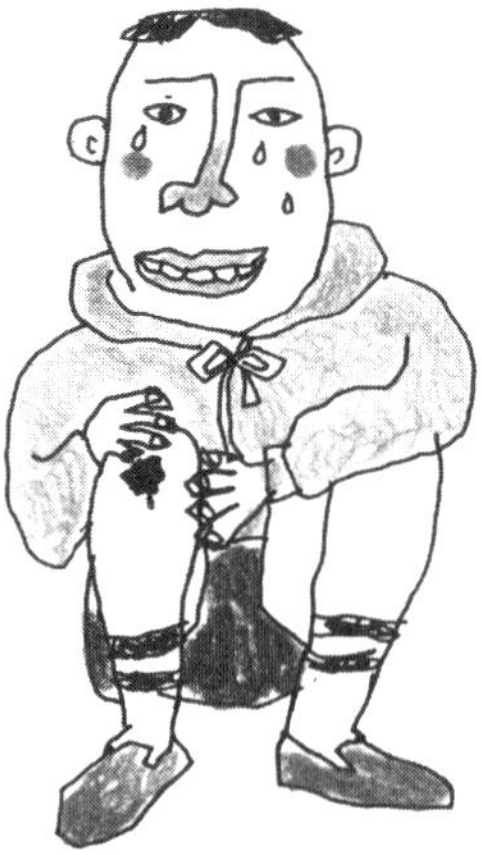

体内での働き

血液の凝固に働く

けがなどで出血しても、しばらくすると自然に血が止まるのは、体内に血液を凝固させる物質（血液凝固因子）があるためです。ビタミンKは、血液凝固因子であるプロトロンビンが肝臓で作られるときに

ビタミンKを多く含む食品

豆類

糸引き納豆

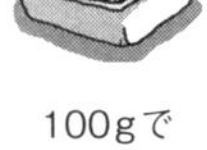

100gで
ビタミンK**600μg**
●
1パック（50g）
の場合
ビタミンK**300μg**

野菜類

モロヘイヤ

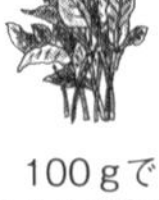

100gで
ビタミンK**640μg**
●
¼束（60g）
の場合
ビタミンK**384μg**

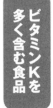

あしたば

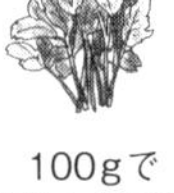

100gで
ビタミンK**500μg**
●
¼束（55g）
の場合
ビタミンK**275μg**

ビタミンK

V.K

不可欠な成分です。

一方、血液は出血した場所以外では正常に流れていなければなりませんが、これには血液の凝固をおさえる物質が作用しています。この物質の合成にもビタミンKが必要です。つまり、ビタミンKは、血液の凝固や、凝固を抑制する働きを、必要に応じてバランスよくこなしているのです。

骨の形成を助ける

ビタミンKは、ビタミンDとともに骨の健康に不可欠なビタミンです。ビタミンDがおもに腸からのカルシウムの吸収を助けるのに対し、ビタミンKはおもに吸収されたカルシウムを骨にとり込むのを助けます。骨粗鬆症《こつそしょうしょう》の予防に有効で、治療薬としても認可されています。

ビタミンKの食事摂取基準（μg/日）

年齢	男性	女性
	目安量	目安量
0～5（月）	4	4
6～11（月）	7	7
1～2（歳）	60	60
3～5（歳）	70	70
6～7（歳）	85	85
8～9（歳）	100	100
10～11（歳）	120	120
12～14（歳）	150	150
15～17（歳）	160	160
18～29（歳）	150	150
30～49（歳）	150	150
50～69（歳）	150	150
70以上（歳）	150	150

・妊婦、授乳婦は150μg/日とする。

どのくらいとればいいの？

「日本人の食事摂取基準（2015年版）」では**表**のように定められています。2015年版では、成人のビタミンKの目安量は約2倍になりました。この値は、現在の日本人が、ビタミンKの豊富な納豆を特に摂取していなくても、

豆苗《とうみょう》

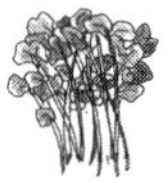

100gで
ビタミンK**280μg**
●
½パック（50g）
の場合
ビタミンK**140μg**

ほうれん草

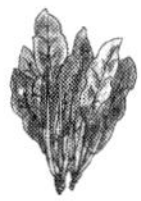

100gで
ビタミンK**270μg**
●
¼束（60g）
の場合
ビタミンK**162μg**

小松菜

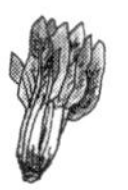

100gで
ビタミンK**210μg**
●
¼束（80g）
の場合
ビタミンK**168μg**

つるむらさき

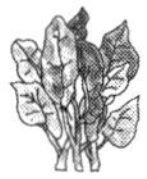

100gで
ビタミンK**350μg**
●
¼束（55g）
の場合
ビタミンK**193μg**

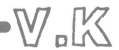

通常摂取しているビタミンK量とほぼ等しい値です。耐容上限量が定められていませんが、どのくらいの量でどのような過剰症が発症するかという研究報告が充分にないためであり、いくらとってもよいという意味ではありません。ただ、骨粗鬆症の治療薬として一日45㎎の用量を処方されても問題はないことが証明されていて、かなり大量に摂取しても健康障害は起きません。

体の中での合成

ビタミンKは腸内細菌によって体の中でも作られます。食物から摂取されるものと同等の働きをし、体に必要な量の半分ほどが腸内細菌から合成されています。

不足すると

●腸内細菌からも作られるので、不足する心配はまずありませんが、長期間抗生物質を服用していたり、肝臓などに障害がある場合は注意が必要です。

●不足すると、血液を凝固させる物質であるプロトロンビンが減少して出血しやすくなり、止血しにくくなります。

●骨に充分なカルシウムがとり込まれず、骨がもろくなります。

●最も不足しやすいのは、生まれてすぐの新生児です。腸内細菌による合成が不充分だからです。欠乏によって出血しやすくなり、**出血症**

キャベツ

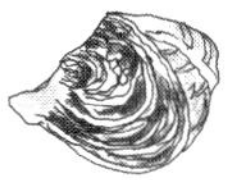

100gで
ビタミンK**78μg**
●
1枚（50g）
の場合
ビタミンK**39μg**

菜の花

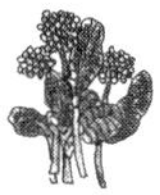

和種100gで
ビタミンK**250μg**
●
½束（50g）
の場合
ビタミンK**125μg**

春菊

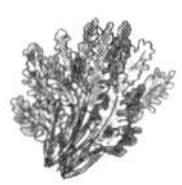

100gで
ビタミンK**250μg**
●
¼束（50g）
の場合
ビタミンK**125μg**

おかひじき

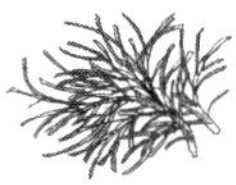

100gで
ビタミンK**310μg**
●
½パック（50g）
の場合
ビタミンK**155μg**

を起こすことがあります。出血が頭蓋内に起こると嘔吐《おうと》やひきつけ、けいれんを起こし、生命にかかわることもあります。

とりすぎると

●日常的には過剰の心配はまずありません。食事からとる分にはとりすぎることはなく、市販のビタミン剤にはおおむね含まれていないので、ビタミン剤を飲んでいる人でも過剰にとることはないでしょう。

●血栓症の人や、抗凝固薬（特にワーファリン）を服用している人は、薬効を妨げないように、摂取量を控えるように指示されます。

食べ方のヒント

●葉野菜や納豆などに多く含まれています。

調理による損失

油脂にとける脂溶性ビタミンなので、水洗いなどで失われる心配はありません。加熱の影響は受けにくいのですが、光やアルカリでこわれやすい性質があります。

その他

卵黄	カットわかめ(乾)	抹茶	鶏もも肉(皮つき)
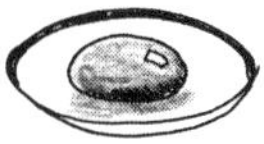	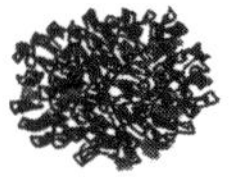	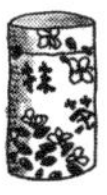	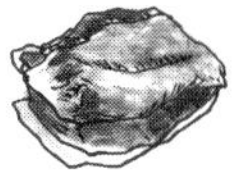
100gで ビタミンK**40μg**	100gで ビタミンK**1600μg**	100gで ビタミンK**2900μg**	若鶏100gで ビタミンK**29μg**
●	●	●	●
1個（16g） の場合 ビタミンK**6μg**	小さじ1（1g） の場合 ビタミンK**16μg**	小さじ1（2g） の場合 ビタミンK**58μg**	½枚（120g） の場合 ビタミンK**35μg**

ビタミンKの大ネタ小ネタ

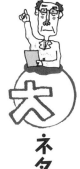

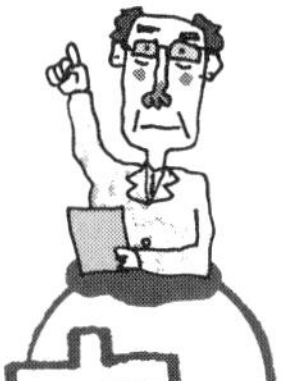

大ネタ1 骨折は西高東低、納豆摂取は東高西低

ビタミンKはオステオカルシンというたんぱく質を活性化し、活性化したオステオカルシンは骨形成を促進します。このようにして、ビタミンKは骨をじょうぶにする方向に働きます。

ビタミンKを多く含む食品はなんといっても納豆ですが、納豆の消費量と大腿《だいたい》骨の頸部《けいぶ》骨折の関係を調べた興味深い研究があります。それによると、納豆をたくさん食べている地方は骨折が少ないことが報告されています。すなわち東日本は西日本よりも納豆の摂取量が多く、大腿骨の骨折は東日本が西日本よりも少ないのです。

歳をとってもビタミンKをとり続けることで、骨粗鬆症などを予防することも可能です。ビタミンKは、10年余りの臨床試験を経て、1995年に日本で骨粗鬆症の治療薬として認可されました。

大ネタ2 フィロキノンとメナキノン

ビタミンKは大きく分けてフィロキノン（ビタミンK_1）とメナキノン（ビタミンK_2）があります。どちらも体内での働きはほぼ同じと考えられています。

フィロキノンは、おもに植物の葉緑体で作られているため、ほうれん草など緑色の濃い葉野菜に多く含まれています。海藻にも比較的多く含まれますが、実野菜や穀類にはあまり含まれていません。また、同じ葉野菜でも、日に当たらない内側より、日によく当たる外側の葉のほうに多く含まれます。

メナキノンは微生物によって作られるため、納豆などの発酵食品に多く含まれます。私たちの体の中で腸内細菌が合成するものや、肉類、卵、乳製品など動物性食品に含まれているのもメナキノンです。

小ネタ1 納豆とワーファリン

ワーファリンという薬があります。血管の中で血液がかたまるのをおさえる働きがある、血栓予防薬です。ビタミンKは血液凝固に重要な役割を果たしますが、ワーファリンを服用中にビタミンKをとると、ワーファリンの効果を妨げてしまいます。

したがって、ワーファリンを服用している人は納豆の摂取を控えるように医師、薬剤師から指導されます。ワーファリンを服用している患者さんへのお見舞いに、好物だからといって納豆の差し入れはしないようにしましょう。

小ネタ2 人生最初のサプリメント!?

新生児では、腸内細菌が少ないため、母乳のビタミンKが不足すると、出血しやすくなってしまいます。授乳中はビタミンKの充分な摂取が必要です。

一方、新生児の出血症は生命にかかわることもあるので、現在では新生児にはビタミンKのシロップが投与されます。いわば人生最初のサプリメントといえましょう。なお、育児用の調整粉ミルクにはビタミンKが添加されています。

小ネタ3 ウサギの糞食

ビタミンKは腸内細菌によっても作られますが、必要な量を充分に満たすわけではないので、私たち人間は食物からも摂取する必要があります。

ところで、ウサギの仲間はコロコロしたかたい糞《ふん》のほかに、「盲腸糞」という特殊なやわらかい糞をし、それを食べます。この糞の中には、たんぱく質やビタミンなどの栄養素が豊富に含まれています。ウサギの腸で作られたビタミンも含まれます。ウサギは糞を食べることによって、ビタミンKの供給に役立てていると考えられています。

小ネタ4 ビタミンKの由来

ビタミンにはA、B、C、D、E、そしてKがあります。AからEまではアルファベットの順番に名前がつけられていますが、なぜ次がKなのでしょうか。それは、ビタミンKが血液の凝固に必要な物質として発見され、ドイツ語（オランダ語という説もあり）のKoagulation（凝固）の頭文字から名づけられたためです。

Column

調理による栄養素の損失

食品に含まれているビタミンやミネラルの量は「食品成分表」から知ることができます。しかし、私たちが食事をとおしてこれらの栄養素を摂取するさいに、かならずしも「食品成分表」に記載されている量をすべて摂取できるとは限りません。それは、調理による損失があるからです。

一般的に、水溶性ビタミンは水にとけやすいので、ゆでたときにゆで汁にとけ出てしまうことが多く、調理による損失は大きいといえます。またビタミンCは、光や熱にも不安定な栄養素なので、食品の保存方法などもくふうが必要です。

水溶性ビタミンではありませんが、カリウムも水にとけやすいので注意が必要な成分です。もっとも、腎臓《じんぞう》病の人などでカリウムの摂取が制限されている場合は、野菜をゆでこぼすことによって、その量をおさえることができます。栄養素の特性を理解して、じょうずに利用するように心がけましょう。

調理（ゆで）によるビタミンCとカリウムの残存率

（単位：%）

食品	ビタミンC 残存率	カリウム 残存率
里芋	83	88
じゃが芋	60	83
キャベツ	41	46
ごぼう	33	66
大根・葉	40	45
大根・根	75	91
なす	25	82
にんじん	67	90
白菜	53	73
ほうれん草	54	71

「日本食品標準成分表2015年版」のデータから換算

Chapter 4

ミネラルの通になる

ミネラルは、生命活動に必須の無機物です。
体の組織を作る原料であるとともに、
体のさまざまな機能の調節もしています。

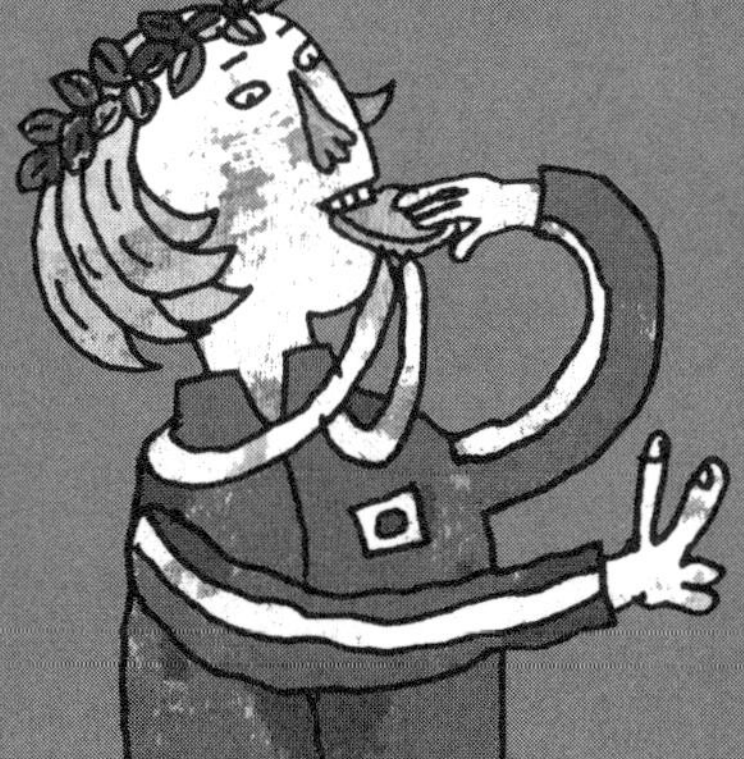

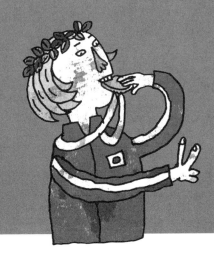

ミネラル

身体の構成成分となり、体の働きを助ける微量栄養素

人体を構成する成分は、約95％が炭素（C）、水素（H）、酸素（O）、窒素（N）の元素からなる有機物ですが、残りの約5％を占める成分をミネラル（無機質）としています。英語でミネラル（mineral）は、広く「鉱物」を指します。金属を意味するmetalという言葉も同じ語源であるといわれています。

ミネラルは、**私たちの体の構成成分**となるとともに、**体の働きを助ける物質**でもあります。体内で合成することができないため、外部から摂取しなければなりません。

体の構成成分としては骨や歯に含まれるカルシウムやリンなどが代表的なものといえます。機能性物質としては、赤血球のヘモグロビンに含まれる鉄や、さまざまなところで働いている多くの酵素の成分として銅、亜鉛などのミネラルがあげられます。

基礎データ

●**英語名**
…mineral

●**特徴**
…無機質ともいう。身体に有害なものもある

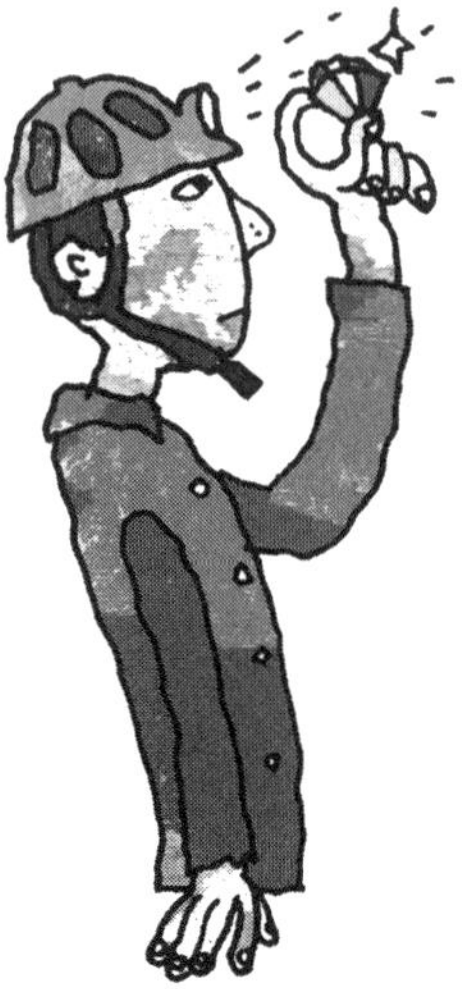

ミネラルの種類

「日本人の食事摂取基準（2015年版）」では、13種類のミネラルが示されています（**表**）。「日本人の食事摂取基準（2005年版）」では、「ミネラル」「微量元素」「電解質」という3区分でしたが、2010年版から、「多量ミネラル」「微量ミネラル」という2区分にな

ミネラル **mineral**

りました。以前の3区分は区分の意味づけがあいまいでした。2区分では、体内の量が多いものが「多量ミネラル」、少ないものが「微量ミネラル」となっており、区分の意味がより明確になりました。また、順番が「食品成分表」と同じになりました。

ミネラルの種類（2015年版）

多量ミネラル	ナトリウム
	カリウム
	カルシウム
	マグネシウム
	リン
微量ミネラル	鉄
	亜鉛
	銅
	マンガン
	ヨウ素
	セレン
	クロム
	モリブデン

ミネラルの種類（2005年版）

ミネラル	マグネシウム
	カルシウム
	リン
微量元素	クロム
	モリブデン
	マンガン
	鉄
	銅
	亜鉛
	セレン
	ヨウ素
電解質	ナトリウム
	カリウム

食事摂取基準が示されていないミネラル

「食事摂取基準（2015年版）」では13種類のミネラルの摂取基準が示されています。しかし、これ以外にもいくつかのミネラルが体に必要であることがわかっています。たとえば、硫黄やコバルト、フッ素などです。

「食事摂取基準」に定められていない理由は、硫黄はたんぱく質に含まれるため、コバルトはビタミンB_{12}に含まれるため、それらの基準を示すことで同時に摂取できるからです。フッ素は虫歯の予防などに有効で、海外では摂取基準が示されることもありますが、日本では示されていません。その他、スズやニッケル、金など多くの元素が体内には含まれていますが、その必要性については未知のことが多く、今後の検討が待たれます。

ナトリウム

生命活動の根幹、細胞機能を維持する

基礎データ

- **元素記号**…Na
- **特徴**…細胞外の水分に多く含まれる
- **欠乏症**…通常は見られない
- **過剰症**…浮腫、高血圧ほか
- **食品**…幅広く食品に含まれるが、特に調味料、加工食品などに多く含まれる

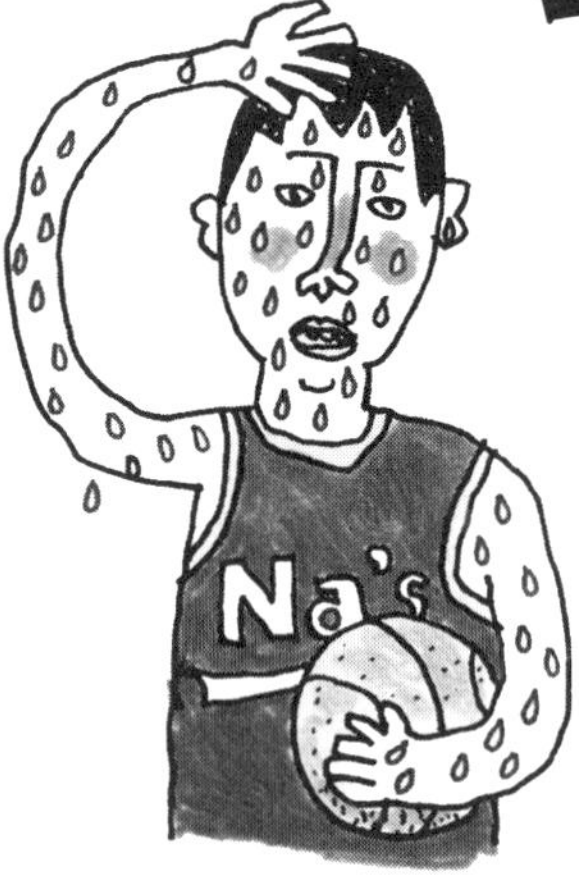

ナトリウムは体内に成人で100gほど（体重の0.1%強）あり、3分の1は骨に、残りは多くが細胞外液に含まれています。毎日の食事から食塩（塩化ナトリウム）として摂取されることが多く、不足より過剰が問題にされがちですが、生命活動の維持に必須のミネラルです。

体内での働き

細胞機能の維持

細胞が活動するためには、その内外に水分が必要です。細胞の外の水分（細胞外液）にはナトリウムが、細胞の中の水分（細胞内液）に

ナトリウムを多く含む食品

調味料

甘みそ（米）	淡色辛みそ（米）	食塩
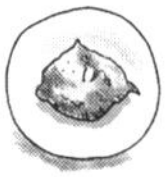	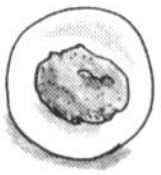	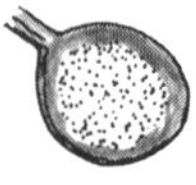
大さじ1（18g）の場合 ナトリウム**432mg** ● 塩分に換算すると **1.1g**	大さじ1（18g）の場合 ナトリウム**882mg** ● 塩分に換算すると **2.2g**	小さじ½（3g）の場合 ナトリウム**1170mg** ● 塩分に換算すると **3.0g**

ナトリウム Na

ナトリウムの食事摂取基準（mg/日）※1

年齢	男性			女性		
	推定平均必要量	目安量	目標量	推定平均必要量	目安量	目標量
0～5(月)	—	100(0.3)	—	—	100(0.3)	—
6～11(月)	—	600(1.5)	—	—	600(1.5)	—
1～2(歳)	—	—	(3.0未満)	—	—	(3.5未満)
3～5(歳)	—	—	(4.0未満)	—	—	(4.5未満)
6～7(歳)	—	—	(5.0未満)	—	—	(5.5未満)
8～9(歳)	—	—	(5.5未満)	—	—	(6.0未満)
10～11(歳)	—	—	(6.5未満)	—	—	(7.0未満)
12～14(歳)	—	—	(8.0未満)	—	—	(7.0未満)
15～17(歳)	—	—	(8.0未満)	—	—	(7.0未満)
18～29(歳)	600(1.5)	—	(8.0未満)	600(1.5)	—	(7.0未満)
30～49(歳)	600(1.5)	—	(8.0未満)	600(1.5)	—	(7.0未満)
50～69(歳)	600(1.5)	—	(8.0未満)	600(1.5)	—	(7.0未満)
70以上(歳)	600(1.5)	—	(8.0未満)	600(1.5)	—	(7.0未満)

※1 表中の（ ）は食塩相当量（g/日）。

はカリウムがそれぞれ多く含まれています。これらの濃度やバランスは、細胞の水分の量や浸透圧、細胞の働きに影響を及ぼすので、細胞の膜にはナトリウムとカリウムをくみ出すポンプ機能がついていて、つねに適正な濃度を保つように調節しています。ナトリウムを欠けば生命活動の基本単位である細胞は機能しなくなりますから、ナトリウムは生命活動そのものを維持しているともいえます。

筋肉の収縮・弛緩

筋肉の収縮・弛緩《しかん》の働きを正常に保つために働いています。

神経の伝達

神経伝達を正常に保つために働いています。

どのくらいとればいいの？

「日本人の食事摂取基準（2015年版）」では、表のように定められています。推定平均必要量が定められていますが、通常の食事でこれを下まわることは考えられません。

だし

顆粒風味調味料

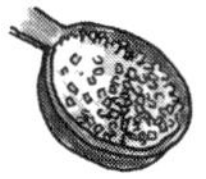

和風だし小さじ1（4g）の場合
ナトリウム**640mg**
●
塩分に換算すると
1.6g

固形ブイヨン

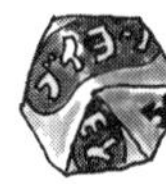

1個（5g）の場合
ナトリウム**850mg**
●
塩分に換算すると
2.2g

濃い口しょうゆ

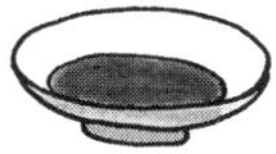

小さじ1（6g）の場合
ナトリウム**342mg**
●
塩分に換算すると
0.9g

うす口しょうゆ

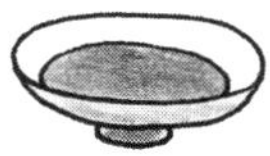

小さじ1（6g）の場合
ナトリウム**378mg**
●
塩分に換算すると
1.0g

そのため、推奨量は定められていません。

一方、慢性的な摂取過剰による生活習慣病予防のため、目標量が定められています。これは実践の可能性を考慮し、現在の摂取量を基に定められました。食塩として摂取することが多いため、食塩相当量で示されています。

不足すると

現代の日本においては、不足することはまずありません。生命活動に不可欠の栄養素ではありますが、多くの食品に含まれており、ヒトにおける欠乏症の研究報告もなく、不足の心配は不要です。

とりすぎると

●必要を上まわる量を摂取すれば排泄《はいせつ》されるため、日常的には過剰の心配はありません。

●摂取過剰の状態が慢性的になると、排泄しきれずに体内に蓄積しやすくなる人がいます。遺伝的にそういう性質を持っている人（日本人では約8割がそういう性質を持っているとされています）は、体内のナトリウム量が多くなり、浮腫《ふしゅ》（むくみ）や**高血圧**になりやすいといえます。これはおもに、血液中（細胞外の水分）のナトリウム量が増

魚介加工品

からし明太子《めんたいこ》

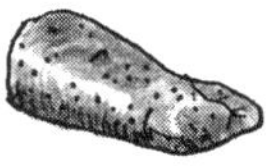

½本（30g）の場合
ナトリウム**660mg**
●
塩分に換算すると
1.7g

イカの塩辛

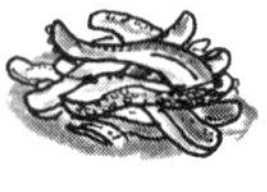

小皿1皿（20g）の場合
ナトリウム**540mg**
●
塩分に換算すると
1.4g

スジコ

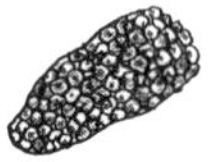

一口大（25g）の場合
ナトリウム**475mg**
●
塩分に換算すると
1.2g

タラコ

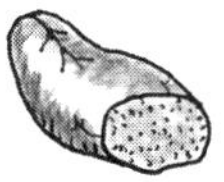

½本（25g）の場合
ナトリウム**450mg**
●
塩分に換算すると
1.1g

えることで、これを適正な濃度にうすめようとして細胞内の水分が血液中に移動し、血流量が増えるからです。

●摂取過剰の状態が慢性的になると、胃がんのリスクが高まる可能性があることが、多くの疫学研究や動物実験で確認されています。

●食塩の摂取量が多い人ほど、脳卒中にかかる人や脳卒中で死亡する人の割合が多いことが報告されています。

食べ方のヒント

●調味料、加工食品などに多く含まれています。

●日本人の食生活は食塩が過剰になりやすく、注意が必要です。しょうゆやみそといった調味料のほか、加工食品にも保存性を高めるために少なくない量の食塩が含まれています。減塩のためには、味つけに酢や香味野菜を利用したり、めん類のスープは残したりするよう心がけましょう。

●また、ナトリウム量を減らすだけでなく、カリウムの摂取量を増やすようにするとナトリウムの排出が促されて効果的です。ただし、腎《じん》臓《ぞう》病などでカリウム制限がある場合は、かえって病状を悪化させるので注意が必要です。

アサリの佃煮《つくだ》

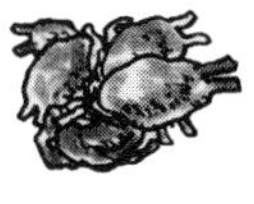

小皿1皿（15g）の場合
ナトリウム**435mg**
●
塩分に換算すると
1.1g

漬物

梅干し

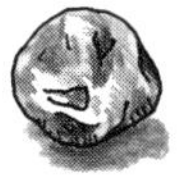

1個（正味10g）の場合
ナトリウム**870mg**
●
塩分に換算すると
2.2g

高菜漬け

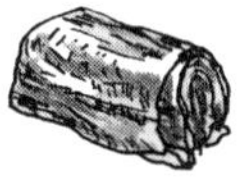

小皿1皿（30g）の場合
ナトリウム**690mg**
●
塩分に換算すると
1.8g

その他

こぶ茶（粉末）

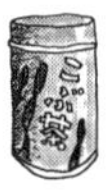

小さじ1（5g）の場合
ナトリウム**950mg**
●
塩分に換算すると
2.4g

食塩とナトリウム

日本人の食生活では、比較的食塩の摂取量が多いため、「食事摂取基準」では生活習慣病予防のために食塩相当量で目標量が定められました。この食塩相当量とはなんのことでしょうか。

食塩とは、ナトリウム（Na）と塩素（Cl）が結合した塩化ナトリウム（NaCl）のことをいいます。私たちが摂取する食事の中には、調味料として添加する食塩の塩化ナトリウムとは別に、もともと食品に含まれているナトリウムがあります。

生活習慣病などで影響を与えるのはナトリウム量なので、食品中のナトリウムの量を食塩に換算して食塩相当量を算出します。栄養計算で、調理で添加した食塩よりも食塩相当量が多くなるのは、食品に含まれているナトリウムを計算に加えるからです。換算の方法は、下の計算式のとおりです。ちなみに日本人が摂取するナトリウムのうち約70％が食塩由来、残りの約30％が食品由来です。

なお、「食塩相当量」は通称として食塩、または塩分とも呼ばれますが、本来は「塩分」という語には食塩や食塩相当量としての意味はありません。「塩分」という用語には注意が必要です。

食塩相当量（g）＝
ナトリウム量（㎎）×2.54÷1000

ミネラル

ナトリウムの大ネタ小ネタ

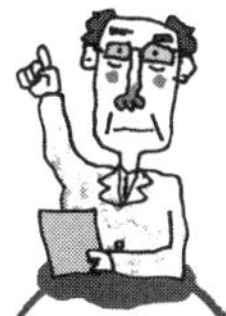

小ネタ1 純粋なナトリウム

ナトリウムは金属元素です。皆さんは単体のナトリウムを見たことがありますか？　自然界には存在しませんが、銀白色のやわらかい金属で、カッターナイフで簡単に切断できます。

この金属ナトリウム、じつは危険な物質です。水と接すると水素を発生し、爆発することもあります。皮膚に接すると、水分と反応して水酸化ナトリウムになり、皮膚を傷つけます。このように危険な物質ですが、水と接することのないように石油中で保存され、化学反応用の試薬などに広く利用されています。

大ネタ1 生活習慣病予防のための適量は？

生活習慣病と食塩摂取量との関係については、国際的にさまざまな報告があり、いくつかの指標があります。

世界がん研究基金とアメリカがん研究所による報告では、「広東風の塩漬けの魚は鼻咽腔《いんこう》がんの危険性を増加させる可能性が高い」、「塩漬けの食品や食塩は、胃がんの危険性を増加させる可能性が高い」とされています。

日本人の食塩および塩蔵食品摂取と胃がんリスクに関する研究では、「食塩摂取量および塩蔵食品摂取頻度ともに胃がんリスクと強い関連がある」ことが示されました。

一方、高血圧においては、世界各地の52集団が参加したIntersalt Studyで、ナトリウム排泄量が多い人は加齢による血圧上昇率が高いという相関関係が認められました。

血圧を上昇させない食塩摂取量の平均値は、一日あたり3～5gであると考えられており、ＷＨＯ（世界保健機関）では、高血圧の予防のための目標として、一日あたり5g未満にするようすすめています。

小ネタ 2

あらゆる食品にナトリウム

ナトリウムは生物にとって欠くことのできない栄養素です。細胞からなる生物であればナトリウムが含まれます。ですから、ほとんどすべての食品にナトリウムは含まれているのです。

大ネタ 2

人工塩味料があれば……

甘味の代表である砂糖は、そのとりすぎはよくない、あるいはダイエットのためにということで、カロリーゼロやローカロリーの飲料、食品が数多く市販されています。これらの製品には、「人工甘味料」が使われています。

一方、高血圧予防などのために減塩が叫ばれても、「人工塩味料」はありません。塩を減らした「減塩しょうゆ」や、塩化ナトリウムを一部塩化カリウムに置きかえた「塩」製品がある程度です。

「人工塩味料」が開発されれば、これまでと同じ味で、食塩摂取量を減らすことができるのですが、塩味を作り出すのは甘味よりむずかしいようです。開発できれば人類への貢献ははかりしれないと思うのですが……。

大ネタ 3

塩味はなくても生きていける!?

「食塩の摂取は一日10g未満にしましょう」というキャッチフレーズを、見たり聞いたりしたことがあるのではないでしょうか。このときの食塩10gとは、調味料としての塩10gを指すのではありません。ナトリウム量から換算した食塩相当量（いわゆる塩分）を指します。

一方、いろいろな報告を基に考えると、私たちは一日2g程度の食塩で生きていけるようです。

では私たちは、毎日の食事の中でどのくらい食塩を摂取しているでしょうか。外食でもおなじみのラーメンを例に見てみましょう。しょうゆラーメン（具材は、焼き豚、なると、メンマ、のり、ねぎ）の場合、食塩相当量は8.1gにもなり、一食で一日の上限目標量の80%にもなります。ちなみにラーメンの食塩相当量の内訳は、めんと具材で1.2g、スープで6.9g。減塩のためにはスープを残したほうがよさそうです。

（参考資料：『塩分早わかり』女子栄養大学出版部）

カリウム

細胞機能を支え、生命活動を維持する

基礎データ

- **元素記号**…K
- **特徴**…細胞内液に多く含まれる
- **欠乏症**…通常は見られない
- **過剰症**…通常は見られない
- **食品**…幅広く食品に含まれるが、特に野菜類、芋類、くだものなどの植物性食品に多く含まれる

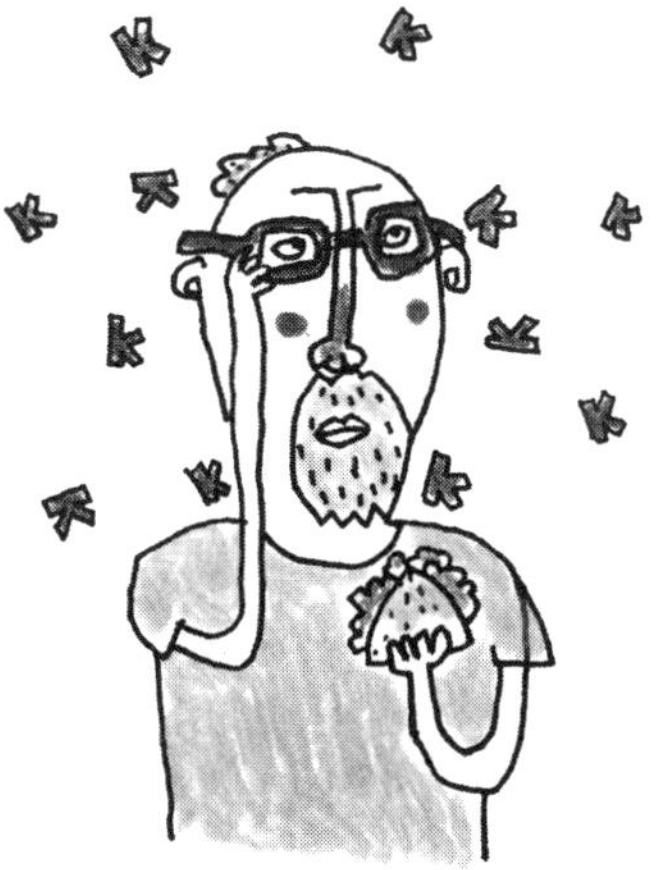

カリウムは体内に成人で100～150gほど（体重1kgあたり約2g）あり、その98%は細胞内に含まれます。ナトリウムとともに細胞の機能を支える、生命活動の維持に必須のミネラルです。

体内での働き

細胞機能の維持

細胞が活動するためには、その内外に水分が必要です。細胞内の水分（細胞内液）にはカリウムが、細胞外の水分（細胞外液）にはナトリウムがそれぞれ多く含まれています。これらの濃度やバランスは、

カリウムを多く含む食品

野菜類

ほうれん草

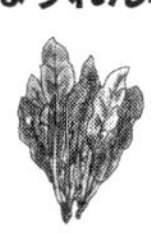

100gで
カリウム**690mg**
●
¼束（60g）
の場合
カリウム**414mg**

春菊

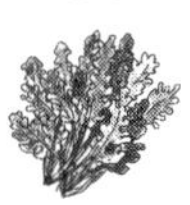

100gで
カリウム**460mg**
●
¼束（50g）
の場合
カリウム**230mg**

トマトジュース

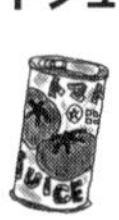

100gで
カリウム**260mg**
●
1缶（190g）
の場合
カリウム**494mg**

細胞の水分の量や浸透圧に影響を及ぼすので、細胞の膜にはカリウムとナトリウムをくみ出すポンプ機能がついていて、つねに適正な濃度を保つように調節されています。すなわち、カリウムとナトリウムのどちらが欠けてもそのバランスがくずれ、生命活動の基本単位である細胞は機能しなくなります。カリウムはナトリウムとともに生命活動そのものを維持しているともいえます。

筋肉の収縮・弛緩

筋肉の収縮・弛緩《しかん》の働きを正常に保つために働いています。

神経の伝達

神経伝達を正常に保つために働いています。

どのくらいとればいいの？

「日本人の食事摂取基準（2015年版）」では、表のように定められています。目安量は、体内のカリウム量を維持するために適正と考えられる値として設定された値です。これに対し、目標量の設定は生活習慣病（具体的には高血圧）の予防を目的としています。

WHO（世界保健機関）のガイドラインでは高血圧予防のために一日あたり3510mg以上のカリウムをとることが望ましいとしており、「食事摂取基準」ではこれを「高血圧予防のための望ましい摂取量」として提示しています。そのうえで、現在の摂取量から実現の可能性

くだもの

干し柿

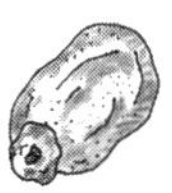

100gで
カリウム**670mg**
●
1個（35g）
の場合
カリウム**235mg**

りんご

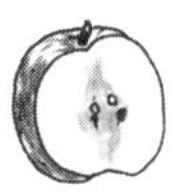

100gで
カリウム**120mg**
●
½個（正味120g）
の場合
カリウム**144mg**

キウイフルーツ

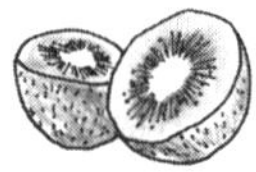

黄肉種100gで
カリウム**300mg**
●
1個（正味90g）
の場合
カリウム**270mg**

バナナ

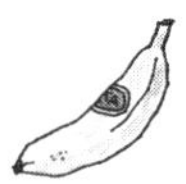

100gで
カリウム**360mg**
●
1本（正味90g）
の場合
カリウム**324mg**

カリウム K

カリウムの食事摂取基準（mg/日）

年齢	男性		女性	
	目安量	目標量	目安量	目標量
0～5(月)	400	―	400	―
6～11(月)	700	―	700	―
1～2(歳)	900	―	800	―
3～5(歳)	1,100	―	1,000	―
6～7(歳)	1,300	1,800以上	1,200	1,800以上
8～9(歳)	1,600	2,000以上	1,500	2,000以上
10～11(歳)	1,900	2,200以上	1,800	2,000以上
12～14(歳)	2,400	2,600以上	2,200	2,400以上
15～17(歳)	2,800	3,000以上	2,100	2,600以上
18～29(歳)	2,500	3,000以上	2,000	2,600以上
30～49(歳)	2,500	3,000以上	2,000	2,600以上
50～69(歳)	2,500	3,000以上	2,000	2,600以上
70以上(歳)	2,500	3,000以上	2,000	2,600以上

・妊婦は目安量を2000mg/日、授乳婦は目安量を2200mg/日とする。

を考慮して定められたのが目標量です。

不足すると

●健康な人では、下痢や多量の発汗、利尿剤の服用以外で欠乏することはまずありません。生きていくうえで不足する心配は不要です。
●生活習慣病予防の観点からは不足しがちといえます。カリウムは、ナトリウムを排泄《はいせつ》しやすくします。ナトリウムのとりすぎが原因で高血圧になることを予防するには、カリウムの充分な摂取が有効です。

とりすぎると

●必要を上まわる量を摂取すれば排泄されるため、日常的には過剰の心配はありません。
●腎臓《じんぞう》の機能が低下している人の場合は、排泄する機能が充分に働かないため、カリウムを体内にため込んで高カリウム血症になることが

芋類

里芋

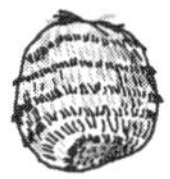

100gで
カリウム**640mg**
●
2個（正味80g）
の場合
カリウム**512mg**

じゃが芋

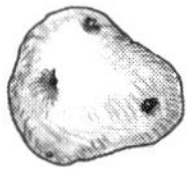

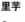

100gで
カリウム**410mg**
●
1個（正味120g）
の場合
カリウム**492mg**

豆類

糸引き納豆

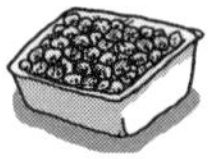

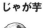

100gで
カリウム**660mg**
●
1パック（50g）
の場合
カリウム**330mg**

海藻・きのこ

ひじき(乾)

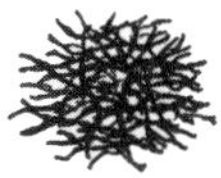

100gで
カリウム**6400mg**
●
大さじ1（5g）
の場合
カリウム**320mg**

あります。高カリウム血症では、不整脈や血圧の低下などを引き起こします。

食べ方のヒント

●幅広く食品に含まれますが、特に野菜、芋、くだものなどの植物性食品に多く含まれます。水にとけやすいので、みそ汁などを汁ごと摂取すると、汁にとけ出たカリウムも素材中のカリウムと同じように吸収され、利用されます。しかしカリウムはナトリウムとのバランスが重要であるため、カリウム摂取のためにナトリウムの多い煮物の煮汁などまで飲んでしまうのは効果的ではありません。

調理による損失

水溶性で、調理によって損失しやすい栄養素です。食材を水洗いしたくらいではほとんど流出しませんが、塩もみしたり煮たりして細胞壁がこわれると、とけ出てしまいます。たとえば、青菜をゆでた場合は半分ほど、芋を煮た場合は2割ほどのカリウムが流出します（「日本食品標準成分表2015年版」のデータから換算）。

エリンギ

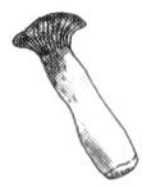

100gで
カリウム**340mg**
●
1本（40g）
の場合
カリウム**136mg**

魚類

サワラ

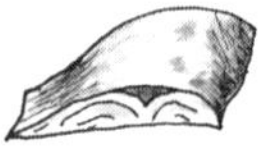

100gで
カリウム**490mg**
●
1切れ（80g）
の場合
カリウム**392mg**

マカジキ

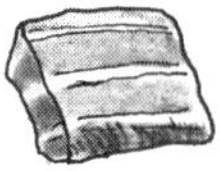

100gで
カリウム**380mg**
●
1切れ（100g）
の場合
カリウム**380mg**

カツオ

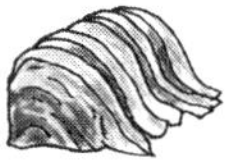

春どり100gで
カリウム**430mg**
●
刺し身5切れ（80g）
の場合
カリウム**344mg**

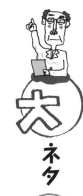

カリウムの大ネタ小ネタ

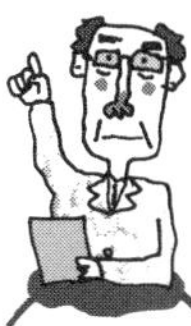

大ネタ1 カリウムと高血圧

ナトリウムが高血圧と関係していることはよく知られていますが、ナトリウムと反対の作用を持つと考えられているのがカリウムです。高血圧予防にはナトリウムとカリウムのバランスが重要であることがわかっており、カリウムを多く摂取すると高血圧の予防につながります。

ＷＨＯでは高血圧の予防のためには一日３５１０㎎以上のカリウム摂取がすすめられています。ちなみに、日本人の平均摂取量は２２１４㎎です（平成26年国民健康・栄養調査）。

減塩とともに、カリウムを積極的に摂取することがたいせつです。自然のままの食品は低ナトリウム、高カリウム食品がほとんどですから、素材のおいしさを味わうようにうす味を心がけ、すだちなどの柑橘《かんきつ》類を搾って食べるのもよいでしょう。

大ネタ2 カリウムと骨粗鬆症

最近の研究では、カリウムが骨粗鬆症《こつそしょうしょう》の予防に関係していることが示唆されています。これは、カリウムの摂取量が増えると、尿中へのカルシウムの排泄量が減少するためと考えられています。

尿中へ排泄されるカルシウムは、摂取した食事から吸収されたものか、骨からとけ出したものかのどちらかで、いずれにしても血液中にあったものです。カルシウムのバランスを保つためには、尿中へのカルシウム排泄量は少ないほうがよいのです。

つまり適度なカリウム摂取は、身体からカルシウムが出ていくのをおさえるので、骨粗鬆症の予防につながるということです。ナトリウムを多く摂取すると尿中へのカルシウム排泄量が増えることもよく知られており、ここでもナトリウムとカリウムのバランスが重要なのかもしれません。

大ネタ 3

りんごの効用

一般に東北地方は高血圧や脳卒中の発症が多く、これは食塩の摂取が多いためと考えられています。ところが青森県は、隣の秋田県と比べて脳卒中の死亡率が低く、血圧も低いことが知られています。この原因として、りんごの摂取が考えられています。すなわち青森県の人はりんごをたくさん食べていました。りんごにはカリウムが多く含まれていますから、高血圧そして脳卒中の予防に有効と考えられます。秋田県の人にりんごを多く摂取してもらったところ、血圧が低下したという報告もあります。そのまま食べるくだものは調理損失もなく、調味でナトリウムが加わることもないので、カリウムのよい供給源です。りんごでなくても、季節のくだものを積極的に食べるとよいでしょう。

小ネタ 1

カリウム、ポタシウム

カリウムは植物の灰に多く含まれることから、その語源はアラビア語で灰を意味するKalijanに由来します。一方カリウムは英語ではポタシウム（potassium）といいます。ポタシウムはつぼ（pot）と灰（ash）、それに金属元素を意味するiumが組み合わさったものです。すなわち、木を燃やした灰から得られたことに由来しています。カリウムは植物にも不可欠の栄養素で肥料の三大成分の一つです。

大ネタ 4

カリウム添加塩の功罪

ナトリウム摂取量を減らす必要のある人のために、食塩のナトリウムをカリウムに置きかえたカリウム添加塩が売られています。しかし、血圧が高いからといってカリウム添加塩ばかり使用すると、カリウムを多量に摂取することになります。

カリウムは腸管から吸収され、血液に入り、余分なカリウムは腎臓を通して尿中に排泄されます。ここで重要な働きをしているのが腎臓です。腎臓は私たちの身体全体のナトリウムとカリウムのバランスを調節しています。腎機能が正常な人の場合は問題にはなりませんが、腎機能が低下している人がカリウムを多量に摂取すると、血液中のカリウム濃度が上昇し（高カリウム血症）、心臓の機能に影響するような障害を招くおそれもあります。

腎機能が低下している人がカリウム添加塩を使用する場合には、医師や管理栄養士に相談してください。

Column

元素の周期表

■……体を作る元素

周期＼族	1	2	3	4	5	6	7	8	9	10	11	12	13	14	15	16	17	18
1	**H 水素**																	He ヘリウム
2	Li リチウム	Be ベリリウム											B ホウ素	**C 炭素**	**N 窒素**	**O 酸素**	F フッ素	Ne ネオン
3	**Na ナトリウム**	**Mg マグネシウム**											Al アルミニウム	Si ケイ素	**P リン**	**S 硫黄**	Cl 塩素	Ar アルゴン
4	**K カリウム**	**Ca カルシウム**	Sc スカンジウム	Ti チタン	V バナジウム	**Cr クロム**	**Mn マンガン**	**Fe 鉄**	**Co コバルト**	Ni ニッケル	**Cu 銅**	**Zn 亜鉛**	Ga ガリウム	Ge ゲルマニウム	As ヒ素	**Se セレン**	Br 臭素	Kr クリプトン
5	Rb ルビジウム	Sr ストロンチウム	Y イットリウム	Zr ジルコニウム	Nb ニオブ	**Mo モリブデン**	Tc テクネチウム	Ru ルテニウム	Rh ロジウム	Pd パラジウム	Ag 銀	Cd カドミウム	In インジウム	Sn スズ	Sb アンチモン	Te テルル	**I ヨウ素**	Xe キセノン
6	Cs セシウム	Ba バリウム	57～71 ランタノイド	Hf ハフニウム	Ta タンタル	W タングステン	Re レニウム	Os オスミウム	Ir イリジウム	Pt 白金	Au 金	Hg 水銀	Tl タリウム	Pb 鉛	Bi ビスマス	Po ポロニウム	At アスタチン	Rn ラドン
7	Fr フランシウム	Ra ラジウム	89～103 アクチノイド	Rf ラザホージウム	Db ドブニウム	Sg シーボーギウム	Bh ボーリウム	Hs ハッシウム	Mt マイトネリウム	Ds ダームスタチウム	Rg レントゲニウム	Cn コペルニシウム	Nh※ ニホニウム	Fl フレロビウム	Mc※ モスコビウム	Lv リバモリウム	Ts※ テネシン	Og※ オガネソン

（※の元素名は名称案）

57～71 ランタノイド	La ランタン	Ce セリウム	Pr プラセオジム	Nd ネオジム	Pm プロメチウム	Sm サマリウム	Eu ユウロピウム	Gd ガドリニウム	Tb テルビウム	Dy ジスプロシウム	Ho ホルミウム	Er エルビウム	Tm ツリウム	Yb イッテルビウム	Lu ルテチウム
89～103 アクチノイド	Ac アクチニウム	Th トリウム	Pa プロトアクチニウム	U ウラン	Np ネプツニウム	Pu プルトニウム	Am アメリシウム	Cm キュリウム	Bk バークリウム	Cf カリホルニウム	Es アインスタイニウム	Fm フェルミウム	Md メンデレビウム	No ノーベリウム	Lr ローレンシウム

周期表をながめながら

上の表は元素をある規則に基づいて並べたもので、「周期表」と呼ばれています。中学、高校の理科や化学の教科書でごらんになった記憶のある人も多いと思います。

私たちの体を作る元素、生命の維持に不可欠な元素を見てみましょう。炭素、水素、窒素など体を作る元素、三大栄養素の成分は表の比較的最初の部分、上段に出てきます。これは地球上でも多く存在する元素です。

ナトリウムやカルシウム、鉄などのミネラルと呼ばれる元素や、ビタミンB_{12}の構成成分であるコバルトは3段目、4段目に多く存在しています。セレンの隣にはヒ素がありますが、これは毒性の非常に高い元素です。一方、セレンは必須の栄養素ですが、過剰に摂取すると健康に悪影響を与えることが知られています。

現在は必須性が確認されていない多くの元素も、ごく少量でなんらかの働きをしている可能性も考えられます。２０１６年に113番めの元素が日本で確認され、ニホニウムと命名されました。

周期表をながめながら、人体の不思議を考えてみるのも興味深いことと思いませんか？

カルシウム

強い骨や歯を維持し、体のさまざまな機能を調節する

基礎データ

- **元素記号**…Ca
- **特徴**…人体内に最も多いミネラル
- **欠乏症**…骨粗鬆症ほか
- **過剰症**…通常は見られない
- **食品**…牛乳・乳製品、小魚や、大豆製品、一部の緑黄色野菜などに多く含まれる

カルシウムは**人体内に最も多く含まれるミネラル**です。その量は約1kg（体重の1〜2％）——骨、歯はもちろん、血液をはじめ体内のさまざまな部分に含まれています。

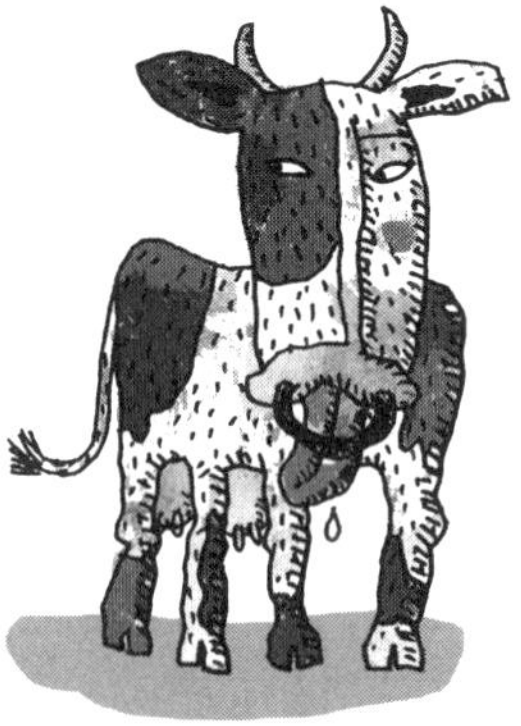

体内での働き

骨や歯を形成する

じょうぶな骨や歯を形成しています。体内カルシウムのじつに99％が骨と歯にあります。骨はカルシウムの貯蔵庫ともいわれ、必要に応じてカルシウムをとり入れたり、血液中に溶出させたりします。

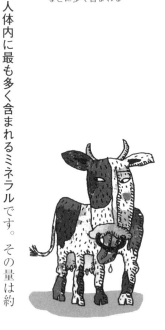

カルシウムを多く含む食品

乳類

牛乳	プレーンヨーグルト	プロセスチーズ
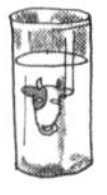	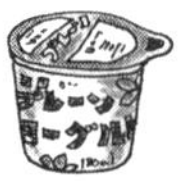	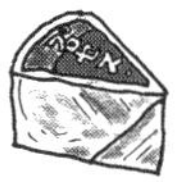
100gで カルシウム**110mg**	100gで カルシウム**120mg**	100gで カルシウム**630mg**
●	●	●
コップ1杯（180g）の場合 カルシウム**198mg**	⅔カップ（130g）の場合 カルシウム**156mg**	1切れ（20g）の場合 カルシウム**126mg**

カルシウム Ca

カルシウムの食事摂取基準（mg/日）

年齢	男性 推定平均必要量	男性 推奨量	男性 耐容上限量	女性 推定平均必要量	女性 推奨量	女性 耐容上限量
0～5（月）	—	200※1	—	—	200※1	—
6～11（月）	—	250※1	—	—	250※1	—
1～2（歳）	350	450	—	350	400	—
3～5（歳）	500	600	—	450	550	—
6～7（歳）	500	600	—	450	550	—
8～9（歳）	550	650	—	600	750	—
10～11（歳）	600	700	—	600	750	—
12～14（歳）	850	1,000	—	700	800	—
15～17（歳）	650	800	—	550	650	—
18～29（歳）	650	800	2,500	550	650	2,500
30～49（歳）	550	650	2,500	550	650	2,500
50～69（歳）	600	700	2,500	550	650	2,500
70以上（歳）	600	700	2,500	500	650	2,500

※1は目安量。

多くの生理機能を調節する

成長ホルモンをはじめとするホルモンの分泌《ぶんぴつ》、血液の凝固など広い範囲の生理機能に関与しています。血中濃度は1dlあたり9～11mgと厳密にコントロールされていて、不足すると骨からとけ出て補います。

その他

筋肉が収縮するのに必要不可欠な働きをしています。心臓が規則正しく拍動するためにもカルシウムが不可欠です。ほかにも、神経伝達を正常に保つために働いています。

どのくらいとればいいの？

「日本人の食事摂取基準（2015年版）」では、表のように定められています。

2005年版では目安量と目標量を主とした基準でしたが、2010年版からは、推定平均必要量と推奨量を主とした基準になりました。こ

魚介類

シシャモ（生干し）

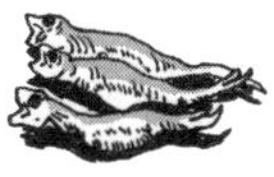

100gで
カルシウム**330mg**
●
3尾（50g）
の場合
カルシウム**165mg**

丸干しマイワシ

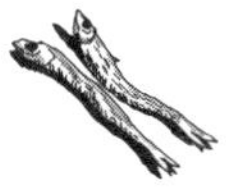

100gで
カルシウム**440mg**
●
2尾（50g）
の場合
カルシウム**220mg**

ワカサギ

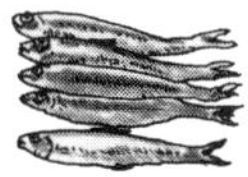

100gで
カルシウム**450mg**
●
5尾（正味80g）
の場合
カルシウム**360mg**

干しエビ

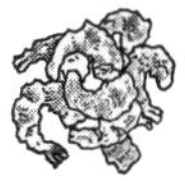

100gで
カルシウム**7100mg**
●
3尾（9g）
の場合
カルシウム**639mg**

カルシウムの蓄積量と吸収率

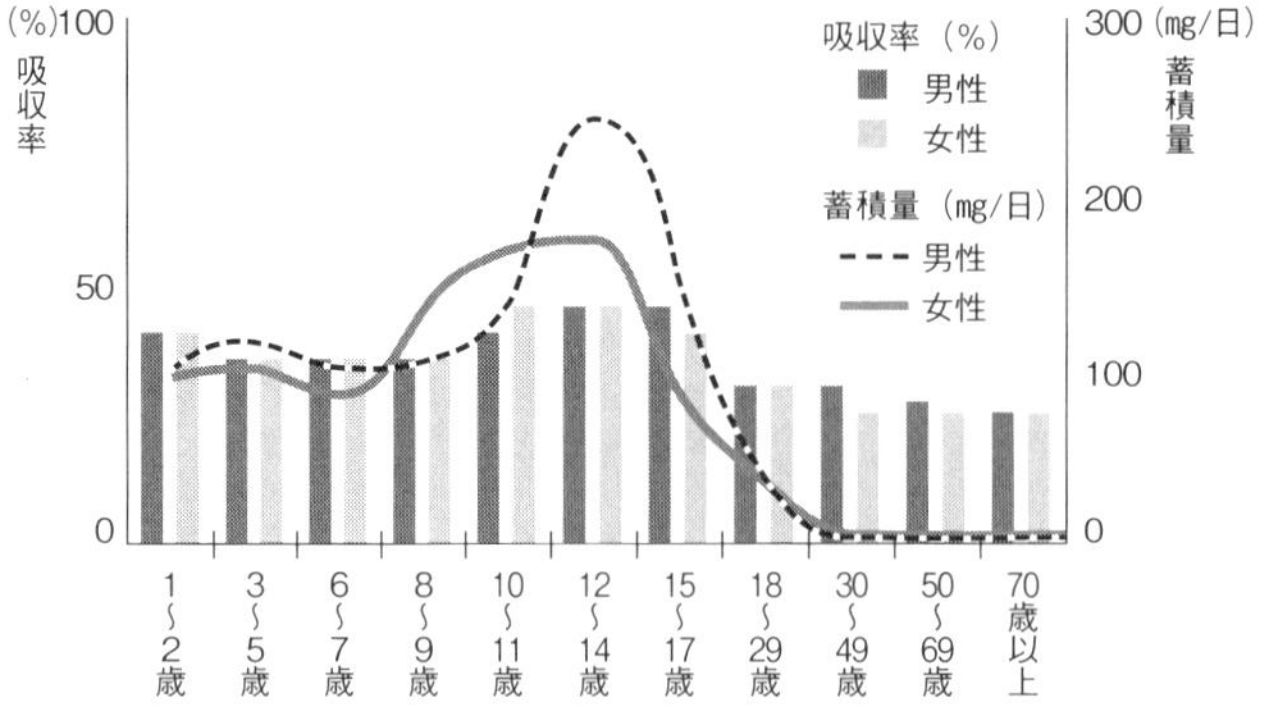

「日本人の食事摂取基準（2015年版）」のデータから作成

れは、要因加算法を用いて、骨量維持に必要な摂取量を推定するための報告が集積されてきたためです。要因加算法とは、その栄養素が体の中でどのように使われているかを考え、使われる要素別に必要と思われる値を出し、それらを足して必要量とするものです。カルシウムの場合は、体内への蓄積量、尿中排泄《はいせつ》量、そして経皮損失量を足し、これを吸収率で割った値が基になっています。

なお、耐容上限量は17歳以下で定められていませんが、これは充分な根拠がないためであり、多量摂取の安全性を保証するものではありません。

吸収率

カルシウムは**吸収率が低い栄養素**の一つで、摂取した量がそのまま体内で利用されるわけではありません。性別や年齢によって異なり、個人差もあります（**グラフ**）。成人では通常の食事での吸収率は25％といったところです（定まった数値はありません）。摂取量が少ない場合や必要量が多い時期には吸収率は高まります。また、食事のさまざまな成分や喫煙も吸収率に影響を与えます（左ページ**表**）。

豆類

糸引き納豆

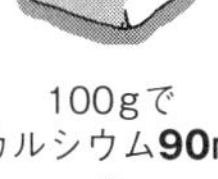

100gで
カルシウム**90mg**
●
1パック（50g）
の場合
カルシウム**45mg**

もめん豆腐

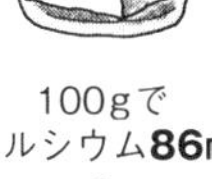

100gで
カルシウム**86mg**
●
¼丁（75g）
の場合
カルシウム**65mg**

しらす干し（半乾燥品）

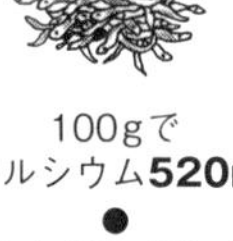

100gで
カルシウム**520mg**
●
大さじ2（10g）
の場合
カルシウム**52mg**

ウナギのかば焼き

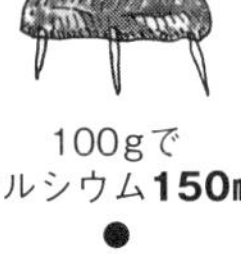

100gで
カルシウム**150mg**
●
1串（100g）
の場合
カルシウム**150mg**

不足すると

●成長期に不足すると、**骨や歯の形成障害**を起こします。そして、高齢期には骨がもろくなる**骨粗鬆症**《こつそしょうしょう》が多く見られます。ただし、骨粗鬆症は、カルシウムの摂取だけで予防できるものではなく、ほかの栄養素や、運動も含めた生活習慣の改善が重要です。

●慢性的なカルシウム欠乏になると、骨から血液中へのカルシウムの溶出が過剰になり、余分なカルシウムが血管などに沈着します。これを**カルシウムパラドックス**といい、高血圧や動脈硬化などの生活習慣病につながります。

カルシウム吸収にかかわる因子

吸収を促進すると考えられるもの

- ●カゼインフォスフォペプチド(CPP)※1
- ●乳糖※2
- ●ビタミンD
- ●適量のたんぱく質
- ●オリゴ糖※2

吸収を阻害すると考えられるもの

- ●シュウ酸※3
- ●フィチン酸※3　●食物繊維
- ●過剰のリン※4
- ●過剰のたんぱく質　●塩分
- ●過剰のアルコール
- ●カフェイン
- ●喫煙

※1 CPPは牛乳のたんぱく質が消化される過程で作られる成分。
※2 乳糖は乳製品に、オリゴ糖は大豆、ごぼうなどに多く含まれる。
※3 シュウ酸はほうれん草などの青菜に、フィチン酸は穀類、豆類などに含まれる。
※4 リンは魚や肉に含まれるほか、加工食品などに食品添加物として多用されている。
（女子栄養大学出版部『骨粗鬆症の人の食事』より）

野菜類

水菜

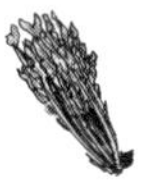

100gで
カルシウム**210mg**
●
1回量（50g）
の場合
カルシウム**105mg**

大根の葉

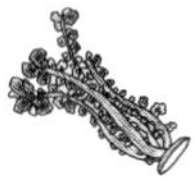

100gで
カルシウム**260mg**
●
1回量（50g）
の場合
カルシウム**130mg**

小松菜

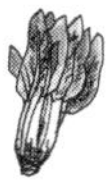

100gで
カルシウム**170mg**
●
¼束（80g）
の場合
カルシウム**136mg**

モロヘイヤ

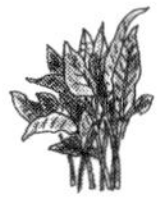

100gで
カルシウム**260mg**
●
¼束（60g）
の場合
カルシウム**156mg**

とりすぎると

●食生活でとりすぎることはまずありませんが、カルシウム剤とその吸収を高めるビタミンD剤とを併用すると**高カルシウム血症**になることがあります。食欲不振、嘔吐《おうと》などの消化器症状、脱力感、精神症状などが起き、重症化すると昏睡《こんすい》や心停止が起きます。また一日あたりの上限量を超える摂取が長く続くと、尿路結石などが起こることもあります。

食べ方のヒント

●牛乳・乳製品、小魚や、大豆製品、一部の緑黄色野菜などに多く含まれます。

●牛乳のカルシウムの吸収率は、一般的によいといわれています（↓183ページ「小ネタ1」参照）。また、カルシウムの吸収を助けるビタミンD、吸収されたカルシウムを骨にとり込むのを助けるビタミンKなどをいっしょに摂取するとよいでしょう。ビタミンDが豊富な魚や、ビタミンKが豊富な緑黄色野菜はカルシウムもとれて効果的です。

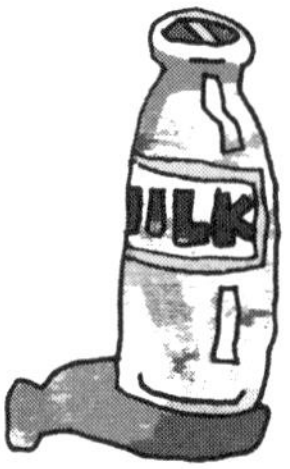

その他

青梗菜《ちんげんさい》	切り干し大根	ひじき（乾）	いりごま
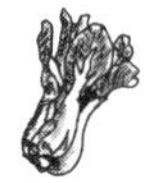	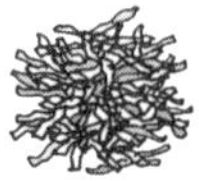	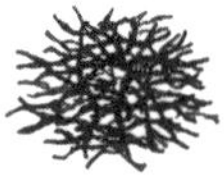	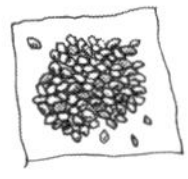
100gで カルシウム**100mg**	乾100gで カルシウム**500mg**	100gで カルシウム**1000mg**	100gで カルシウム**1200mg**
●	●	●	●
小1株（80g）の場合 カルシウム**80mg**	¼袋（10g）の場合 カルシウム**50mg**	大さじ1（5g）の場合 カルシウム**50mg**	小さじ1（3g）の場合 カルシウム**36mg**

生活習慣病とカルシウム摂取量について

カルシウムは私たちが生きていくうえで欠かすことのできないミネラルの一つです。カルシウムは神経の伝達をはじめ、筋肉の収縮、ホルモン分泌の調節など、生体のさまざまな機能の調節にたいせつな役割を担っています。一般的にカルシウムといえば、骨の健康に欠かすことのできない栄養素です。「骨粗鬆症の予防、治療のためには、カルシウムをたくさん摂取しましょう」とよくいわれています。

しかし最近、骨に関すること以外のカルシウムの健康効果がたくさんわかってきました。たとえば抗肥満効果、ＨＤＬ（いわゆる善玉）コレステロール増加効果、血圧低下効果などです。これらの効果はメタボリックシンドロームの予防にもつながります。カルシウムはだれでも知っている代表的なミネラルですが、じつはまだよく知られていない未知の効果がありそうです。

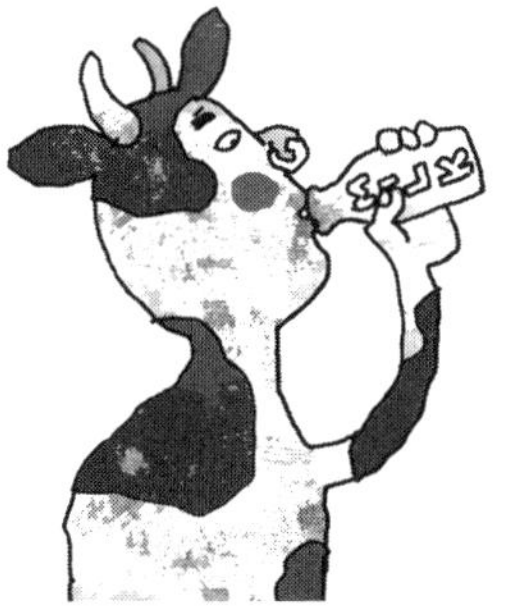

カルシウムの大・ネタ 小・ネタ

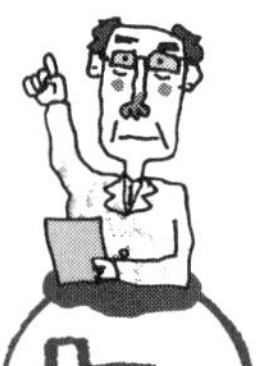

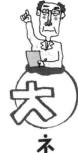

大ネタ1 妊娠・授乳期のカルシウム必要量

以前は、妊娠中や授乳中は、胎児の発育や母乳のためにカルシウムを多く摂取する必要があるという考えから妊婦や授乳婦では付加量が設定されていました。しかし「日本人の食事摂取基準（２００５年版）」から、妊婦・授乳婦の付加量がなくなりました。その理由は、多くの文献を検討した結果、妊娠・授乳期にはカルシウムの吸収・利用が高まることが明らかになったからです。女子栄養大学などの調査でも、非妊娠時のカルシウムの消化管からの吸収率が23%なのに対し、妊娠期42%、授乳期37%と高い値を示していました。摂取量を増やさなくても、必要な量は吸収されるようです。しかし、この場合でも、ある水準、すなわち推奨量の摂取は必要です。妊娠、授乳をきっかけにカルシウムの摂取量を見直してみるのもよいかもしれません。

大ネタ2 カルシウムとメタボ

カルシウムは骨の健康に重要な栄養素ですが、近年、カルシウムと体脂肪の関係も注目されています。カルシウムをたくさん摂取している人のほうが体重、体脂肪の増加が少ないという報告があります。この場合のカルシウムは牛乳・乳製品由来のほうが効果があるとも報告されています。

日本人を対象とした私たちの調査では、牛乳・乳製品（すなわちカルシウム）の摂取量が多い人たちで、女性では体重が軽く、ウエストが比較的細いという結果も出ています。中性脂肪の値も低く、ＨＤＬ（いわゆる善玉）コレステロールは高い値、血圧も良好でした。男性でも血圧は低値を示していました。すなわち男女ともにメタボリックシンドロームの予防あるいは改善に、カルシウムや乳製品が有効かもしれないということです。しかしこの調査だけでは、牛乳・乳製品がメタボリックシンドロームのリスクを低下させるかどうかはわかりません。そこで、実際に男性のメタボリックシンドロームの人に、牛乳・乳製品を摂取してもらった調査では、高血圧の改善効果が見られたという報告もあります。これらのメカニズムについては現在研究が進んでいるところです。

小ネタ1

牛乳はカルシウムの吸収率が高い!?

実験をして食品別に体内吸収率を見ると、牛乳のカルシウムの吸収率は約40%、小魚が約30%、野菜で約20%程度となります。ただし、人によっては、野菜のカルシウムの吸収率が40%と高い人もいます。また、実験の条件を変えるとこれらの数値は変わります。ですから、この数値自体はそれほど気にしなくてもよいでしょう。あくまでも同じ条件で比較したときには牛乳のカルシウムの吸収はよいという程度です。なお、牛乳のカルシウムの吸収率が高いのは、牛乳に含まれている乳糖やたんぱく質、またカルシウムの形態などが影響しています。

小ネタ2

ケールのカルシウム

ケールを知っていますか? 青汁として飲用されている野菜で、100gあたり220㎎のカルシウムを含みます。青菜にはカルシウムの吸収を阻害するシュウ酸が含まれていますが、このケールにはほとんど含まれていません。したがってケールのカルシウムの吸収率は牛乳と同程度と報告されています。

小ネタ3

「寝る子は育つ」はホント?

カルシウムの吸収率が同じでも、利用効率が悪くて尿中へたくさん排泄《はいせつ》してしまう人は、必要量が多くなります。

吸収したカルシウムを効率よく骨に利用させるためには、適度な運動が必要です。さらに成長期にはしっかりと睡眠をとることもたいせつです。寝る子は育つといいますが、私たちの骨を成長させ、身体を大きくするホルモンである「成長ホルモン」は寝ているときに分泌されるからです。

小ネタ4

カルシウムと「イライラ」

カルシウムは神経の伝達に関与していて、その摂取が「イライラ解消に有効」とうたわれることがあります。これを目的にサプリメントを利用する人もいるようですが、カルシウムは食事で充分に摂取できますし、カルシウムと「イライラ」についての研究報告があるわけではありません。「欠乏するとイライラする」とはいいきれないのです。

マグネシウム

循環器と骨の健康を支える

基礎データ

- **元素記号**…Mg
- **特徴**…カルシウムと拮抗してさまざまな働きをする
- **欠乏症**…通常は見られない
- **過剰症**…通常は見られない
- **食品**…種実類や葉野菜、未精製の穀類に多く含まれる

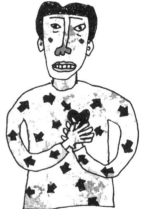

マグネシウムは体内に25gほどあり、その50～60％は骨に含まれています。残りは多くが細胞内液に含まれ、細胞の基本的機能に関与しています。そのほか筋肉や脳、神経、血液などに分布し、全身で300種を超える酵素の働きを助けることで、健康を支えています。

体内での働き

骨の形成をサポート

骨や歯にカルシウムが行きわたるように調節し、じょうぶな骨の形成を助けています。

マグネシウムを多く含む食品

種実類

落花生（いり）	カシューナッツ（フライ、味つけ）	アーモンド（フライ、味つけ）
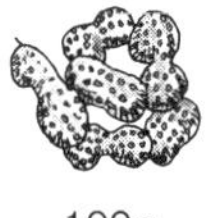	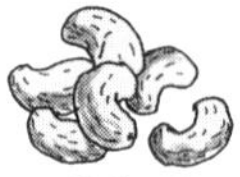	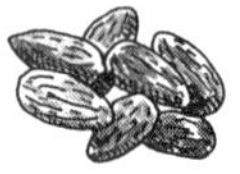
100g マグネシウム**200mg**	100gで マグネシウム**240mg**	100gで マグネシウム**270mg**
●	●	●
15粒（正味10g）の場合 マグネシウム**20mg**	10粒（10g）の場合 マグネシウム**24mg**	10粒（10g）の場合 マグネシウム**27mg**

マグネシウム Mg

血圧の調節に役立つ

細胞内のカルシウムやナトリウムの量を調整して血圧の調節に役立っています（カルシウムやナトリウムの量が過多になると高血圧につながります）。カルシウムが動脈を収縮させて血圧を上げるのに対し、マグネシウムは動脈を弛緩《しかん》させて血圧を下げる方向に働きます。互いの作用で正常な血圧や血液の循環を保っているのです。

筋肉の収縮に役立つ

カルシウムと拮抗《きっこう》して筋肉の収縮をスムーズにします。筋肉の収縮はカルシウムの刺激で起こります。マグネシウムはこれを必要に応じておさえ調整します。心臓が規則正しく拍動するのも、カルシウムとマグネシウムが拮抗して心臓の筋肉がスムーズに収縮するからです。

その他

神経伝達を正常に保つために働いています。糖質をエネルギーに変えるのを助けたり、たんぱく質の合成を助けたり、酵素反応を介して種々の生理機能を支えています。

どのくらいとればいいの？

「日本人の食事摂取基準（2015年版）」では、次ページの表のように定められています。

マグネシウムの過剰摂取による健康障害は下痢が代表的なものです

穀類

そば（ゆで）

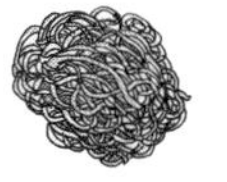

100gで
マグネシウム**27mg**

●

1食分（180g）
の場合
マグネシウム**49mg**

玄米ごはん

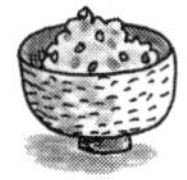

100gで
マグネシウム**49mg**

●

ごはん1膳（150g）
の場合
マグネシウム**74mg**

胚芽精米ごはん

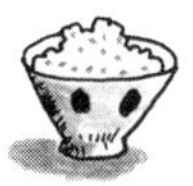

100gで
マグネシウム**24mg**

●

ごはん1膳（150g）
の場合
マグネシウム**36mg**

豆類

大豆（ゆで）

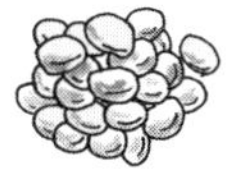

国産黄大豆100gで
マグネシウム**100mg**

●

1回量（50g）
の場合
マグネシウム**50mg**

マグネシウムの食事摂取基準（mg/日）

年齢	男性 推定平均必要量	男性 推奨量	男性 耐容上限量※1	女性 推定平均必要量	女性 推奨量	女性 耐容上限量※1
0～5(月)	—	20※2	—	—	20※2	—
6～11(月)	—	60※2	—	—	60※2	—
1～2(歳)	60	70	—	60	70	—
3～5(歳)	80	100	—	80	100	—
6～7(歳)	110	130	—	110	130	—
8～9(歳)	140	170	—	140	160	—
10～11(歳)	180	210	—	180	220	—
12～14(歳)	250	290	—	240	290	—
15～17(歳)	300	360	—	260	310	—
18～29(歳)	280	340	—	230	270	—
30～49(歳)	310	370	—	240	290	—
50～69(歳)	290	350	—	240	290	—
70以上(歳)	270	320	—	220	270	—

※1　通常の食品からの摂取の場合、耐容上限量は設定しない。通常の食品以外からの摂取量の耐容上限量は、成人の場合350mg/日、小児では5mg/kg体重/日とする。　※2は目安量。
・妊婦は30／40mg（推定平均必要量／推奨量）を付加する。

（下剤として使用されています）。しかし、マグネシウムを通常の食品から摂取している場合は、下痢などの影響は報告されていません。したがって、「食事摂取基準」では耐容上限量が示されていません。

一方、マグネシウムを人工的に添加した食品やサプリメントなどでマグネシウムをとりすぎると、下痢が起こることが報告されています。そのため、成人では「通常の食品以外からの耐容上限量」として一日あたり350mgが示されました。サプリメント等を利用する場合にはとりすぎに注意しましょう。

不足すると

●通常は欠乏症が出ることはありません。

●慢性的に不足すると、狭心症や心筋梗塞《こうそく》など、心臓疾患の危険性が

豆乳（無調整）

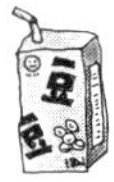

100gで
マグネシウム**25mg**
●
1パック（180g）
の場合
マグネシウム**45mg**

魚介類

丸干しマイワシ

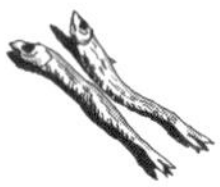

100gで
マグネシウム**100mg**
●
2尾（50g）
の場合
マグネシウム**50mg**

干しエビ

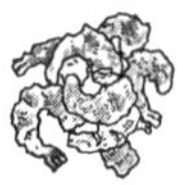

100gで
マグネシウム**520mg**
●
3尾（9g）
の場合
マグネシウム**47mg**

キンメダイ

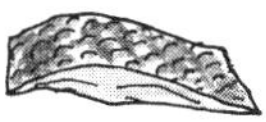

100gで
マグネシウム**73mg**
●
1切れ（60g）
の場合
マグネシウム**44mg**

高まる可能性があることが、多くの疫学研究や臨床研究、動物実験で確認されています。

●不足状態がひどくなると、神経過敏症などの神経症状、抑うつ症や、不整脈などの循環器障害が見られることもあります。

とりすぎると

●マグネシウムは尿や汗といっしょに体外に排泄《はいせつ》されやすい栄養素です。過剰にとっても排泄されるため、通常の食品からとる範囲では過剰摂取による健康障害や副作用は報告されていません。ただし排泄機能を担う腎臓《じんぞう》に障害のある人は注意が必要です。

●医薬品として一定量以上を摂取すると下痢になります。

食べ方のヒント

●ほとんどの食品に含まれていますが、種実類や葉野菜、未精製の穀類などには特に多く含まれています。

●カルシウムと拮抗してさまざまな働きをすることなどから、「カルシウムとのバランスが肝要で、マグネシウム1に対してカルシウム2~3がよい」といわれています。しかし、この比率に関するヒトでの確実な根拠はありません。

海藻

カキ

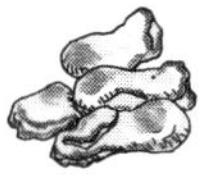

養殖100gで
マグネシウム**74mg**
●
2個（40g）
の場合
マグネシウム**30mg**

ひじき（乾）

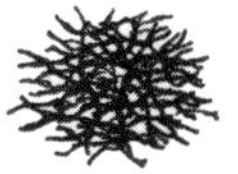

100gで
マグネシウム**640mg**
●
大さじ1（5g）
の場合
マグネシウム**32mg**

野菜類

ほうれん草

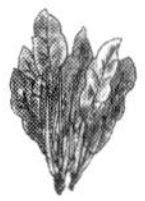

100gで
マグネシウム**69mg**
●
¼束（80g）
の場合
マグネシウム**55mg**

つるむらさき

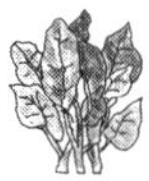

100gで
マグネシウム**67mg**
●
¼束（55g）
の場合
マグネシウム**37mg**

マグネシウムの大・ネタ小・ネタ

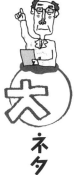

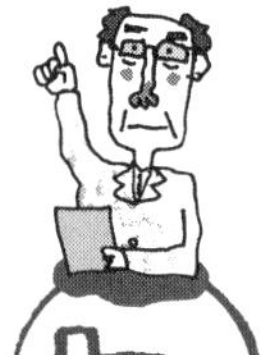

大ネタ１ にがりと豆腐とマグネシウム

にがり（苦汁）は海水からあら塩を作るさいの副産物です。にがりの主成分は塩化マグネシウムなので、にがりを用いた加工食品はマグネシウム含量が多くなります。一方、最近の豆腐は硫酸カルシウムなどが凝固剤として多用されています。にがりを使用しているかどうかで、豆腐のマグネシウム含量は左右されます。

「日本食品標準成分表」の値を見てみると、いちばん新しい「食品成分表２０１５年版」ではもめん豆腐100gあたり130mg、これが２０１０年版の「食品成分表」では31mgとなっています。これは、「にがり」を使う豆腐が多くなったというわけではないそうです。測定値にバラつきが大きかったため、文献を基に再検討された結果、マグネシウムの量が増えたということでした。

小ネタ１ マグネシウムが多いもの

マグネシウムは地球上で６番目に多い元素で、広範囲に存在します。

海水に比較的多く含まれているので、魚介など海産物にはマグネシウムが多く含まれています。また、葉緑体の構成成分のため、植物では緑の濃い葉野菜にマグネシウムが多く含まれます。

小ネタ２ にがりでダイエット？

一時期、「にがりダイエット」がはやりました。にがりで本当にやせるのでしょうか？

にがりに含まれるマグネシウムは下剤に利用されています。とりすぎれば下痢になるので（その量は人によって異なります）、下痢をしてやせるということはあるかもしれません。そんな中、２００４年７月に㈱国立健康・栄養研究所から、確実な根拠はないということで、ダイエット効果を否定するコメントが発表されました。にがりは豆腐から摂取する程度にしましょう。

小ネタ3 マンガンとマグネットとの意外な関係

マグネシウムという名前の由来は、古代ギリシアのマグネスという神様の住む土地、マグネシアという地名からだといわれています。

この地方でとれる白い鉱物（おそらく炭酸マグネシウムと思われます）はさまざまな病気に対して治療効果があり、これがマグネシウムと名づけられました。マグネシウムの生体への効果を考えると、うなずける話です。ちなみにこの地方でとれる黒い鉱物はマンガン、のちに磁石の原料となった鉱物はマグネットと名づけられました。

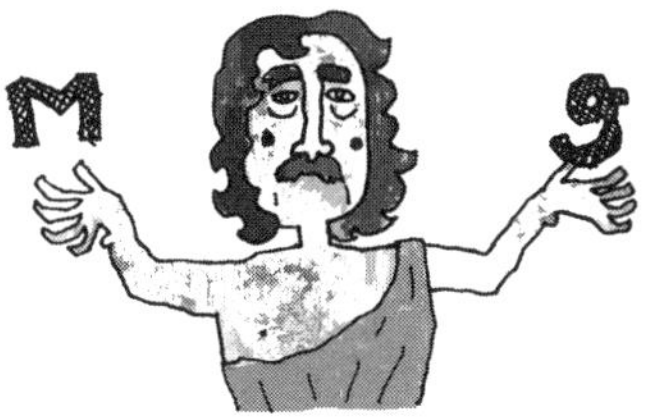

小ネタ4 マグネシウム、フラッシュ

マグネシウムは生体内でさまざまな生理機能にかかわる一方、軽量金属として工業的にも広く利用されてきました。

その一つが写真撮影用のフラッシュです。マグネシウムは空気中で熱を加えると、閃光を放って激しく燃えます。この性質がフラッシュに利用されていましたが、一度しか使用できないことなどからしだいに用いられなくなりました。

最近は軽量化をねらった合金への利用が主流で、ノート型パソコンや携帯電話などの構造材として需要が伸びています。

小ネタ5 マグネシウムの摂取量

ミネラルというとカルシウムと鉄ばかりが注目されてきましたが、マグネシウムもこれらと同様に欠かせない栄養素です。

以前の「国民栄養調査」では、ミネラルの調査項目がカルシウム、鉄、ナトリウムに限られていましたが、２００１年の調査からマグネシウムほか４つのミネラルが調査項目に追加されました。その結果、マグネシウムなどいくつかのミネラルの摂取量が少ない実態が浮かんだのです。これを受けて、２００４年から栄養機能食品の栄養成分にも追加されています。

栄養機能食品…通常の食生活を行うことが難しく1日に必要な栄養成分を摂取できない場合に、その補給や補完のために利用する食品のこと。許可や届出の必要はないが、規格基準を満たしていなければならない。

リン

骨や歯を作る。エネルギー代謝にも必須

基礎データ

- **元素記号**…P
- **特徴**…カルシウムの代謝と関係が深い
- **欠乏症**…通常は見られない
- **過剰症**…副甲状腺の機能異常ほか
- **食品**…幅広く食品に含まれ、食品添加物としても使用されている

リンはカルシウムに次いで私たちの体内に多く含まれるミネラルで、体重の約1％を占めるといわれています。

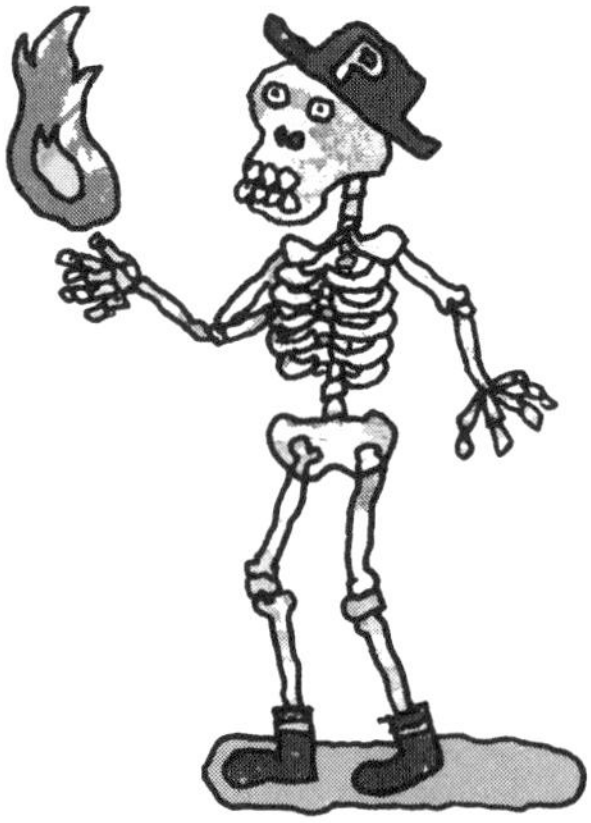

体内での働き

骨や歯を作る

骨や歯などを作る主材料で、体内のリンの約8割が骨や歯に利用されます。骨でもカルシウムの次に多く含まれるミネラルで、骨の中でカルシウムと結合してハイドロキシアパタイトという形で存在し、骨の硬度を保っています。

リンを多く含む食品

魚類

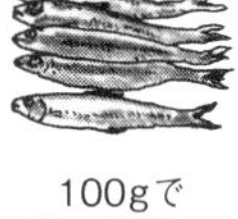

ワカサギ

100gで
リン**350mg**
●
5尾（正味80g）
の場合
リン**280mg**

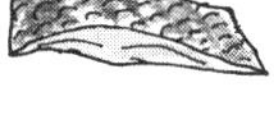

キンメダイ

100gで
リン**490mg**
●
1切れ（60g）
の場合
リン**294mg**

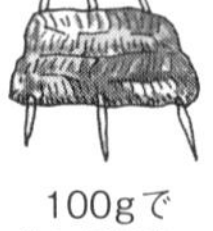

ウナギのかば焼き

100gで
リン**300mg**
●
1串（100g）
の場合
リン**300mg**

エネルギー代謝に働く

エネルギー代謝にかかわる酵素やエネルギーを蓄えるための高エネルギーリン酸化合物――ATP（アデノシン三リン酸）の構成成分として重要な役割を担っています。

ATPはアデノシンという物質にリン酸が3つ結合したものですが、分解されてリン酸が結合からはずれるときにエネルギーを出します。食事から摂取される糖質や脂質、たんぱく質のエネルギー源は、代謝されてATPとなり、エネルギーを生み出すのです。

その他

脂質と結合したリン脂質は細胞膜の構成成分で、神経機能にも関与しています。ほかにも遺伝をつかさどる核酸の構成成分であるなど、体内の至る所でさまざまな形で存在し、浸透圧やpHの調節など、正常な生理機能の維持に働いています。

どのくらいとればいいの？

リンは広く一般の食品に含まれていて摂取不足が起こらなかったことから、その生理作用の重要性にもかかわらず、日本では長い間、必要量が定められていませんでした。現在は、「日本人の食事摂取基準（2015年版）」で次ページの**表**のように定められていますが、研究が不充分であることから、推定平均必要量や推奨量は決められず、目

クロマグロ（赤身）

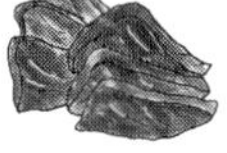

100gで
リン**270mg**
●
刺し身6切れ（80g）の場合
リン**216mg**

カツオ

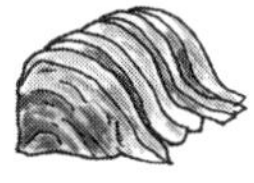

春どり100gで
リン**280mg**
●
刺し身5切れ（80g）の場合
リン**224mg**

マイワシ

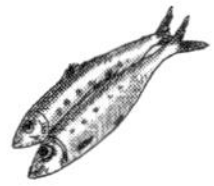

100gで
リン**230mg**
●
2尾（正味110g）の場合
リン**253mg**

マカジキ

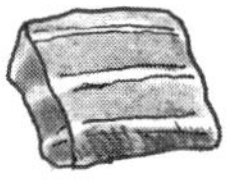

100gで
リン**270mg**
●
1切れ（100g）の場合
リン**270mg**

リンの食事摂取基準（mg/日）

年齢	男性		女性	
	目安量	耐容上限量	目安量	耐容上限量
0〜5(月)	120	—	120	—
6〜11(月)	260	—	260	—
1〜2(歳)	500	—	500	—
3〜5(歳)	800	—	600	—
6〜7(歳)	900	—	900	—
8〜9(歳)	1,000	—	900	—
10〜11(歳)	1,100	—	1,000	—
12〜14(歳)	1,200	—	1,100	—
15〜17(歳)	1,200	—	900	—
18〜29(歳)	1,000	3,000	800	3,000
30〜49(歳)	1,000	3,000	800	3,000
50〜69(歳)	1,000	3,000	800	3,000
70以上(歳)	1,000	3,000	800	3,000

・妊婦、授乳婦は800mg/日とする。

安量として設定されました。この値はアメリカやカナダの食事摂取基準を参考に、日本の平成22年および23年「国民健康・栄養調査」での摂取量の中央値から求められたものです。なお、妊婦では胎児の発育に必要な量、授乳婦では母乳への損失分の付加が検討されましたが、妊娠時や授乳時の吸収率や損失に関する研究報告から、付加する必要はないと結論づけられました。

また、リンが食品添加物として広く利用されていることなどから、過剰摂取による健康障害を考慮し、耐容上限量も設定されています。

吸収・排泄

リンは食事からの摂取量の増減がそのまま血液中や尿中のリン濃度に影響します。吸収されやすく、カルシウムなどに比べて血液中の濃度の変動が大きいのですが、過剰にはならないように副甲状腺《せん》ホルモンによって調節が行なわれ、余剰分は排泄《はいせつ》されます。

不足すると

●食品に広く含まれているため、リンの欠乏によって健康障害が起こ

肉類

鶏レバー

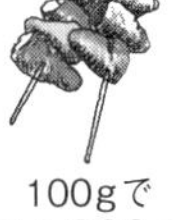

100gで
リン**300mg**
●
焼きとり2本（60g）
の場合
リン**180mg**

豚レバー

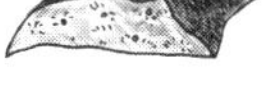

100gで
リン**340mg**
●
1回量（80g）
の場合
リン**272mg**

マアジ

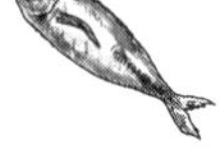

100gで
リン**230mg**
●
1尾（正味80g）
の場合
リン**184mg**

シシャモ

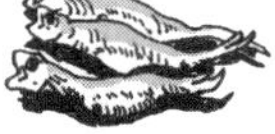

100gで
リン**430mg**
●
3尾（50g）
の場合
リン**215mg**

ることはまずありません。
●病気や薬剤などにより血液中のリン濃度が低下すると、さまざまな神経症状が現われるほか、慢性化すると骨軟化症などになります。

とりすぎると

●副甲状腺の機能に異常が起こるとの報告があります。副甲状腺とは甲状腺組織の上下にある小さな組織で、副甲状腺から出るホルモンを副甲状腺ホルモンといいます。
●リンを多く摂取した場合には、副甲状腺ホルモンの分泌《ぶんぴつ》が促進されることによって血液中のリン濃度が調節されますが、リンの食品添加物が多い食事をした場合に、リンの総摂取量が一日2.1gを超えると副甲状腺機能の亢進《こうしん》をきたすという報告があります。また、一日1.5～2.5gのリン酸を食事に添加することによって副甲状腺ホルモンのレベルが上昇することも認められています。
●リンに対しカルシウムの比率が低いと、骨量減少の可能性があります。

食べ方のヒント

●リンは、広く一般の食品に含まれます。食品添加物としても使用され、多くの加工食品に使われています（→194ページ「大ネタ1」参照）。

その他

鶏ささ身（若鶏）

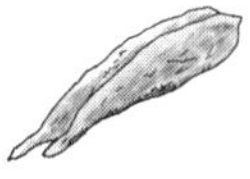

100gで
リン**220**mg
●
2本（80g）
の場合
リン**176**mg

ボンレスハム

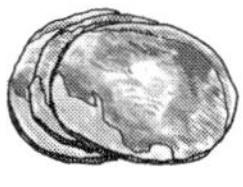

100gで
リン**340**mg
●
3枚（50g）
の場合
リン**170**mg

玄米ごはん

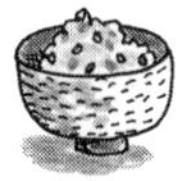

100gで
リン**130**mg
●
ごはん1膳（150g）
の場合
リン**195**mg

牛乳

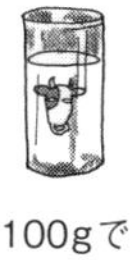

100gで
リン**93**mg
●
コップ1杯（180g）
の場合
リン**167**mg

リンの大ネタ小ネタ

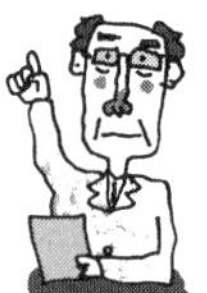

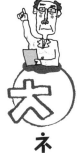

小ネタ1 腎機能とリン

リンは腎臓《じんぞう》に障害のある人、人工透析を受けている人にとって、注意が必要な栄養素です。リンをはじめ多くのミネラルは腎臓から尿中に排泄されます。腎臓は体に必要なものはできるだけ捨てないように、また不必要なものは捨てるように働いています。

特にリンは食事から多く摂取され、消化管からの吸収率も高いので、たくさん尿から捨てる必要があります。しかし、腎機能が低下するとうまく排泄されません。腎臓病の治療でリンの摂取を制限するのはこのためです。

大ネタ1 食品添加物とリン

リンは食品添加物として使用されています。その目的は結着剤、品質改良剤などで、多くの加工食品に使用されています。平成26年の「国民健康・栄養調査」では日本人1人一日あたりのリンの摂取量は962㎎ですが、これは食事記録を基に「食品成分表」を用いて計算した結果であり、「食品成分表」に記載されていない加工食品に添加されているリンの量は加算されていません。加工食品の摂取が多い人では、実際の摂取量はもう少し多いかもしれません。

食品添加物にリンが使用されているかどうかは表示でわかります。「リン酸塩」のほか、「ピロリン酸」「ポリリン酸」「メタリン酸」などの表示がリンを含む食品添加物です。

小ネタ2 リンは光る？

リンはよく燃えます。マッチにも利用されてきましたし、有名なところでは墓場などにあるリンが自然に発火することがあり、それがヒトダマ（人魂）の正体だという説があります（実際には不明です）。

リンは英語ではphosphorusといいます。これはギリシア語のphos（光）＋phoros（運び屋）が語源であるといわれています。

小ネタ3

サリン

ある種のリン化合物は農薬や殺虫剤として用いられます。また猛毒のサリンもリンを含む化合物です。サリンは開発にかかわった4人の名前から名づけられたもので、無色無臭の液体です。生体に不可欠な栄養素が、その化学構造が変わるだけで猛毒になる――なにか不思議な気がします。

小ネタ4

有機リン、無機リン

リンは食品添加物などに使用される無機リンと生体内に存在している有機リンとに分けられます。「食品成分表」に記載されているリンの量はこれらの合計です。

ところが、この無機リンと有機リンとでは、吸収や代謝など、生体に対する影響が異なることが推測されています。どちらがよいとか悪いとかはいえませんが、同じリンでも分けて考える必要があり、今後の研究が待たれるところです。

大ネタ2

カルシウムとのバランスに注意!?

ともすれば、リンは悪者のように扱われています。「カルシウムとリンとの摂取比率は1対1が理想で、リンがカルシウムの2倍以上になってはいけない、すなわち1対2を超えないように」といわれていますが、これはカルシウムが不足しがちな栄養素であることもあって、リンのとりすぎに注意しようというものです。

ところが、この説については否定的な報告もあって、まだ明らかになっていません。

確かに理論上は、リンがカルシウムの吸収を阻害することが考えられますし、実際に動物実験ではリンを増やすとカルシウムの吸収が悪くなることも示されていますが、実際にヒトで骨密度に影響するのかなどは、まだ充分に証明されていないのです。

じつはリンはこれまであまり注目されてこなかった栄養素で、私たちがリンを実際にどれだけ摂取しているのかさえ、まだ充分に調べられていません。リンは今後注目の栄養素です。

鉄

赤血球の成分として全身に酸素を運ぶ

基礎データ

- **元素記号**…Fe
- **特徴**…赤血球の成分。出血により不足しやすい
- **欠乏症**…鉄欠乏性貧血
- **過剰症**…通常は見られない
- **食品**…肉類（レバー、赤身肉）、魚介類（一部）、緑黄色野菜（一部）、ひじきなどに多く含まれる

鉄は、成人で体内に3～4gほど含まれ、その約70％近くは血液に、4％ほどは筋肉に、残りはおもに肝臓、脾臓《ひぞう》、骨髄にあります。

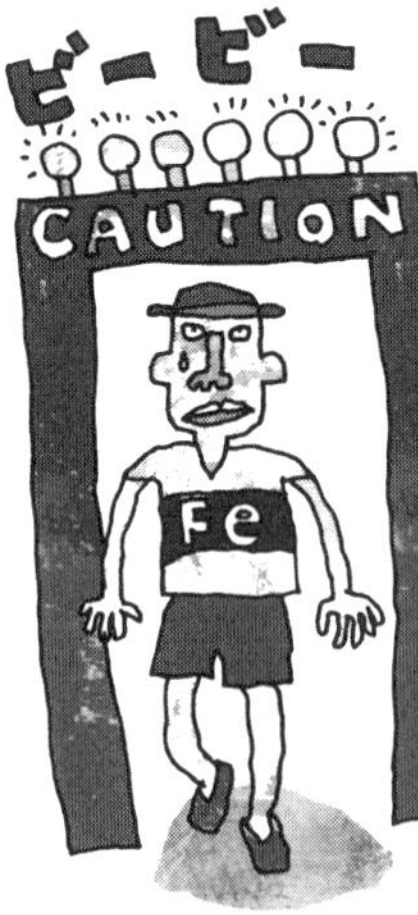

体内での働き

血液中で酸素を運搬する

赤血球の成分であるヘモグロビンを構成しています。ヘモグロビンには肺からとり込んだ酸素を全身の細胞に送り届ける役割があります。

血液中の酸素を筋肉にとり込む

ミオグロビン（ヘモグロビンに似たたんぱく質）の成分として、血

鉄を多く含む食品

肉類

豚レバー	鶏レバー	鶏ハツ
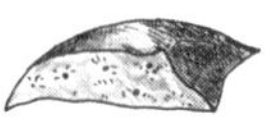	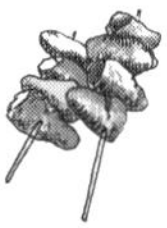	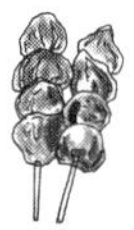
100gで 鉄**13.0mg**	100gで 鉄**9.0mg**	100gで 鉄**5.1mg**
1回量（80g）の場合 鉄**10.4mg**	焼きとり2本（60g）の場合 鉄**5.4mg**	焼きとり2本（60g）の場合 鉄**3.1mg**

液中の酸素を筋肉にとり込む役割を担っています。

肝臓や脾臓、骨髄で蓄えられる

血液中の鉄も筋肉中の鉄も体が酸素を利用するために働いていて、**機能鉄**と呼ばれています。これに対して、肝臓や脾臓、骨髄に存在する鉄は、機能鉄が不足すると血液中に出てきて補給する役割を担い、**貯蔵鉄**といいます。不足に備えるためにこれらの臓器に蓄えてあるといえます。

どのくらいとればいいの？

「日本人の食事摂取基準（2015年版）」では、次ページの表のように定められています。赤血球の寿命は約4か月ですが、鉄は体内でリサイクルが効率よく行なわれており、排泄《はいせつ》される量は一日あたりせいぜい1㎎ほどです。毎日の食事からはこの分だけ補給すればよいのですが、鉄は吸収率が低いため、その何倍もの量が必要です。

月経のある女性では月経血中への鉄の損失が大きくなっています。月経による鉄損失を補うには、成人で一日あたり3・64㎎必要と推定されていますが、個人差もあります。「食事摂取基準」の設定では、過多月経（月経血量が80㎖／回以上の場合）の人を除外して策定されました。また、妊婦と授乳婦では必要となる摂取量が増加しますが、月経による損失がない場合は月経なしの値に付加量をプラスします。

牛ヒレ肉

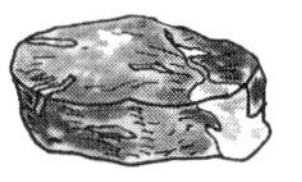

輸入牛100gで
鉄**2.8㎎**
●
1回量（80g）
の場合
鉄**2.2㎎**

魚介類

丸干しマイワシ

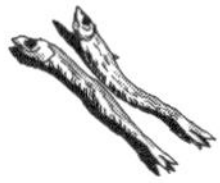

100gで
鉄**4.4㎎**
●
2尾（50g）
の場合
鉄**2.2㎎**

カツオ

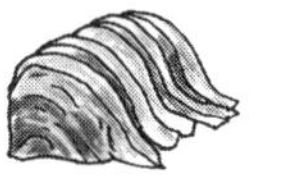

100gで
鉄**1.9㎎**
●
刺し身5切れ（80g）
の場合
鉄**1.5㎎**

アサリ

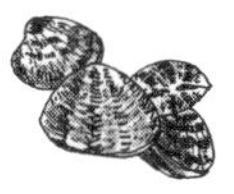

100gで
鉄**3.8㎎**
●
10個（正味40g）
の場合
鉄**1.5㎎**

鉄の食事摂取基準（mg/日）[※1]

年齢	男性			女性[※2]		
	推定平均必要量	推奨量	耐容上限量	推定平均必要量	推奨量	耐容上限量
0～5（月）	—	0.5[※3]	—	—	0.5[※3]	—
6～11（月）	3.5	5.0	—	3.5	4.5	—
1～2（歳）	3.0	4.5	25	3.0	4.5	20
3～5（歳）	4.0	5.5	25	3.5	5.0	25
6～7（歳）	4.5	6.5	30	4.5	6.5	30
8～9（歳）	6.0	8.0	35	6.0	8.5	35
10～11（歳）	7.0	10.0	35	7.0/10.0	10.0/14.0	35
12～14（歳）	8.5	11.5	50	7.0/10.0	10.0/14.0	50
15～17（歳）	8.0	9.5	50	5.5/8.5	7.0/10.5	40
18～29（歳）	6.0	7.0	50	5.0/8.5	6.0/10.5	40
30～49（歳）	6.5	7.5	55	5.5/9.0	6.5/10.5	40
50～69（歳）	6.0	7.5	50	5.5/9.0	6.5/10.5	40
70以上（歳）	6.0	7.0	50	5.0	6.0	40

※1 過多月経（月経血量が80mℓ/回以上）の人を除外して策定した。
※2 女性で数値が2つある欄は左側が月経なし、右側が月経あり。 ※3は目安量。
・妊婦初期は2.0／2.5mg（推定平均必要量／推奨量、以下同）、妊婦中期・後期は12.5／15.0mg、授乳婦は2.0／2.5mgを付加する。

吸収率

鉄は吸収されにくい栄養素です。どちらかといえば、植物性食品中の鉄（**非ヘム鉄**）に比べて、動物性食品中に多い鉄（**ヘム鉄**）のほうが吸収されやすいことがわかっています。また、妊娠中は吸収率が高くなるなど吸収率は鉄の必要状態等に左右されます。「食事摂取基準」の値は、諸外国の通常食の報告などを参考に、吸収率15％として算出しています。

不足すると

●機能鉄が不足しても、貯蔵鉄が血液中に放出されるので、通常、男性や閉経後の女性には欠乏症が出ることはほとんどありません。

●貯蔵鉄が使い果たされると、ヘモグロビンひいては赤血球の生成に必要な鉄が不足します。そのため、酸素が全身に充分に行きわたらなくなって**貧血**になります。疲れやすくなるほか、頭痛や動悸《どうき》、息切れ

豆類

豆乳

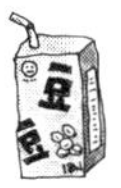

100gで
鉄**1.2mg**
●
1パック（180g）
の場合
鉄**2.2mg**

厚揚げ

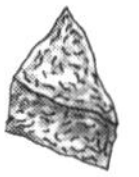

100gで
鉄**2.6mg**
●
½枚（100g）
の場合
鉄**2.6mg**

レンズ豆（乾）

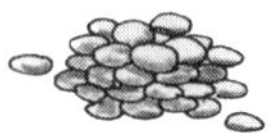

100gで
鉄**9.0mg**
●
1回量（30g）
の場合
鉄**2.7mg**

シジミ

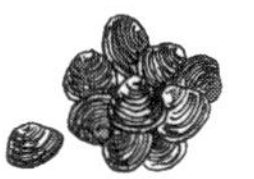

100gで
鉄**8.3mg**
●
20個（正味20g）
の場合
鉄**1.7mg**

などの症状が現われます。

●必要量が多い成長期や、過多月経、子宮筋腫《きんしゅ》や痔《じ》など出血を伴う場合に不足しやすくなります。

とりすぎると

●吸収率が低く、また、体内には必要以上に吸収されないしくみも備わっているので、通常の食事でとりすぎることはありません。

●サプリメントなどで過剰にとり続けると、嘔吐《おうと》などの胃腸症状を引き起こすことがあります。

食べ方のヒント

●レバー、赤身の食肉と魚肉、一部の緑黄色野菜、アサリ、シジミなどに多く含まれます。

●鉄は吸収率が低い栄養素の一つです。この鉄の吸収を助けてくれるのが、ビタミンCです。また、肉類には鉄の吸収を促進する物質が含まれ、これは植物由来の鉄の吸収も高めます。

●食物繊維、豆類に多いフィチン酸、コーヒーや緑茶に多いタンニンなどは鉄の吸収を阻害することが知られていますが、それぞれ体によい働きもあるので、あまり気にしないほうがよいでしょう。

糸引き納豆

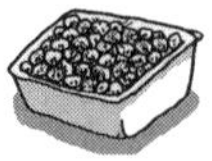

100gで
鉄**3.3mg**
●
1パック（50g）
の場合
鉄**1.7mg**

野菜類

小松菜

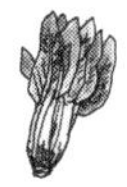

100gで
鉄**2.8mg**
●
¼束（80g）
の場合
鉄**2.2mg**

菜の花

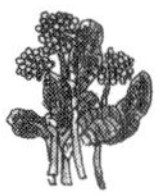

和種100gで
鉄**2.9mg**
●
½束（50g）
の場合
鉄**1.5mg**

海藻

ひじき（乾）

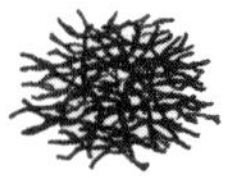

100gで
鉄**58.2mg**（鉄釜）
鉄**6.2mg**（ステンレス釜）
●
大さじ1（5g）の場合
鉄**2.9mg**（鉄釜）
鉄**0.3mg**（ステンレス釜）

鉄の大ネタ小ネタ

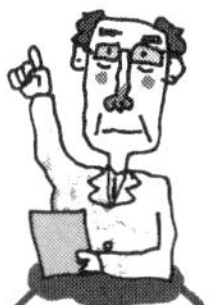

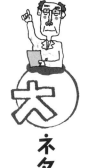

大ネタ 1 赤血球の数はどのくらい？

鉄は赤血球の中のヘモグロビンと呼ばれる色素に含まれています。赤血球が酸素の運搬などに重要な働きをしていることはご存じのとおりです。

ところで、赤血球が体の中にどのくらいあるか想像がつきますか。血液検査をすると、その結果から赤血球数がわかります。女性では450万／㎣くらいでしょうか。つまり血液1㎣（μℓ）中に450万個も含まれているということです。血液量は体重の13分の1くらいですから、平均的な成人女性の全身の血液量は約4ℓということになります。これを計算すると……なんと、18兆個にもなります。全身の細胞の数は約60兆といわれていますが、じつはその約3分の1は赤血球が占めていることになります。この一つ一つに鉄が含まれているのですから、その重要性が想像できますね。

小ネタ 1 ひじきの鉄

ひじきは、これまでは鉄が多く含まれ、貧血の予防や治療に有用な食品として摂取されてきましたが、「日本食品標準成分表２０１５年版」では以前の9分の1の値になりました。

ただし、以下のように製造方法によって鉄含量が異なることも示されています。

「『ほしひじき』は、『ひじき』の原藻を煮熟（蒸し煮）後乾燥した製品である。煮熟用の釜の材質はステンレスと鉄に分けられ、加熱時間は1.5～6時間である。そのため、釜の材質の製品への影響が考えられる。そこで、本成分表では、両製造方法の製品を個別に調理（『ゆで』『油炒め』）し、各食品の鉄を分析した。」

また、比較的鉄が多いとされてきた切り干し大根でも、3分の1程度の値に減少しています。こちらも、製造のさいに鉄製の道具を使用しなくなってきているからと考えられます。

なお、鉄の多い食品の代表的なレバーの値は変わっていません。

小ネタ 2

ほうれん草の鉄含量

ほうれん草は、鉄を多く含む食品としてのイメージが強いようです。確かに、「日本食品標準成分表2015年版」を見ると、100gあたり2.0mgと示されており、鉄の供給源として有用な食品の一つです。

しかし、鉄が多いというイメージは、100gあたり3.7mgという1982年の「四訂食品成分表」に基づくものと思われます。現在のほうれん草は昔のものに比べて、鉄含量が少なくなっているようです。品種の改良や、栽培方法、鉄の分析方法など、いくつかの原因があるのでしょう。

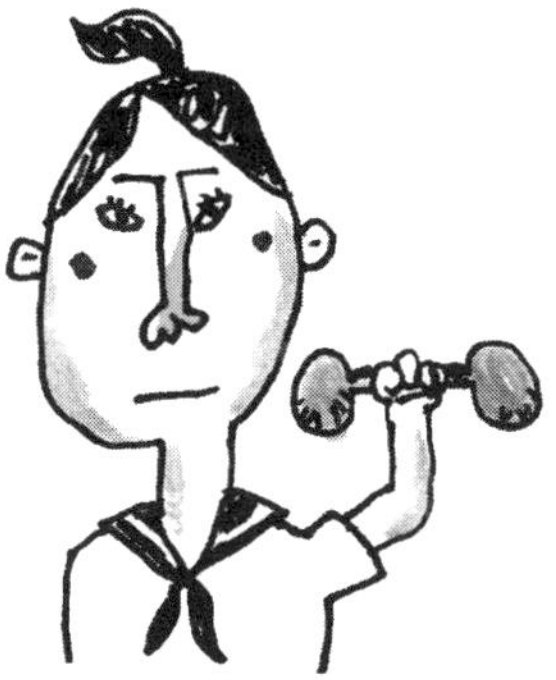

大ネタ 2

貧血予備群と妊産婦の貧血

女子高校生・大学生を対象としたある調査では、10人に1人の割合で鉄欠乏性の貧血でした。さらに、貧血とは診断されないものの、機能鉄が少なくなっている、いわゆる貧血予備群が10人に3人の割合でいました。

貧血は機能鉄の不足を補う貯蔵鉄が底をついて初めて起こります。機能鉄が不足した貧血予備群では、なんの症状もありませんが、甘く見てはいけません。月経の前後に体調が悪くなったりしますし、妊娠時には貧血に移行しやすいことが知られています。

妊産婦では、月経による鉄の損失はなくなりますが、必要量が高まります。これは循環血液量が増えるためで、出産予定日近くでは非妊娠時に比べて40～50％も増加します。胎児や胎盤での利用もあり、非妊娠時の倍ほどの鉄が必要になるのです。妊娠する前から充分な摂取を心がけ、貧血予防に努めましょう。

亜鉛

多くの酵素の構成成分として多様に働く

基礎データ

- **元素記号**…Zn
- **特徴**…体の発育に欠かせない
- **欠乏症**…味覚障害ほか
- **過剰症**…通常は見られない
- **食品**…動物性食品に多く含まれる

亜鉛は成人では体内に2gほど含まれ、血液や皮膚に多く存在します。臓器では骨、筋肉、腎臓《じんぞう》、肝臓、脳に多く、細胞外液より細胞内に多く存在しています。また、男性の場合には前立腺《せん》に最も高濃度に含まれると報告されています。

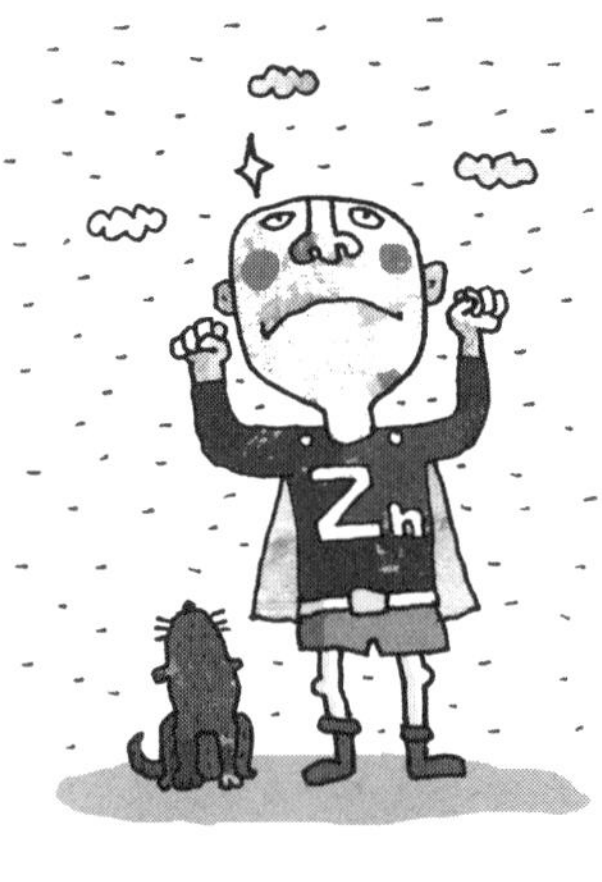

体内での働き

体内では種々の酵素が多様な代謝を行ない、体のすみずみまでスムーズに働くための潤滑油の働きをしています。亜鉛は200種以上の酵素の構成成分として、体内の重要なしくみにかかわっています。

亜鉛を多く含む食品

魚介類

カキ

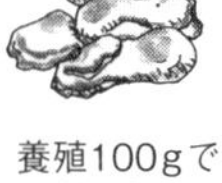

養殖100gで
亜鉛**13.2mg**
●
2個（正味40g）の場合
亜鉛**5.3mg**

タニシ

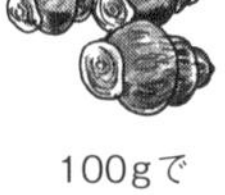

100gで
亜鉛**6.2mg**
●
2〜3個（正味50g）の場合
亜鉛**3.1mg**

ホヤ

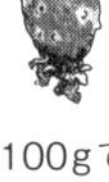

100gで
亜鉛**5.3mg**
●
1個（正味50g）の場合
亜鉛**2.7mg**

亜鉛 Zn

亜鉛の食事摂取基準（mg/日）

年齢	男性			女性		
	推定平均必要量	推奨量	耐容上限量	推定平均必要量	推奨量	耐容上限量
0～5(月)	—	2※1	—	—	2※1	—
6～11(月)	—	3※1	—	—	3※1	—
1～2(歳)	3	3	—	3	3	—
3～5(歳)	3	4	—	3	4	—
6～7(歳)	4	5	—	4	5	—
8～9(歳)	5	6	—	5	5	—
10～11(歳)	6	7	—	6	7	—
12～14(歳)	8	9	—	7	8	—
15～17(歳)	9	10	—	6	8	—
18～29(歳)	8	10	40	6	8	35
30～49(歳)	8	10	45	6	8	35
50～69(歳)	8	10	45	6	8	35
70以上(歳)	8	9	40	6	7	35

※1は目安量。
・妊婦は1／2mg（推定平均必要量／推奨量、以下同）、授乳婦は3／3mgを付加する。

細胞の生成・たんぱく質の合成にかかわる

細胞分裂を正常に行なって新しく細胞を作ったり、たんぱく質を合成したりすることにかかわっています。そのため、体の成長に欠かせません。また、皮膚の炎症や傷の回復時には多く使われます。

ホルモンの合成・分泌にかかわる

各種ホルモンの分泌《ぶんぴつ》とも関係しています。血糖値を下げてくれるホルモンである**インスリン**もその一つで、その合成には亜鉛が不可欠です。

その他

免疫機能や神経系の働きを保つためにも必要です。

どのくらいとればいいの？

「日本人の食事摂取基準（2015年版）」では、**表**のように定められています。日本人でのデータがとぼしかったため、アメリ

ズワイガニ（水煮缶詰め）

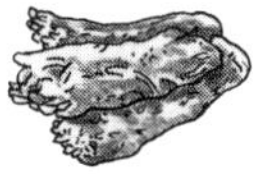

100gで
亜鉛**4.7mg**
●
½缶（60g）
の場合
亜鉛**2.8mg**

イイダコ

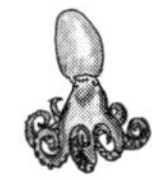

100gで
亜鉛**3.1mg**
●
1ぱい（45g）
の場合
亜鉛**1.4mg**

タイラガイ（貝柱）

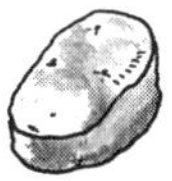

100gで
亜鉛**4.3mg**
●
1個（40g）
の場合
亜鉛**1.7mg**

ホタテガイ

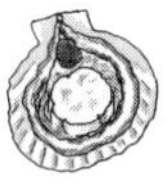

100gで
亜鉛**2.7mg**
●
1個（正味80g）
の場合
亜鉛**2.2mg**

カ・カナダの「食事摂取基準」を参考にし、おもにイギリスとアメリカの成人男性での研究結果から算出して定められました。なお、過剰摂取の害を防ぐため、耐容上限量も定められています。これはおもにアメリカの成人女性での研究結果から設定されました。

吸収率

亜鉛そのものの摂取量のほか、鉄や銅の摂取量にも影響されます。そのため、一概にはいえませんが、「腸管からの吸収率は約30％」という報告もあります。

不足すると

●亜鉛が不足すると、細胞の生成・たんぱく質の合成が滞り、小児では身長や体重などの発育が著しく遅れます。**思春期では第二次性徴（性的な発達）が遅れ**ます。**成人男性では性機能不全**が起こります。また、**妊婦では胎児の成長不良**を招きます。

●**味覚障害**や**皮膚炎**が起こります。味を感じとるのは、舌の表面などにある味蕾《みらい》と呼ばれる部分です。亜鉛が不足すると味蕾を構成している細胞の新陳代謝が悪くなり、味覚が狂います。

●皮膚炎が起きます。以前は、入院患者用の高カロリー輸液に微量ミネラルが含まれていなかったため、長期間、輸液による栄養素補給を続けると現われました。このような患者に亜鉛などの微量ミネラルを

カラスミ

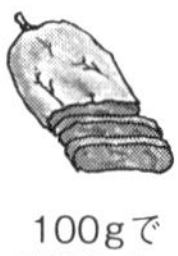

100gで
亜鉛**9.3㎎**
●
¼腹（25g）
の場合
亜鉛**2.3㎎**

肉類

豚レバー

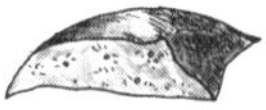

100gで
亜鉛**6.9㎎**
●
1回量（80g）
の場合
亜鉛**5.5㎎**

牛肩ロース肉（赤肉部分）

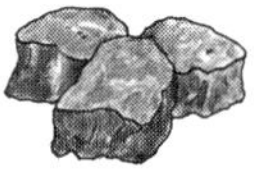

輸入牛100gで
亜鉛**6.4㎎**
●
角切り3切れ（90g）
の場合
亜鉛**5.8㎎**

ラム肩肉（脂身つき）

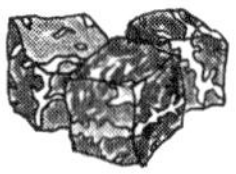

100gで
亜鉛**5.0㎎**
●
角切り3切れ（90g）
の場合
亜鉛**4.5㎎**

ミネラル

投与すると、症状は回復します。

●**免疫力が低下**します。かぜをひきやすくなるなど感染症に対する抵抗力が落ちます。また、傷の治りが悪くなることも指摘されています。

とりすぎると

●食物からとる場合には、過剰の害の報告は見当たりません。

●サプリメントなどで多量の亜鉛を継続的に摂取することで、銅や鉄の吸収が阻害され、貧血になることがあります。また、抗酸化酵素であるSOD（スーパーオキシドジスムターゼ）の活性が低くなるという報告もあります。

●急性中毒としては、めまいや吐きけなどのほか、HDL（いわゆる善玉）コレステロールの低下も報告されています。

食べ方のヒント

●動物性食品に多く含まれるので、植物性食品に偏らないようにバランスのよい食事を心がければ不足する心配はありません。

牛もも肉（赤肉部分）

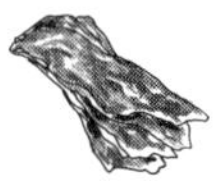

和牛100gで
亜鉛**4.5mg**
●
薄切り3枚（90g）
の場合
亜鉛**4.1mg**

その他

玄米ごはん

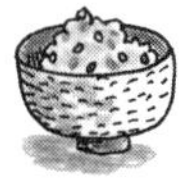

100gで
亜鉛**0.8mg**
●
ごはん1膳（150g）
の場合
亜鉛**1.2mg**

胚芽精米ごはん

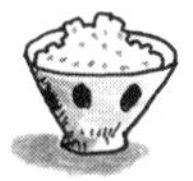

100gで
亜鉛**0.7mg**
●
ごはん1膳（150g）
の場合
亜鉛**1.1mg**

糸引き納豆

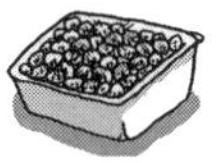

100gで
亜鉛**1.9mg**
●
1パック（50g）
の場合
亜鉛**1.0mg**

亜鉛の大ネタ小ネタ

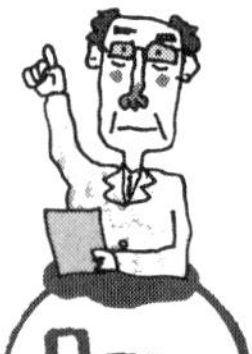

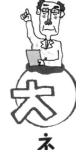

大ネタ1 男性に人気のサプリメント？

亜鉛は男性では前立腺や性腺に高濃度に含まれ、性ホルモンの合成、精子の生成など性的な機能にも深く関係しています。亜鉛の欠乏によって性的な機能が低下することは確かで、アメリカでは別名「セックスミネラル」とも呼ばれています。

そのため、亜鉛は男性機能を強くすると考えられ、そのようなキャッチフレーズで多くのサプリメントが販売されています。必要以上に摂取したからといって効き目があるかどうかは疑問ですが、亜鉛不足が原因で性的機能が衰えている場合であれば、効果的に働くかもしれません。ただし、亜鉛は耐容上限量が示されていますので、過剰摂取はいけません。

大ネタ2 亜鉛と味覚

亜鉛の不足による味覚障害が増えているといわれています。特に若い女性に多いという報告もあります。

亜鉛は日本の通常の食事で欠乏することはなく、不足する理由は定かではありません。考えられるのは、極端なダイエットのほか、植物性の食品に偏った食生活や、加工食品ばかりの食事などによる不足です。穀類や豆類に多いフィチン酸、青菜に多いシュウ酸、また、加工食品に含まれることの多いリン酸塩は、亜鉛と結合することによって亜鉛の吸収を妨げることが知られているからです。

なお、味を感じる味蕾の細胞の数は老化によって減少しますが、これはかならずしも味覚の低下につながりません。なぜなら年をとるほど味覚の経験を積んでいるから、と考えられています。

小ネタ1

カキの季節

亜鉛といえば、カキです。「日本食品標準成分表2015年版」によると、カキの亜鉛含量は100g中13・2㎎と断トツに多いといえます。

一方、その季節変動を見ると、旬とされる「英語でRのつく月（9月～4月）」よりも、6月に高いという報告があります。しかしこれは、6月は産卵によってやせるために重量あたりの亜鉛の割合が高くなるだけかもしれません。Rのつく月はグリコーゲンが多くておいしいといわれていますから、数値にまどわされず、旬に食べるのがいちばんでしょう。

小ネタ2

亜鉛と発毛

亜鉛は発毛を促進するといわれています。これは亜鉛が皮膚の新陳代謝に深くかかわっているためと考えられます。ただし、髪の毛は亜鉛だけで作られるわけではありませんので、全身の栄養状態をよくすることがたいせつです。亜鉛を摂取するだけで発毛を期待するのは残念ながら無理でしょう。

小ネタ3

トタンと5円玉

トタンは鉄板に亜鉛をメッキしたものです。サビを防ぐことから、建物の雨の当たる部分などによく用いられています。ほかに亜鉛を使用したものに真鍮《しんちゅう》があり、5円玉もこの一種です。真鍮は銅と亜鉛の合金で、亜鉛単体が発見される前から利用されてきました。ちなみに亜鉛は鉛とはまったく別の金属ですが、「見た目が鉛に似ているから」と、江戸時代に命名されたと伝えられています。

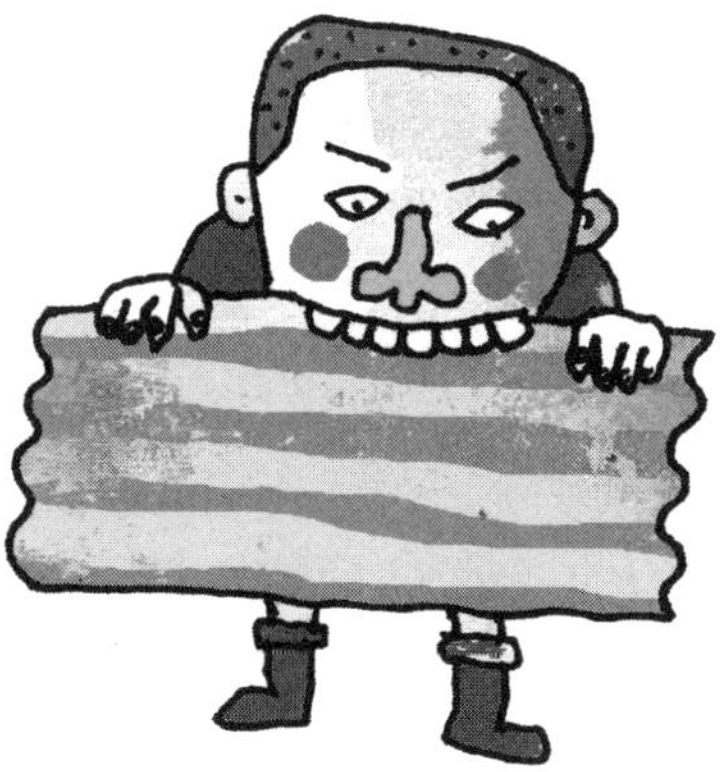

銅

酵素の構成成分として、赤血球の形成などに働く

基礎データ

- **元素記号**…Cu
- **特徴**…生物の基本的な機能に関与
- **欠乏症**…通常は見られない
- **過剰症**…通常は見られない
- **食品**…甲殻類、レバーなどに多く含まれる

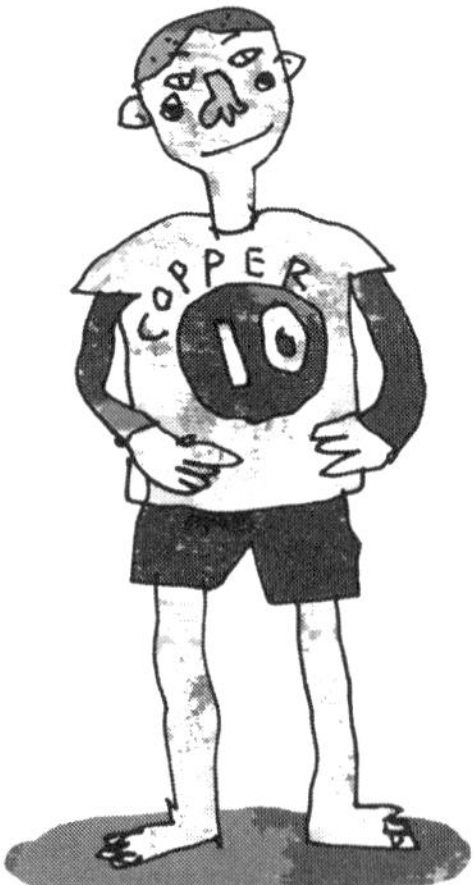

銅は体内に80mgほど存在する必須元素です。その約半分が骨や筋肉に、1割が肝臓中に存在します。

体内での働き

鉄の代謝に働くことで貧血を予防

血液中の銅のほとんどはたんぱく質と結合しています。血漿中ではおもにセルロプラスミンという酵素たんぱく質の構成成分として存在しています。セルロプラスミンは鉄の代謝に必要な物質です。全身の組織に酸素を運搬する赤血球中のヘモグロビン合成には鉄が必要です

銅を多く含む食品

魚介類

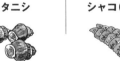

タニシ

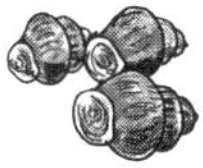

100gで
銅**1.90mg**
●
2～3個（正味50g）
の場合
銅**0.95mg**

シャコ（ゆで）

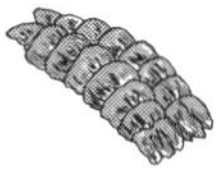

100gで
銅**3.46mg**
●
2尾（正味30g）
の場合
銅**1.04mg**

イイダコ

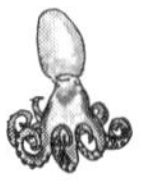

100gで
銅**2.96mg**
●
1ぱい（45g）
の場合
銅**1.33mg**

が、そのさい、鉄はそのままではヘモグロビンに組み込まれません。セルロプラスミンによって酸化されて初めてヘモグロビンを利用できるようになります。すなわち、銅がないと鉄の利用が妨げられてヘモグロビンがうまく作れないので、銅は貧血の予防に働くといえます。

活性酸素の除去に働くことで動脈硬化を予防

血液中の銅は、血漿だけでなく、赤血球中にも存在しています。赤血球にある銅の多くはＳＯＤ（スーパーオキシドジスムターゼ）という酵素の中にあります。ＳＯＤは活性酸素を分解する働きがあります。活性酸素は動脈硬化や糖尿病の進行を促進する誘因の一つなので、銅はこれらの予防に働くともいえます。

その他

骨や血管壁を作るコラーゲンの生成に働く酵素、毛髪などのメラニン色素を作るのに働く酵素、神経伝達に働く酵素などの成分としても役立っています。

どのくらいとればいいの？

「日本人の食事摂取基準（２０１５年版）」では、次ページの表のように定められています。欠乏症が起こらないための銅の必要量については、１９９０年代後半までデータが充分になかったため、欧米でも基準が設定されたのは２００１年以降です。現在日本の基準値はアメ

タイショウエビ

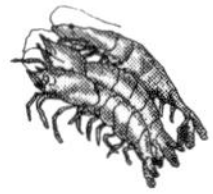

100gで
銅**0.61mg**
●
3尾（正味60g）
の場合
銅**0.37mg**

イカの塩辛

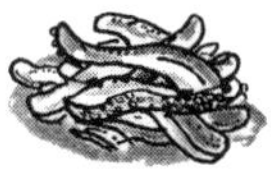

100gで
銅**1.91mg**
●
小皿1皿（20g）
の場合
銅**0.38mg**

ガザミ

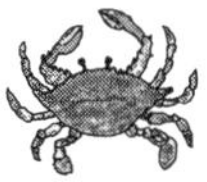

100gで
銅**1.10mg**
●
½ぱい（正味45g）
の場合
銅**0.50mg**

ホタルイカ

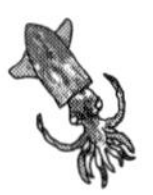

100gで
銅**3.42mg**
●
3ばい（25g）
の場合
銅**0.86mg**

銅の食事摂取基準（mg/日）

年齢	男性 推定平均必要量	男性 推奨量	男性 耐容上限量	女性 推定平均必要量	女性 推奨量	女性 耐容上限量
0〜5（月）	—	0.3※1	—	—	0.3※1	—
6〜11（月）	—	0.3※1	—	—	0.3※1	—
1〜2（歳）	0.2	0.3	—	0.2	0.3	—
3〜5（歳）	0.3	0.4	—	0.3	0.4	—
6〜7（歳）	0.4	0.5	—	0.4	0.5	—
8〜9（歳）	0.4	0.6	—	0.4	0.5	—
10〜11（歳）	0.5	0.7	—	0.5	0.7	—
12〜14（歳）	0.7	0.8	—	0.6	0.8	—
15〜17（歳）	0.8	1.0	—	0.6	0.8	—
18〜29（歳）	0.7	0.9	10	0.6	0.8	10
30〜49（歳）	0.7	1.0	10	0.6	0.8	10
50〜69（歳）	0.7	0.9	10	0.6	0.8	10
70以上（歳）	0.7	0.9	10	0.6	0.7	10

※1は目安量。
・妊婦は0.1／0.1mg（推定平均必要量／推奨量、以下同）、授乳婦は0.5／0.5mgを付加する。

リカ・カナダの食事摂取基準を参考にして策定されています。

吸収率

近年の報告では44〜67%となっていますが、一日あたり0・79mg摂取の場合で56%、7.5mg摂取の場合で12%という報告もあり、摂取量によって吸収率が変わることも示唆されています。

不足すると

●通常は欠乏症が出ることはありません。

●銅を添加していない高カロリー輸液、銅の量が少ないミルクや経腸栄養での栄養管理下、難治性の下痢等で不足することがあります。

●不足すると、鉄が充分であってもヘモグロビンがうまく合成できなくなり**貧血**になります。ほかに骨がもろくなったり、毛髪の色素が抜けたり、コレステロールや糖の代謝に異常が起きたりすることもあります。

肉類

豚レバー

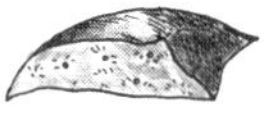

100gで
銅**0.99mg**
●
1回量（80g）の場合
銅**0.79mg**

牛レバー

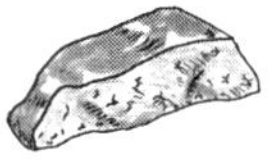

100gで
銅**5.30mg**
●
1回量（80g）の場合
銅**4.24mg**

アンコウの肝

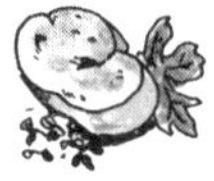

100gで
銅**1.00mg**
●
ぶつ切り1切れ（30g）の場合
銅**0.30mg**

カキ

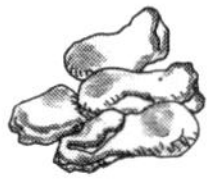

養殖100gで
銅**0.89mg**
●
2個（正味40g）の場合
銅**0.36mg**

●遺伝的に銅が吸収できずに不足する**メンケス症候群**のような先天性の欠乏症もあります。この病気では髪の毛が縮れる、発育が遅れるなどの症状が見られます。

とりすぎると

●銅はミネラルの中でも毒性が低く、また、過剰にとった分はおもに便中に排泄《はいせつ》されるので、日常の食生活の中で、とりすぎによってなんらかの害が現われることはまずありません。

●遺伝的に銅が体内に蓄積する**ウィルソン病**のような過剰症もあります。重度の肝障害、腎《じん》不全、脳神経障害などに至ります。

食べ方のヒント

●甲殻類やイカ、タコ、レバーなどに多く含まれます。食品100gあたりで見ると、種実類や一部香辛料にも銅は多く含まれますが、いずれも1回あたりの摂取量に換算するとごく微量です。また、茶葉も銅が多く含まれますが、浸出液には微量しか含まれないのでこれらは下欄には示していません。日常の食生活の中では、欠乏することもとりすぎることもまず心配はないでしょう。

その他

そら豆（乾）

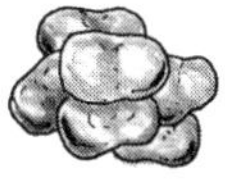

100gで
銅**1.20mg**
●
⅓カップ（40g）の場合
銅**0.48mg**

大豆（乾）

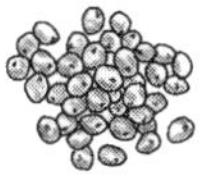

国産黄大豆100gで
銅**1.07mg**
●
⅕カップ（30g）の場合
銅**0.32mg**

ココア（ピュア）

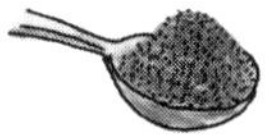

100gで
銅**3.80mg**
●
大さじ1（6g）の場合
銅**0.23mg**

カシューナッツ（フライ、味つけ）

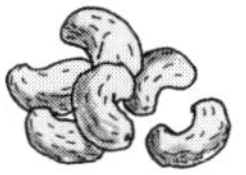

100gで
銅**1.89mg**
●
10粒（10g）の場合
銅**0.19mg**

銅の大ネタ小ネタ

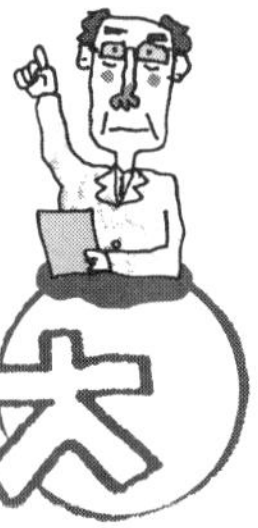

大ネタ 1

10円玉で蚊を退治!?

「墓地の花立てに10円玉を入れておくと、蚊がわかない」という説があるそうです。

日本銅センターが行なった実験では、ヒトスジシマカの幼虫（ボウフラ）を銅製の容器で飼ったところ、すべて羽化せずに死んでしまったそうです。また、チカイエカの幼虫で殺虫剤に抵抗性があるものを、繊維のように細い銅線といっしょにガラス容器に入れたところ、やはり全滅したそうです。どちらも銅がない場合には80〜90%が成虫になったそうですから、銅の効果は絶大のようです。

銅には殺菌作用があることが知られています。「蚊がわかない」というのはその効果によるようですが、くわしいことはまだこれからの研究になります。

大ネタ 2

銅貨

現在日本で使用されている硬貨は1円玉から500円玉までの6種類。じつは銅が使われているのは10円玉だけではありません。1円玉はアルミだけで作られていますが、ほかの5円玉から500円玉にはすべて銅が含まれています。5円玉は亜鉛が混ざった黄銅（銅60〜70%）、10円玉は亜鉛とスズが混ざった青銅（銅95%）、50円・100円玉はニッケルが混ざった白銅（銅75%）、500円玉は亜鉛とニッケルが混ざったニッケル黄銅（銅72%）です。

さて、あなたの財布にはどのくらいの銅が入っていますか？

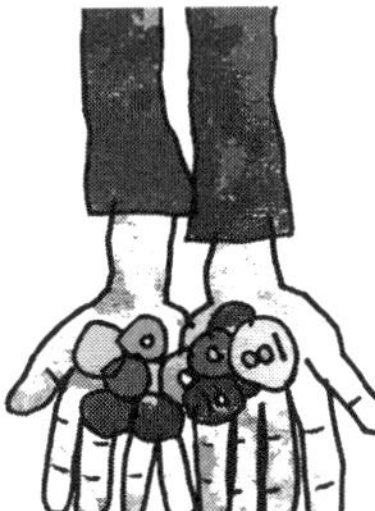

小ネタ 1

タコ、イカ、ヘモシアニン

タコやイカなどの軟体動物や、シャコなどの甲殻類の血液には、ヘモシアニンという銅を含むたんぱく質が含まれています。

ヒトでは鉄が結合したヘモグロビンが酸素を体じゅうに運ぶ役割を果たしていますが、これらの動物では銅が結合したヘモシアニンがその働きを担っているのです。どちらも色素で、ヘモグロビンの赤に対して、ヘモシアニンは酸素が結びつくと青い色になります。

小ネタ 2

亜鉛や鉄で銅が不足する⁉

微量元素は相互に影響し合って代謝しています。鉄や亜鉛を大量に摂取すると、銅の欠乏状態になることが知られていますが、鉄はその代謝に銅が必要ですし、亜鉛は銅同様にたんぱく質と結合して酵素として働くため、競合してしまうからと考えられています。

亜鉛や鉄は「不足しやすい」と意識されがちなミネラルですが、サプリメントで多量にとったりすると、銅の欠乏状態を引き起こしかねません。

小ネタ 3

おまわりさんとの関係

銅は英語ではcopperといいます。英和辞典でcopperを引くとおもに2つの意味があります。一つは「銅」ですが、もう一つは「警官」。おまわりさんの制服のボタンが銅でできていたことが語源といわれています。また、銅は地中海のキプロス島で産出されたので、ラテン語でcuprumと呼ばれていました。

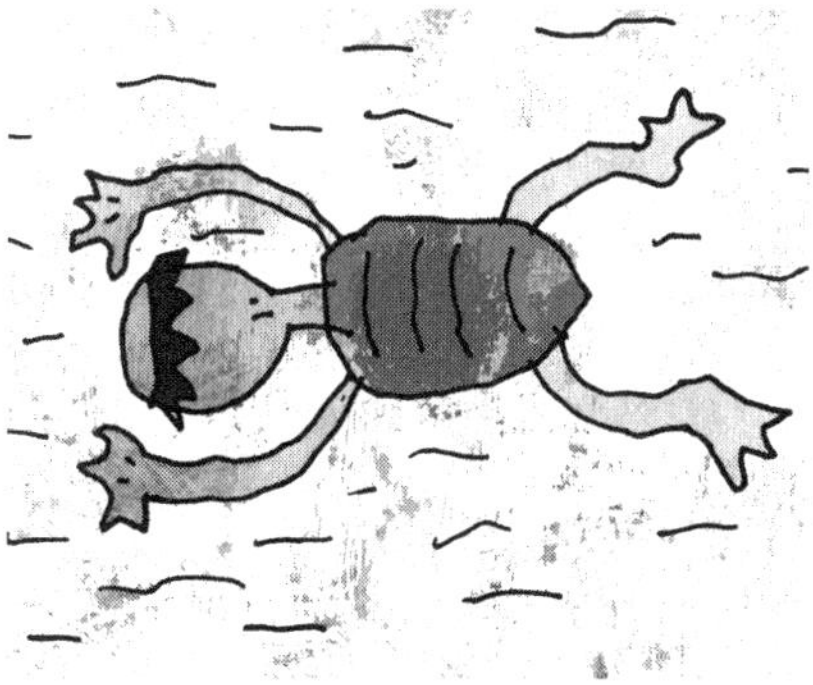

マンガン

酵素の構成成分として、骨代謝などにかかわる

基礎データ

- **元素記号**…Mn
- **特徴**…骨代謝にかかわる
- **欠乏症**…通常は見られない
- **過剰症**…通常は見られない
- **食品**…穀類、野菜類、豆類など植物性食品に多く含まれる

マンガンは銀白色の金属です。空気中では表面が酸化して黒くなっています。植物に広く多く含まれますが、動物にはごく微量しか含まれません。

ヒトでは体内に成人で12～20㎎あり、生体内の組織や内臓にほぼ一様に含まれています。酵素の成分、あるいは酵素を活性化する成分としてさまざまな形で働いているため、具体的な働きが示しにくい成分ですが、ラットなどでの欠乏症が種々知られており、私たちの体に必須であることはまちがいありません。

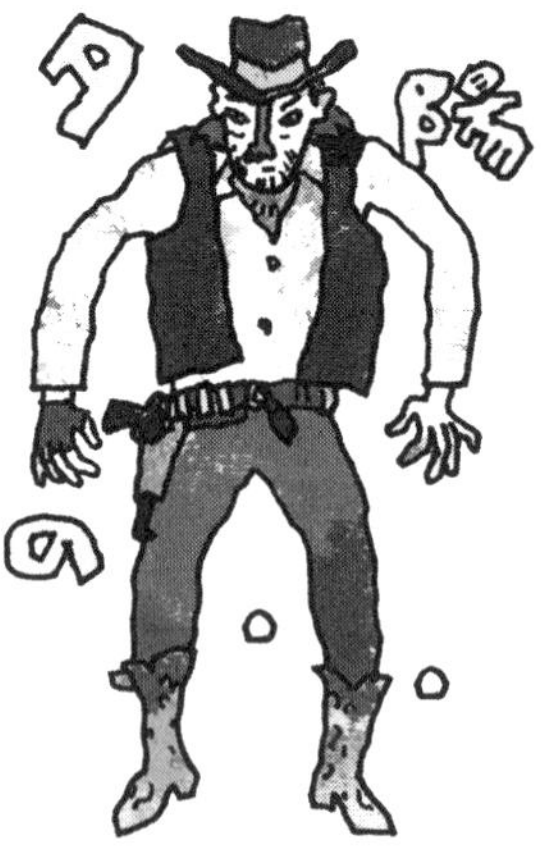

マンガンを多く含む食品

穀類

そば（ゆで）

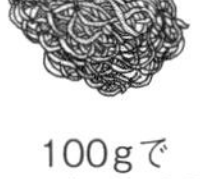

100gで
マンガン**0.38㎎**
●
1食分（180g）
の場合
マンガン**0.68㎎**

胚芽精米ごはん

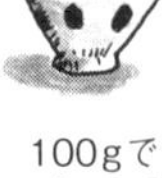

100gで
マンガン**0.68㎎**
●
ごはん1膳（150g）
の場合
マンガン**1.02㎎**

玄米ごはん

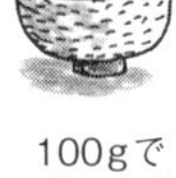

100gで
マンガン**1.04㎎**
●
ごはん1膳（150g）
の場合
マンガン**1.56㎎**

体内での働き

骨の代謝にかかわる

カルシウムやリンなどとともに、骨を作ったり分解したりという骨代謝にかかわっています。

糖質や脂質の代謝にかかわる

糖質や脂質が代謝されるさいの、酵素反応にかかわっています。そのため、糖尿病や肥満との関連も示唆されていますが、くわしいことはまだよくわかっていません。

その他

尿素の合成に関与するアルギニン分解酵素、乳酸から炭水化物を合成する最初の段階を触媒する乳酸脱炭酸酵素、抗酸化に働くＳＯＤ（スーパーオキシドジスムターゼ）という酵素など、さまざまな酵素の構成成分として働いています。

一方で、尿素の合成に関与する酵素アルギナーゼをはじめ、種々の酵素を活性化させることも知られています。

どのくらいとればいいの？

「日本人の食事摂取基準（２０１５年版）」では、次ページの表のように示されています。研究結果が充分にそろっていないため、目安量

野菜類

モロヘイヤ

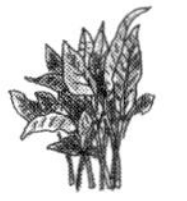

100gで
マンガン**1.32mg**
●
1/4束（60g）の場合
マンガン**0.79mg**

せり

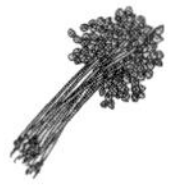

100gで
マンガン**1.24mg**
●
1/3束（50g）の場合
マンガン**0.62mg**

れんこん

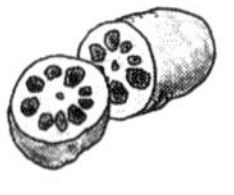

100gで
マンガン**0.78mg**
●
1/4節（75g）の場合
マンガン**0.59mg**

あしたば

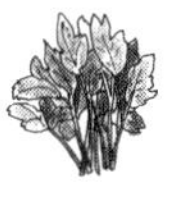

100gで
マンガン**1.05mg**
●
1/4束（55g）の場合
マンガン**0.58mg**

マンガンの食事摂取基準（mg/日）

年齢	男性		女性	
	目安量	耐容上限量	目安量	耐容上限量
0～5(月)	0.01	—	0.01	—
6～11(月)	0.5	—	0.5	—
1～2(歳)	1.5	—	1.5	—
3～5(歳)	1.5	—	1.5	—
6～7(歳)	2.0	—	2.0	—
8～9(歳)	2.5	—	2.5	—
10～11(歳)	3.0	—	3.0	—
12～14(歳)	4.0	—	4.0	—
15～17(歳)	4.5	—	3.5	—
18～29(歳)	4.0	11	3.5	11
30～49(歳)	4.0	11	3.5	11
50～69(歳)	4.0	11	3.5	11
70以上(歳)	4.0	11	3.5	11

・妊婦、授乳婦の目安量は3.5mg/日とする。

として定められました。

国が行なう「国民健康・栄養調査」の調査項目に入っていないため、摂取量は定かではありませんが、これまでの調査研究から、一日あたり平均3.6～3.8mg程度と推測されています。そこで、一日あたり3.7mgと考え、総エネルギー摂取量の性差を考慮して、成人一日あたり男性4.0mg、女性3.5mgとなりました。

母乳中のマンガン濃度が低いことから、妊娠や授乳に伴う付加量は設定されませんでした。また、おもにアメリカでの研究を基に、18歳以上に限って、耐容上限量も設定されています。

吸収・排泄

マンガンは糞便中に排泄《はいせつ》され、体内での恒常性が保たれています。

消化管からの吸収率は3～5％程度とされていますが、食事中の鉄含有量と反比例の関係にあることが知られています。ただし、鉄欠乏性貧血時には、鉄とともに吸収率が上がるという報告もあります。

豆類

ひよこ豆（ゆで）

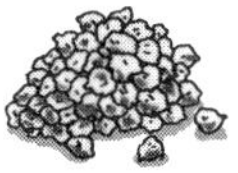

100gで
マンガン**1.10mg**
●
1回量（45g）
の場合
マンガン**0.50mg**

ひき割り納豆

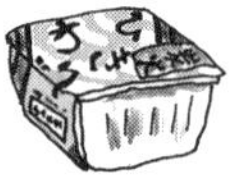

100gで
マンガン**1.00mg**
●
1パック（50g）
の場合
マンガン**0.50mg**

大豆（乾）

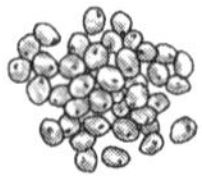

国産黄大豆100gで
マンガン**2.51mg**
●
⅕カップ（30g）
の場合
マンガン**0.75mg**

しょうが

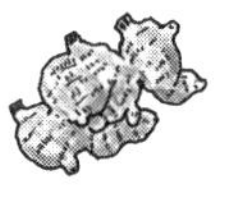

100gで
マンガン**5.01mg**
●
1かけ（10g）
の場合
マンガン**0.50mg**

不足すると

●植物性食品に広く含まれているため欠乏することはまずありません。

●不足すると、骨代謝や糖質・脂質の代謝、運動機能などに影響を及ぼすと考えられていますが、実例は報告されていません。動物では、成長障害や排卵障害、骨の奇形や形成不全などが報告されています。

とりすぎると

●日常の食生活の中でとりすぎによって健康上の害が現われることはまずありません。

●鉱山労働者など、粉じん由来の中毒症は報告されています。急性の中毒としては肺炎が、慢性の中毒ではパーキンソン病に似た中枢神経系の障害が知られています。

食べ方のヒント

●穀類、野菜類、豆類など植物性食品に含まれますが、動物性食品にはあまり含まれません。バランスのよい食生活を心がければ欠乏することもとりすぎることも心配はないでしょう。

その他

緑茶（玉露浸出液）	タニシ	松の実（生）	パイナップル
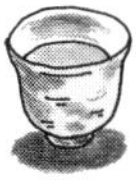	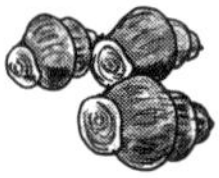	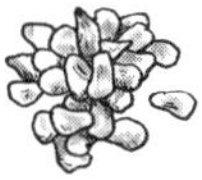	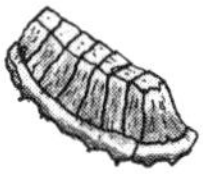
100gで マンガン**4.60mg**	100gで マンガン**2.10mg**	100gで マンガン**9.78mg**	100gで マンガン**0.76mg**
● 湯のみ1杯（120g） の場合 マンガン**5.52mg**	● 2～3個（正味50g） の場合 マンガン**1.05mg**	● 大さじ1（10g） の場合 マンガン**0.98mg**	● 1/8切れ（正味100g） の場合 マンガン**0.76mg**

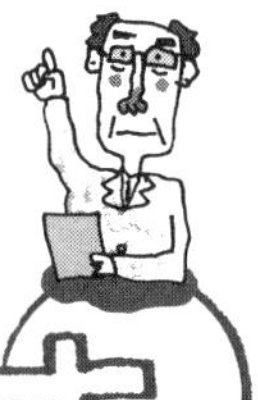

マンガンの大・ネタ 小・ネタ

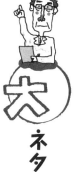

大ネタ1 マンガンと少子化？

マンガンの欠乏が生殖機能を低下させることが動物では知られています。そのためマンガンを「愛情ミネラル」などと呼んで現在の少子化とからめて紹介されることもあるようです。

セレンや亜鉛も生殖機能に関係するミネラルですが、通常の食生活をしていれば、これらの栄養素が不足することはありません。特にマンガンについては、通常の状態でのヒトでの欠乏症は報告されていません。ですから現在の少子化の問題とマンガン摂取とは関係はないといえます。とはいえ、最近は精製度の高い食品を摂取する傾向にありますから、さらに野菜不足など偏った食生活をすれば、マンガンが不足することは考えられます。

大ネタ2 マンガンと骨

骨といえばカルシウムが代表的なミネラルですが、じつはそれ以外にも多くのミネラルが関与しています。リンやマグネシウム、銅、ナトリウム、そしてマンガンです。

マンガンは骨代謝に関与していることが知られています。骨を作るときも、こわすときもマンガンが必要だと考えられています。特に骨形成には必須で、動物では極端なマンガン不足で成長障害が見られることもあります。

また、骨粗鬆症《こつそしょうしょう》の患者さんでは、血液中のマンガンが少なくなっているという報告もあります。

小ネタ1 マンガン乾電池

最近はアルカリ電池や、その他の新しい電池に押されて見かけることが少なくなりましたが、マンガンといえば真っ先に思い浮かぶのが乾電池。マンガン電池はアルカリ電池に比べて、徐々に電圧が低下するという特徴があり、時計にはマンガン電池がよいといわれます。また、アルカリ電池に比べて価格が安いという特徴もあります。

小ネタ2 マグネシウムとの関係

マンガンの名前は、その鉱物に磁性があることから、ラテン語のmagnes（磁石）が由来という説や、ガラスの色抜きに用いられたことから、ギリシア語で〝きれいにする〟を意味するmanganizeinから名づけられたという説などがあります。

いずれにしろ、当初は鉱物の名前からマンガネシウムといいましたが、その後マグネシウムが発見され、名前が似ていてまぎらわしいため、マンガンと呼ばれるようになりました。

小ネタ3 二酸化マンガン

この言葉、聞き覚えはありませんか？　学校の理科の実験で過酸化水素に二酸化マンガンを加えて、酸素を発生させた経験があるのではないでしょうか。二酸化マンガンは触媒として過酸化水素から酸素を発生させる反応を促進する働きをします。

このようにマンガンは、私たちの体に必要な栄養素としてよりも、工業にかかわる物質として目にすることが多いものです。排気ガス中の有害成分を分解するためにも、マンガンを含む触媒が用いられています。

小ネタ4 マンガンが多い食品

「日本食品標準成分表２０１５年版」にはマンガンの測定値が掲載されていない食品が数多くあります。含有量が少ないと推測される食品の掲載がないということでしょうか？

調べてみると、そうとも限りません。たとえば、「ひき割り納豆」の値は載っていますが、「糸引き納豆」は載っていません。国産黄大豆は〝乾〟の値があって〝ゆで〟の値の掲載がありませんが、ひよこ豆では〝ゆで〟の値があって〝乾〟の値が載っていません。

「食品成分表」の解説によると、当初マンガンは収載成分項目に入っていなかったのですが、「第６次改定日本人の栄養所要量」においてマンガンの所要量が示されたことから、可能な限りの成分値が収載されたそうです。もしかしたら、知られざるマンガンの多い食品が存在するかもしれません。

ヨウ素

甲状腺ホルモンを作る材料になる

基礎データ

- **元素記号**…I
- **特徴**…日本人には不足しにくい栄養素
- **欠乏症**…通常は見られない
- **過剰症**…甲状腺肥大ほか
- **食品**…こんぶに特に多く含まれる。こんぶ以外の海藻や魚介類にも比較的多い

ヨウ素は、成人で体内に10～20㎎程度含まれるミネラルで、そのほとんどが甲状腺《せん》に存在します。甲状腺は、のどのところにある、蝶が羽を広げたような形をした、指先程度の大きさの臓器です。

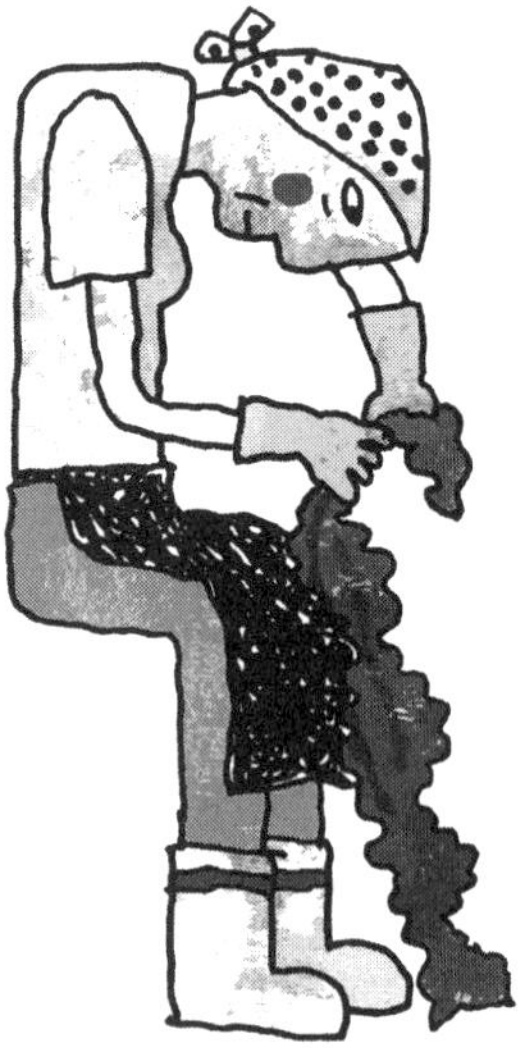

ミネラル

体内での働き

甲状腺ホルモンの構成成分として、代謝を支える

食事から摂取したヨウ素は胃と腸で吸収され、血液から甲状腺にとり込まれます。甲状腺は生体の代謝維持に必要な種々のホルモンを分《ぶん》泌《ぴつ》していますが、ヨウ素はおもに、チロキシン（T4）やトリヨード

ヨウ素を多く含む食品

海藻

まこんぶ（素干し）

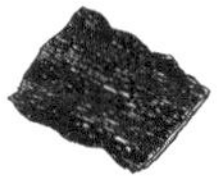

100gで
ヨウ素**200000μg**
●
10㎝角（10g）
の場合
ヨウ素**20000μg**

ひじき（乾）

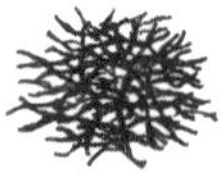

100gで
ヨウ素**45000μg**
●
大さじ1（5g）
の場合
ヨウ素**2250μg**

こんぶの佃《つくだ》煮

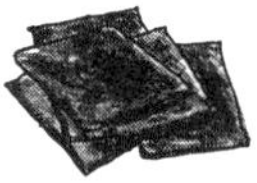

100gで
ヨウ素**11000μg**
●
3㎝角10枚（15g）
の場合
ヨウ素**1650μg**

チロニン（T3）を作る材料となります。

これらホルモンの生理機能はまだ完全にはわかっていませんが、おもにたんぱく質の合成や酵素作用に働きます。基礎代謝を促したり、酸素消費量を増加させたりと細胞の新陳代謝を担っているので、成長期には発育促進、成人では基礎代謝を促進する役割があるといえます。

どのくらいとればいいの？

「日本人の食事摂取基準（2015年版）」では、次ページの表のように定められています。

なお、ヨウ素は海水に多く含まれるため、食品では海藻や魚介類に多く含まれ、特にこんぶには非常に多く含まれます。日本人は海産物を主とした食習慣が伝統的にあるため、古来ヨウ素を多く摂取してきました。現在は一日あたり1～3㎎程度の摂取になると推定されています。

そのため、これまでに不足の報告も見られませんし、一方では、同じ摂取量でも、欧米人に比べて過剰摂取による健康障害が出にくいことが示唆されています。

すなわち、日本人の摂取量や摂取源は特異であり、欧米で行なわれた研究結果を参考にするのは問題と考えられてはいますが、日本人でのデータがないことから、欧米で行なわれた研究結果に基づいて定め

青のり（素干し）	カットわかめ（乾）	とさかのり（赤とさか、塩蔵、塩抜き）	めかぶわかめ
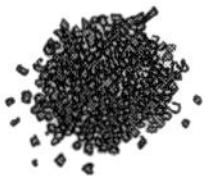	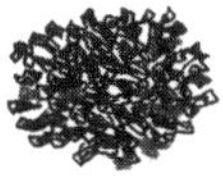	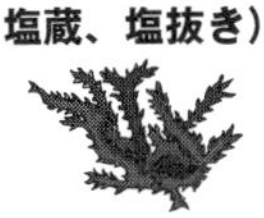	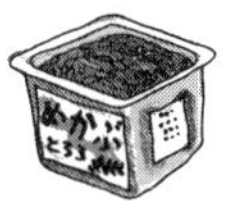
100gで ヨウ素**2700μg**	100gで ヨウ素**8500μg**	100gで ヨウ素**630μg**	100gで ヨウ素**390μg**
●	●	●	●
大さじ1（3g）の場合 ヨウ素**81μg**	小さじ1（1g）の場合 ヨウ素**85μg**	⅓カップ（15g）の場合 ヨウ素**95μg**	1パック（30g）の場合 ヨウ素**117μg**

ヨウ素の食事摂取基準（μg/日）

年齢	男性			女性		
	推定平均必要量	推奨量	耐容上限量	推定平均必要量	推奨量	耐容上限量
0〜5（月）	—	100※1	250	—	100※1	250
6〜11（月）	—	130※1	250	—	130※1	250
1〜2（歳）	35	50	250	35	50	250
3〜5（歳）	45	60	350	45	60	350
6〜7（歳）	55	75	500	55	75	500
8〜9（歳）	65	90	500	65	90	500
10〜11（歳）	80	110	500	80	110	500
12〜14（歳）	100	140	1,200	100	140	1,200
15〜17（歳）	100	140	2,000	100	140	2,000
18〜29（歳）	95	130	3,000	95	130	3,000
30〜49（歳）	95	130	3,000	95	130	3,000
50〜69（歳）	95	130	3,000	95	130	3,000
70以上（歳）	95	130	3,000	95	130	3,000

※1は目安量。
・妊婦は75／110μg（推定平均必要量／推奨量、以下同）、授乳婦は100／140μgを付加する。妊婦の耐容上限量は、2,000μg/日とする。

られています。あくまで目安として参考にしましょう。

なお、一日3000μg（＝3.0mg）という耐容上限量は、海藻類や魚介類を比較的多く摂取している人のヨウ素の摂取量から割り出された値です。

吸収

ヨウ素はさまざまな化学形態で摂取されますが、どのような形態のものであっても、胃や腸をはじめとする消化管でほぼ100％吸収されます。

不足すると

●日本では、摂取量が必要量を大きく上まわり、不足による欠乏症は見られません。

●世界的には、不足しやすい栄養素です。ヨウ素が不足すると血液中の甲状腺ホルモンの量が減るので、脳の下垂体から甲状腺を刺激するホルモンが出ます。これを受けて甲状腺が肥大化し、のど（首）の部

魚介類

あまのり（焼きのり）

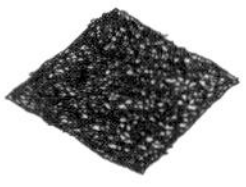

100gで
ヨウ素**2100μg**
●
全型1枚（3g）
の場合
ヨウ素**63μg**

マダラ

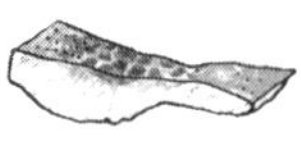

100gで
ヨウ素**350μg**
●
1切れ（80g）
の場合
ヨウ素**280μg**

その他

こんぶだし

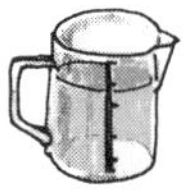

100gで
ヨウ素**5400μg**
●
汁物1回量¾カップ
（150g）の場合
ヨウ素**8100μg**

分が腫《は》れる**甲状腺肥大**になります。この状態が継続して機能が低下し、肥大したままになるのが**甲状腺腫**《せんしゅ》です。

●成長期に不足すると、精神遅滞、成長発達異常も見られます。極端な不足が継続すれば、**クレチン病**になることもあります。クレチン病とは、甲状腺ホルモンの不足から、重篤な脳の未発達や成長障害が見られる疾患です。

とりすぎると

●ヨウ素をとりすぎると、不足した場合と同じ症状が出ます。すなわち、**甲状腺**が**肥大**し、**甲状腺腫**となります。ヨウ素が多すぎても甲状腺ホルモンがうまく作れなくなるためです。

日本では、以前、こんぶの摂取量の多い北海道で甲状腺腫が見られました。当時この地域では、一日数十㎎ものヨウ素をとっていたと推定されています。

食べ方のヒント

●海藻、魚介類に多く含まれます。こうした海産物の摂取が多い日本人の場合は、不足する心配はほとんどありません。

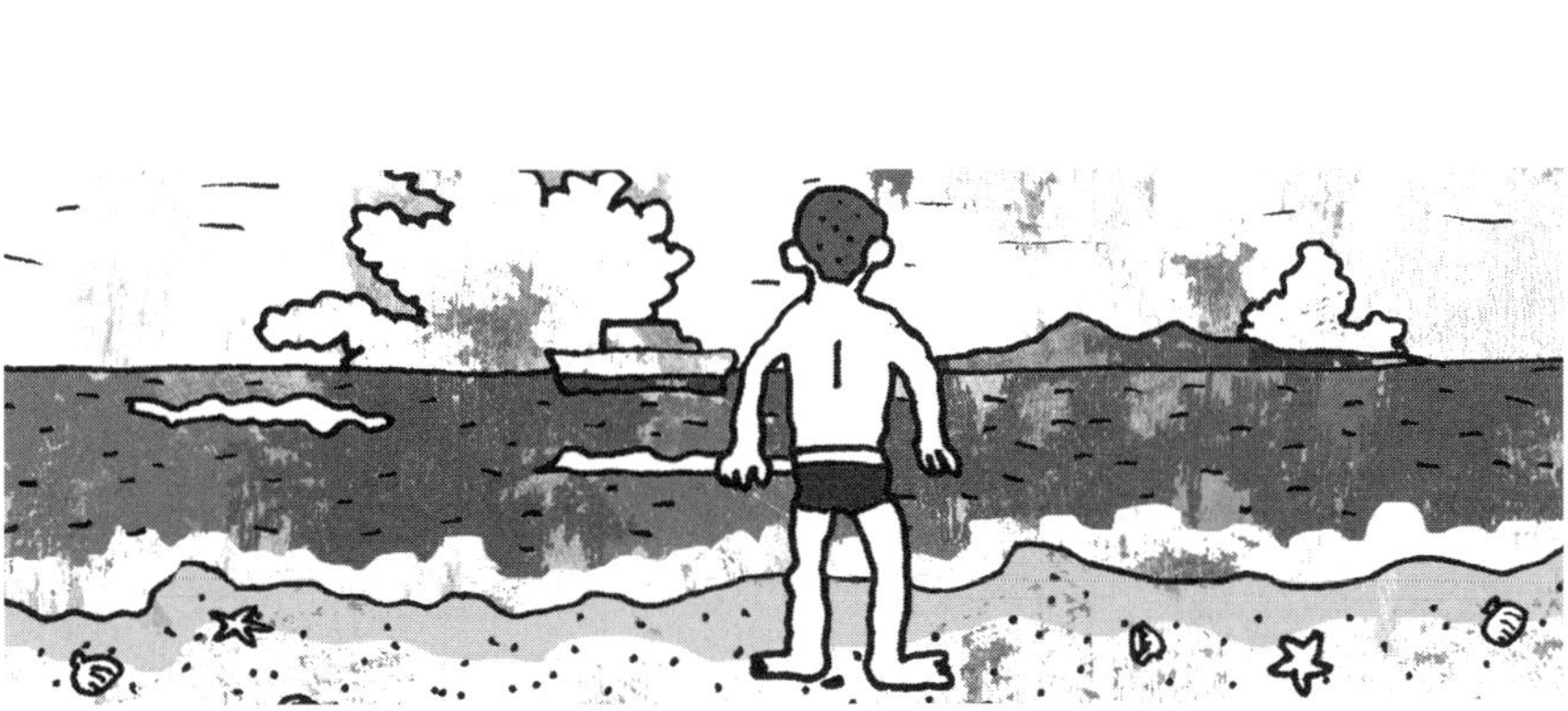

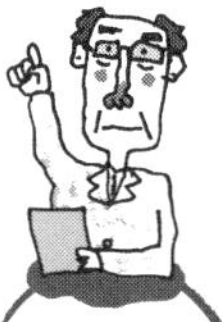

ヨウ素の大ネタ小ネタ

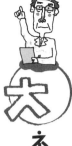

大ネタ1 ヨウ素？ ヨード？

ヨウ素はヨードとも呼ばれています。

英語ではヨウ素をiodineといいますが、これはラテン語ioeides（すみれ色の意）から命名されたという説と、ギリシア語のiodes（紫色の意）から命名されたという説があります。いずれにしろ、ヨウ素が気化するさいの色にちなんでいます。

なお、日本語名はドイツ語名Jod（ヨート）の発音を移したものです。漢字では沃素あるいは沃度とも書きます。元素名や栄養素としてはヨウ素というのが一般的ですが、工業製品としてはヨードと呼ぶことが多いようです。

大ネタ2 ヨウ素と卵

ヨウ素を高濃度に含ませた食品が市販されています。代表的なのが卵です。

メーカー発表の含量を見ると、100gあたり1.3mgとなっていますから、卵1個中に0.6mgほど含まれていることになります。普通の卵にはヨウ素がほとんど含まれないのに、なぜこんなに多く含まれているのでしょうか。

これは、鶏の餌に海藻粉末などを添加して鶏に卵を産ませたものです。結局は海藻由来というわけです。

小ネタ1 食塩にヨウ素

ヨウ素は海藻に多く含まれているため、海藻を摂取する食習慣のある日本では不足することはまれです。しかし、諸外国では、発展途上国のみならず、欧米諸国でも欠乏しやすい栄養素とされてきました。そのため、アメリカなどでは、食塩にヨウ化ナトリウム（ヨウ素とナトリウムの化合物）を添加することが行なわれています。

小ネタ 2

ヨウ素産出国、ニッポン

日本はヨウ素の産出国です。ヨウ素は元素なので、化学合成して製造することができません。ヨウ素を含む資源からとり出すしかない、貴重な天然資源なのです。日本はチリに次いで世界第2位の生産量を誇ります。ちなみに千葉県では国内で生産されるヨウ素の約8～9割を産出しています。これは、天然ガスの副産物であるかん水から生産されています。

小ネタ 3

放射性ヨウ素

ヨウ素は甲状腺ホルモンの材料です。食品から摂取されたヨウ素は甲状腺に蓄積され、ホルモンの材料として使用されます。原子力発電所の事故で飛散した放射性のヨウ素も、同じように甲状腺に蓄積され、細胞に障害を与える放射線を出します。したがって、事故のさいには、この放射性ヨウ素が甲状腺に蓄積するよりも前に放射性でないヨウ素を含むヨウ素剤を服用して、それ以上新しい放射性ヨウ素が蓄積することを防ぐという処置も行なわれます。

小ネタ 4

ヨードチンキ、ルゴール、イソジン

ヨウ素は殺菌作用があることから、消毒薬として使用されています。有名なのがヨードチンキ、これはヨウ素のアルコール溶液です。

ヨードチンキの刺激性を弱めて粘膜にも使えるように合成したものがイソジン（商品名）です。さらに、うがい薬のルゴール（商品名）はヨウ素とヨウ化カリウムをグリセリン溶液としたものです。薬品としてはイソジンは「ポビドンヨード」、ルゴールは「複方ヨード・グリセリン」といいます。

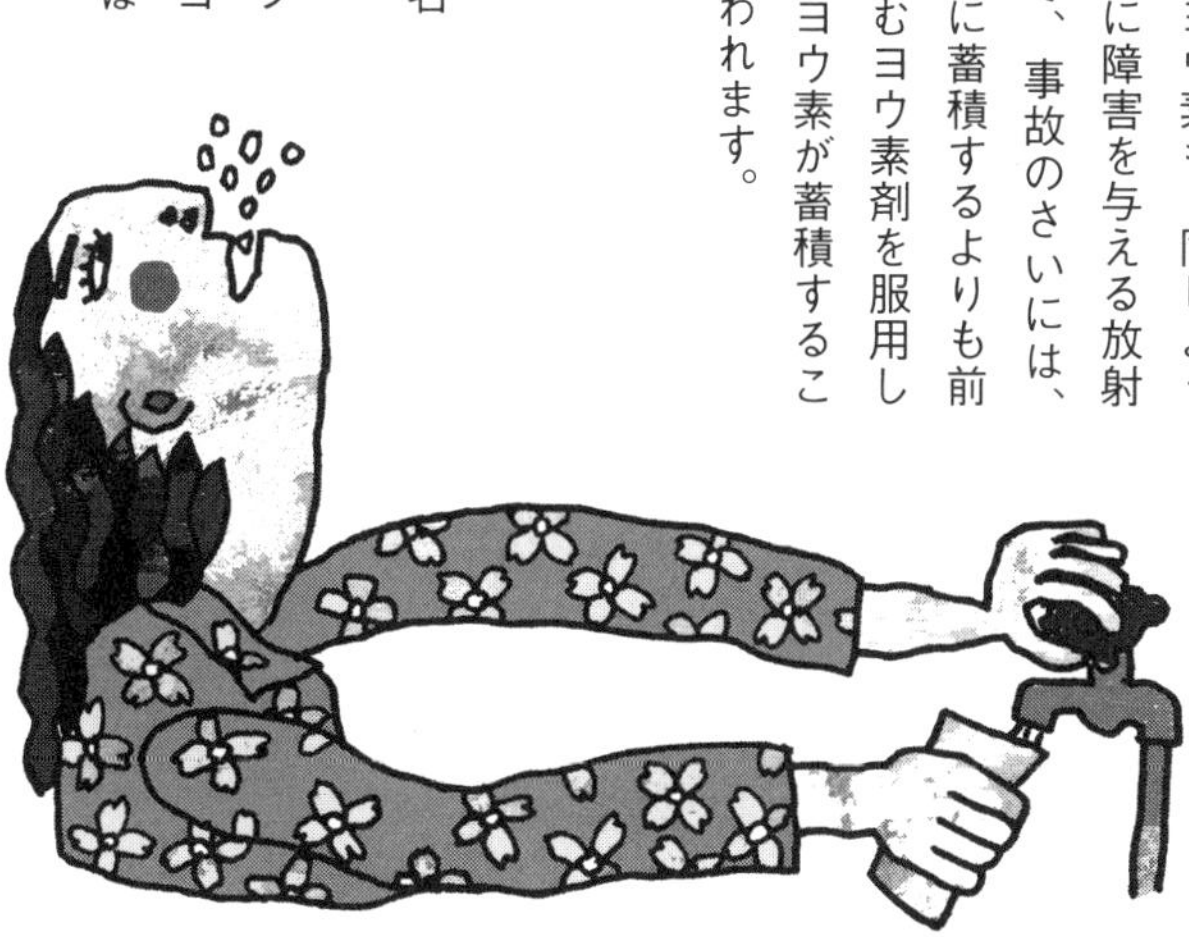

セレン

酵素の構成成分として、抗酸化に働く

基礎データ

- **元素記号**…Se
- **特徴**…過剰による害が起こりやすい
- **欠乏症**…通常は見られない
- **過剰症**…脱毛、つめの脆弱化ほか
- **食品**…魚介類に多く含まれる。アメリカ産小麦に由来するパスタ類などの食品にも多い

セレンは**セレニウム**ともいいます。体内にごくわずかしか含まれない必須元素です。体内にどのように吸収されて利用されるのか、くわしいことはまだわかっていませんが、私たちの健康のために欠くことのできない栄養素です。

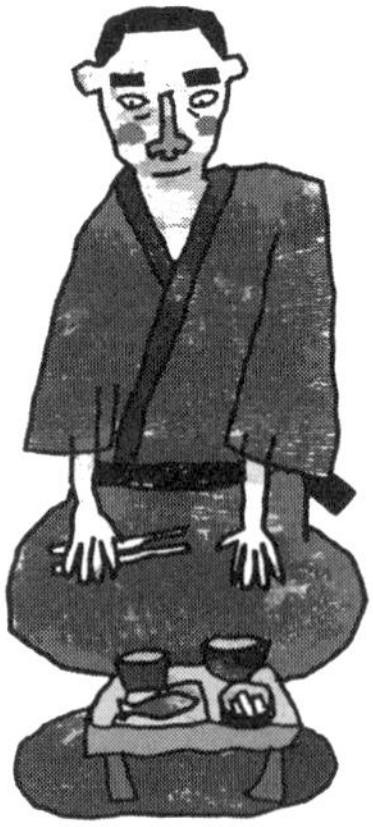

体内での働き

酸化を防ぐ

セレンはおもに酸化を防ぐのに働き、老化や動脈硬化の予防に役立っています。

セレンを多く含む食品

魚介類

カツオ	クロマグロ(赤身)	マガレイ
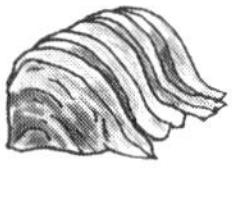	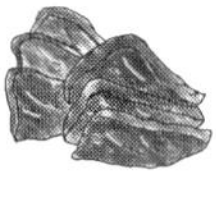	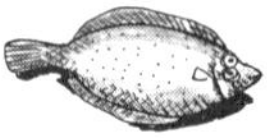
秋どり100gで セレン**100μg** ● 刺し身5切れ（80g）の場合 セレン**80μg**	100gで セレン**110μg** ● 刺し身6切れ（80g）の場合 セレン**88μg**	100gで セレン**110μg** ● 小1尾（正味100g）の場合 セレン**110μg**

セレン Se

セレンの食事摂取基準（μg/日）

年齢	男性			女性		
	推定平均必要量	推奨量	耐容上限量	推定平均必要量	推奨量	耐容上限量
0～5(月)	—	15※1	—	—	15※1	—
6～11(月)	—	15※1	—	—	15※1	—
1～2(歳)	10	10	80	10	10	70
3～5(歳)	10	15	110	10	10	110
6～7(歳)	15	15	150	15	15	150
8～9(歳)	15	20	190	15	20	180
10～11(歳)	20	25	240	20	25	240
12～14(歳)	25	30	330	25	30	320
15～17(歳)	30	35	400	20	25	350
18～29(歳)	25	30	420	20	25	330
30～49(歳)	25	30	460	20	25	350
50～69(歳)	25	30	440	20	25	350
70以上(歳)	25	30	400	20	25	330

※1は目安量。
・妊婦は5／5μg（推定平均必要量／推奨量、以下同)、授乳婦は15／20μgを付加する。

特に注目されるのは、グルタチオンペルオキシダーゼという酵素の構成成分であることです。グルタチオンペルオキシダーゼは、過酸化水素やヒドロペルオキシドという活性酸素種を分解することで抗酸化作用を示しますが、その活性は、セレンに左右されます。ほかに、アスコルビン酸（ビタミンC）を再生する酵素や、甲状腺《せん》ホルモンの代謝にかかわる酵素などの成分でもあります。

どのくらいとればいいの？

「日本人の食事摂取基準（2015年版）」では、**表**のように定められています。セレンの摂取量が増加するにつれて血液中のグルタチオンペルオキシダーゼの活性値が上昇しますが、摂取量が一定量を超えると、活性値は横ばい状態になります。推奨量は、この酵素活性を参考に、推定平均必要量と欠乏症の予防という観点から算出されています。一方、耐容上限量

マイワシ

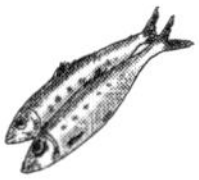

100gで
セレン**48μg**
●
2尾（正味110g）
の場合
セレン**53μg**

アンコウの肝

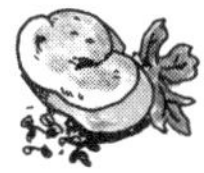

100gで
セレン**200μg**
●
ぶつ切り1切れ（30g）
の場合
セレン**60μg**

マサバ

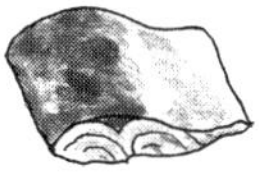

100gで
セレン**70μg**
●
1切れ（100g）
の場合
セレン**70μg**

アマダイ

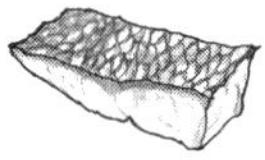

100gで
セレン**75μg**
●
1切れ（100g）
の場合
セレン**75μg**

は、中国での過剰症の報告などを基に算出されました。必要量と耐容上限量の差が比較的小さいため、摂取には注意が必要です。

不足すると

●日本人の食生活では、セレンが不足することはまれで、セレンの欠乏症は見られません。

●土壌中のセレン濃度が低い地域で不足しやすく、中国の克山《けしゃん》地域で見られた克山病《ケシャン》（↓230ページ「大ネタ1」参照）がよく知られています。国際的にはほかに、ニュージーランド南島や北欧諸国などで土壌中のセレン濃度が低いことが知られていて、不足しやすいといわれています。ニュージーランドでは、完全静脈栄養を受けて血液中のセレン濃度が低下した人に、下肢の筋肉痛や皮膚の乾燥などが見られ、心筋障害を起こして死亡した症例が報告されています。

とりすぎると

●セレンは必須ミネラルの中では毒性が強いことがわかっていて、とりすぎには特に注意が必要です。

●慢性的にとりすぎたときに最も多く見られる症状は、脱毛とつめの症状で、つめがもろくなったり、脱落したりします。そのほかに皮膚

タラコ

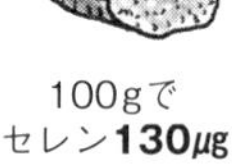

100gで
セレン**130μg**
●
½本（25g）
の場合
セレン**33μg**

ブリ

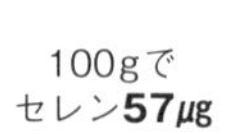

100gで
セレン**57μg**
●
1切れ（80g）
の場合
セレン**46μg**

ズワイガニ（生）

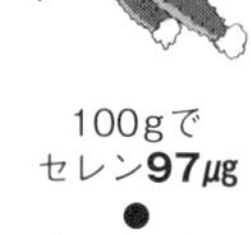

100gで
セレン**97μg**
●
1/10ぱい（正味50g）
の場合
セレン**49μg**

メカジキ

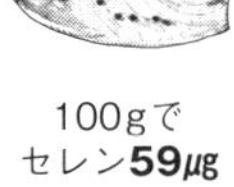

100gで
セレン**59μg**
●
1切れ（100g）
の場合
セレン**59μg**

の病変も知られています。

●吐きけなどの胃腸障害、神経障害など慢性中毒症状が現われることもあります。

●グラム単位で摂取した場合、重度の胃腸障害や心筋梗塞《こうそく》、腎《じん》不全など、急性の中毒症も報告されています。

食べ方のヒント

●セレンは魚介類に多く含まれます。また、植物性食品中のセレンはその植物が育った土壌中の濃度を強く反映することがわかっていて、アメリカ産の穀類や豆類はセレン含有量が多くなります。そのため、日本で製造されるパスタ類やパンはアメリカ産小麦を使うことが多いのでセレンが比較的多く含まれ、うどんはオーストラリア産小麦を使うことが多いのでパスタ類やパンほどセレンが多くありません。

●日本の場合は土壌中に適度なセレンが存在し、米と魚介類を中心に、一日100μg程度摂取していると推定されています。これは推定平均必要量を大きく上まわる量です。サプリメントも出まわっている成分ですが、食物以外のものからとる必要はないでしょう。

肉類

鶏レバー

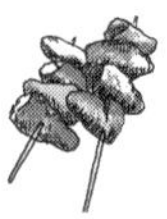

100gで
セレン**60μg**
●
焼きとり2本（60g）
の場合
セレン**36μg**

豚レバー

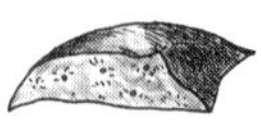

100gで
セレン**67μg**
●
1回量（80g）
の場合
セレン**54μg**

穀類

パスタ類（乾）

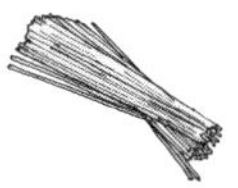

100gで
セレン**63μg**
●
1食分（100g）
の場合
セレン**63μg**

カキ

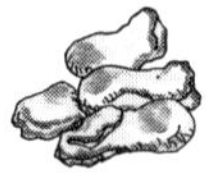

養殖100gで
セレン**48μg**
●
2個（正味40g）
の場合
セレン**19μg**

セレンの大ネタ小ネタ

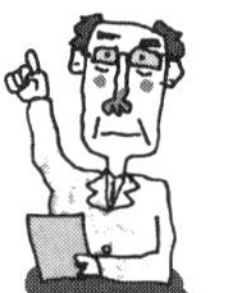

大ネタ1 克山病

ヒトにおけるセレン欠乏症として有名なものに、中国の克山地域で発生した克山病（Keshan disease）があります。これまでに多くの人がこの病気で死亡しています。

克山病は、心筋症の一種であり、小児や妊娠期の女性に多く見られます。克山病発現地域の住民にセレンを経口投与することにより、この疾患の発生率・死亡率を激減させることができました。

一方、同じ中国には土壌中と穀物中のセレン含有量が多い地方もあり、この地域では脱毛やつめの形態変化を伴う過剰症が観察されています。このようにセレンの摂取量は環境に大きく影響されるといえます。

小ネタ1 セレンと毒

セレンは水銀やカドミウムの毒性を軽減する作用があることが確認されており、河川などの水銀汚染が原因である水俣病や、カドミウム汚染が原因であるイタイイタイ病の発症に個人差があったのは、セレン摂取量の差が一因だとする説もあります。

しかし、現在河川の水に含まれるセレンの多くは工場排水由来のもので、水質汚濁や土壌汚染の指標として、環境基準指定項目に設定されています。

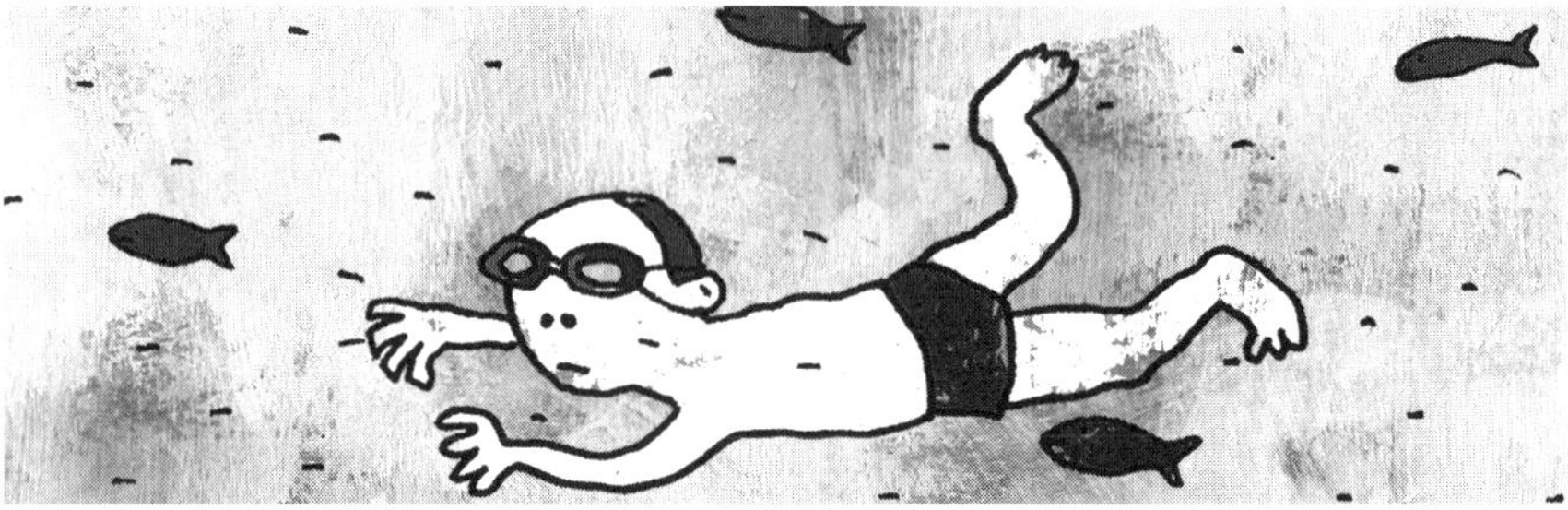

小ネタ2 セレンとがん

セレンががんを予防するという報告があります。しかし、これまでの報告を見ると、セレン摂取量が非常に少ない場合には、セレンを摂取することでがんが予防されているようですが、「食事摂取基準」で示されている量を超えて摂取しても効果はないようです。日本人のセレン摂取量は比較的多いので、サプリメントを使用する必要はありません。反対にサプリメントを使用する場合には、とりすぎが心配です。

小ネタ3 コピー機、シャンプー

セレンは人体に必須の栄養素ですが、工業用にもさまざまな形で利用されています。その一つがコピー機での利用です。セレンには光伝導性があり、コピー機の感光ドラムに使用されているのです。また、半導体としても多く利用されています。変わったところでは、ふけ防止用のシャンプーに硫化セレンが用いられています。

小ネタ4 セレンと月の女神

セレンはギリシア神話の月の女神セレネ（Selene）から命名されました。元素の周期表を見ると（→175ページ参照）、セレンの一つ下にはテルル（ラテン語で地球を意味する Tellus から命名）があります。地球（テルル）の上に月（セレン）があるなんて、すてきなことですね。

小ネタ5 男性とセレン

セレンをはじめ、亜鉛、銅などの微量元素は精巣の発育、精子の形成や運動性などにかかわっており、男性不妊の点からも研究が進められています。精液に亜鉛が多く含まれていることはよく知られていますが、セレンも含まれているのです。セレンは精子の形成に、亜鉛は精子の運動性にかかわっているのではないかと考えられています。

セレンは月の女神の名前ですが、男性にとっても重要な栄養素なのです。

クロム

インスリンの働きを助け、糖質の代謝に働く

基礎データ

- **元素記号**…Cr
- **特徴**…3価クロムと6価クロムがある。栄養素としてのクロムは3価クロムを指す
- **欠乏症**…通常は見られない
- **過剰症**…通常は見られない
- **食品**…海藻や香辛料などの乾燥品に含まれる

クロムは人間の体内のあらゆる組織にごく低い濃度で存在します。私たちの生活とかかわりの深いクロムは3価のものと6価のものですが、この違いによって体への作用は異なります。自然界に存在するクロムのほとんどは3価のもので、したがって、食事で摂取される私たちの体に必要なクロムも3価のものです。一方、6価のクロムは人工的に生産されるもので、毒性があります。すなわち、栄養素としてクロムというときは、3価のものを指します。3価クロムは幅広く食品に含まれています。

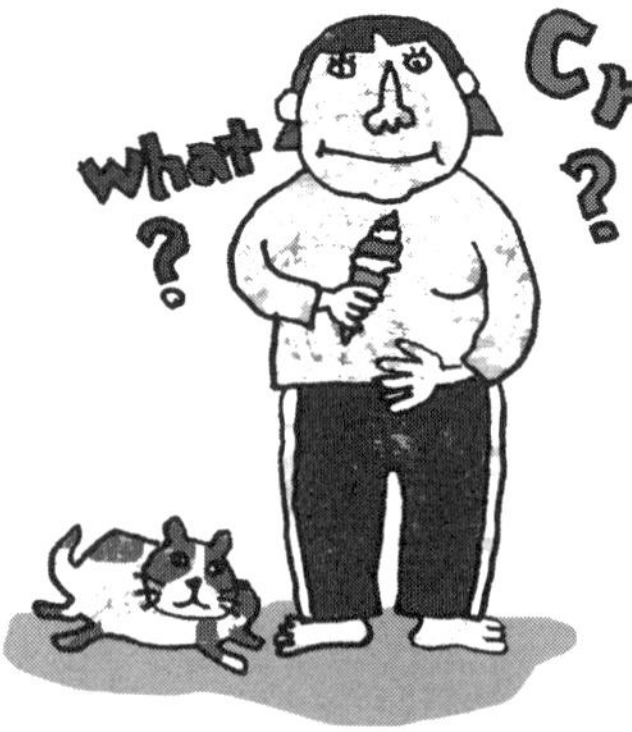

ミネラル

クロムを多く含む食品

海藻

ひじき(乾)	刻みこんぶ(乾)	青のり(素干し)
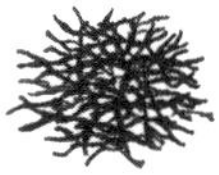	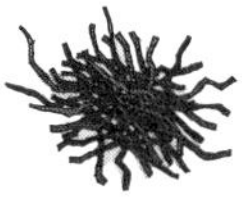	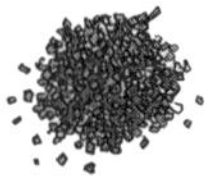
100gで クロム**26μg**	100gで クロム**33μg**	100gで クロム**39μg**
大さじ1(5g)の場合 クロム**1μg**	ひとつかみ(15g)の場合 クロム**5μg**	ひとつかみ(15g)の場合 クロム**6μg**

体内での働き

インスリンの働きをサポート

クロムはインスリンの働きを助けます。インスリンは糖質をエネルギーに変えるホルモンで、摂取した糖質はインスリンの働きによって全身の細胞にとり込まれ、利用されます。すなわち、インスリンの働きが悪ければ私たちは血液中の糖をとり込んで利用することができないので、血糖値が上昇して糖尿病につながるのです。

クロムはこのインスリンの働きを助けるので、血糖値を下げる方向に働きます。また、脂質の代謝も活発にすることが知られ、血液中の中性脂肪やコレステロールの量を適正に保つのに役立っています。そのため、糖尿病をはじめとする生活習慣病予防に利用できないかと研究されています。

どのくらいとればいいの？

「日本人の食事摂取基準（2015年版）」では、推定平均必要量を算定するには科学的根拠が不十分であることから摂取量に基づいて、次ページの表のように目安量が算定されました。日本人の食事の献立から、日本食品標準成分表を用いてクロムの摂取量を算出すると、約10μg／日という値が得られ、この値を目安量としています。

豆類

がんもどき

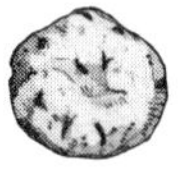

100gで
クロム**8μg**
●
1個（80g）
の場合
クロム**6μg**

あずき（さらしあん）

100gで
クロム**14μg**
●
大さじ1（13g）
の場合
クロム**2μg**

魚介類

マサバ（水煮および焼き）

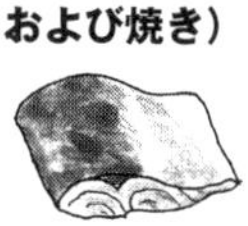

100gで
クロム**6μg**
●
1切れ（100g）
の場合
クロム**6μg**

調味料・香辛料類

バジル（粉）

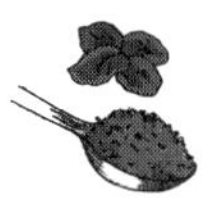

100gで
クロム**47μg**
●
大さじ1（6g）
の場合
クロム**3μg**

クロムの食事摂取基準（μg/日）

年齢	男性	女性
	目安量	目安量
0〜5(月)	0.8	0.8
6〜11(月)	1.0	1.0
1〜2(歳)	—	—
3〜5(歳)	—	—
6〜7(歳)	—	—
8〜9(歳)	—	—
10〜11(歳)	—	—
12〜14(歳)	—	—
15〜17(歳)	—	—
18〜29(歳)	10	10
30〜49(歳)	10	10
50〜69(歳)	10	10
70以上(歳)	10	10

・妊婦、授乳婦は10μg/日とする。

耐容上限量は設定されていませんが、これはクロムの耐容上限量に関する報告が不充分であったためです（→236ページ「大ネタ1」参照）。妊婦や授乳婦の付加量も設定されていませんが、これも妊婦のクロム付加量や母乳中のクロム濃度に関するデータが乏しかったためです。

吸収率

クロムの吸収メカニズムは明らかになっていませんが、吸収率は非常に低く、また、吸収された大部分が尿中に排泄《はいせつ》されます。ちなみに毒性のある6価のクロムを摂取した場合、3価のものより吸収率が高いことがわかっています。

不足すると

●クロムは微量ながらも幅広い食品に含まれているため、また、必要量も微量であるため、通常の食事で欠乏症が見られるほど不足することはまずありません。

●クロムをまったく添加していない静脈栄養（栄養素を静脈から直接

さんしょう（粉）

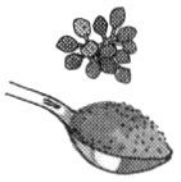

100gで
クロム**21**μg
●
大さじ1（6g）
の場合
クロム**1**μg

カレー粉

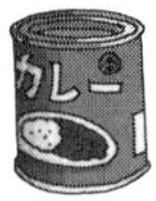

100gで
クロム**21**μg
●
大さじ1（6g）
の場合
クロム**1**μg

こしょう（黒、粉）

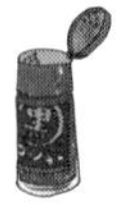

100gで
クロム**30**μg
●
大さじ1（6g）
の場合
クロム**2**μg

パセリ（乾）

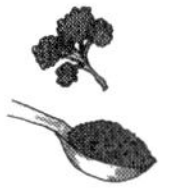

100gで
クロム**38**μg
●
大さじ1（6g）
の場合
クロム**2**μg

注入して栄養補給する方法）を行なうとインスリンの働きが悪くなり、クロムを補給すると改善されたことが報告されています。

とりすぎると

●通常の食事で摂取される3価のクロムは、吸収率が非常に低いこともあり、過剰摂取によって健康障害が出ることはまずありません。

●6価のクロムは毒性が強く、非常に危険な物質です。これを摂取することはサプリメントを含めてまずありませんが、汚染物質として注意が必要です。発がん性も指摘されています。

食べ方のヒント

●クロムはさまざまな食品に微量ずつ含まれています。欠乏症も過剰症もまず心配はないので、数値にとらわれずバランスのよい食生活を心がければ充分に摂取できます。

その他

黒砂糖

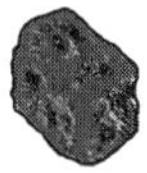

100gで
クロム**13μg**
●
大さじ1（9g）
の場合
クロム**1μg**

ミルクチョコレート

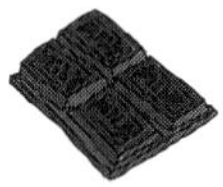

100gで
クロム**24μg**
●
板チョコ約¼枚（15g）
の場合
クロム**4μg**

シナモン（粉）

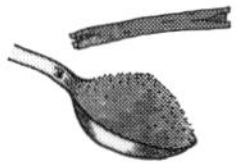

100gで
クロム**14μg**
●
大さじ1（6g）
の場合
クロム**1μg**

とうがらし（粉）

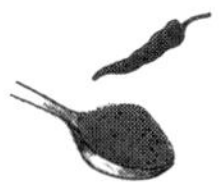

100gで
クロム**17μg**
●
大さじ1（6g）
の場合
クロム**1μg**

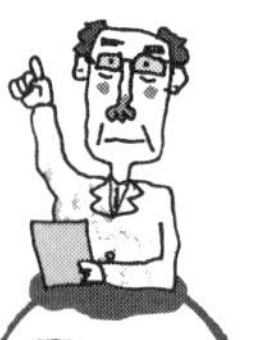

クロムの大ネタ小ネタ

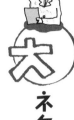

大ネタ1 いくら摂取してもだいじょうぶ？

「食事摂取基準」では、多くの栄養素の耐容上限量が示されていますが、クロムには耐容上限量が示されていません。クロムはいくら摂取してもだいじょうぶなのでしょうか？

「食事摂取基準」が決められるさいに、科学的論文が数多く集められ、検討されました。ところが、クロムの耐容上限量に関する報告は充分ではありませんでした。そのため、策定は見送られましたが、いくらとってもだいじょうぶという意味ではけっしてありません。ＷＨＯは一日250μgを耐容上限量として示唆しています。食事でとりすぎることはまずありませんが、最近ではサプリメントとして売られています。サプリメントでクロムを大量に摂取することは控えるべきでしょう。

大ネタ2 クロムは糖尿病に効果的？

クロムはインスリンの作用を助け、糖尿病の予防に有効と考えられています。実際、クロムのサプリメントによってインスリンの働きが改善したという報告もあります。また、アメリカなどでは、クロムが脂肪を減少させて筋力を増強させるサプリメントとして一時もてはやされました。

しかし、クロムは食生活で不足する可能性が低い栄養素です。糖尿病や肥満になるのは、クロムの摂取量が少ないためではなく、エネルギーの過剰摂取と運動不足のためという場合がほとんどでしょう。糖尿病の特効薬というわけにはいかないのです。

小ネタ 1

クロムのなぞ

クロムは私たちの健康に必須の栄養素なのか、疑問が出されています。明確な欠乏症が観察されないことが、そのおもな理由です。

食品中のクロムの量は、「食品成分表」の値を使用して献立から計算した値と、実際に調理したもののクロムの量を測定した値を比べると、実測値のほうが多くなるという報告があります。これはおそらく、調理の過程でクロムが混入するためではないかと考えられます。クロムは、まだまだ未知な栄養素のようです。

小ネタ 2

ルビーの色の決め手

クロムの語源は、ギリシア語の「chroma（色）」です。ところでルビーとサファイアはほとんど同じ石（宝石）ですが、クロムを含むと赤いルビーに、鉄やチタンを含むと深い青色のサファイアになります。ルビーの色はクロムの量に左右され、クロムを多く含むほうが赤色が強く、価値があるとされているのです。

ちなみに「chroma」で始まる英語は、「chromatic：色彩の」、「chromatics：色彩学」、「chromatin：染色質」、「chromatography：色層分析」など数多くあります。

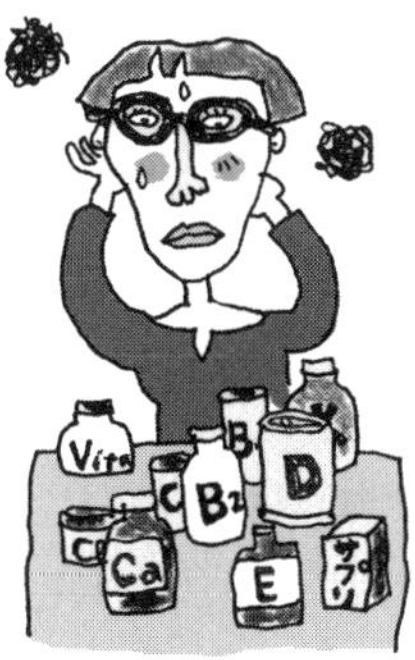

小ネタ 3

クロム欠乏の可能性

日常の食生活ではクロムが欠乏することはほとんどありません。これまでクロムの欠乏が報告されているのは、たとえば入院中に静脈栄養などを長期間続けていた場合に限られます。すなわち人工的にビタミンやミネラルを集めた製剤のみを摂取していれば欠乏する可能性があるということです。最近では、食品を食べないですべてをビタミン剤とミネラル剤に頼る極端な人もいるようです。そのような場合にはクロムの欠乏の可能性もあるかもしれません。

モリブデン

酵素を助ける成分として、尿酸の生成などに働く

基礎データ

- **元素記号**…Mo
- **特徴**…尿酸の生成に不可欠
- **欠乏症**…通常は見られない
- **過剰症**…通常は見られない
- **食品**…豆類や穀類に多く含まれる

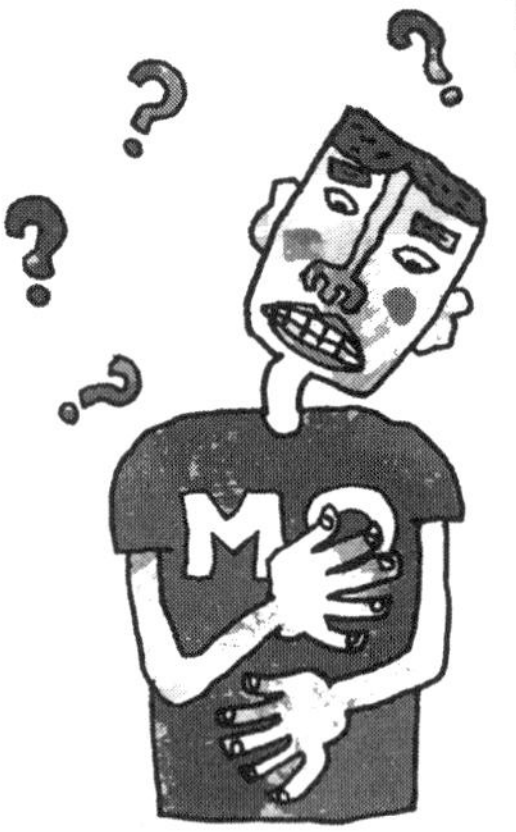

モリブデンは体内に必要な元素の一つです。詳細は明らかになっていませんが、ヒト以外にもあらゆる動物の体内に存在します。肝臓に比較的多く存在し、酵素の成分として多様な働きをしていると考えられています。

体内での働き

酸化酵素の補酵素として働く

キサンチンオキシダーゼやアルデヒドオキシダーゼ、亜硫酸オキシダーゼという3種の酸化酵素の補酵素であることが明らかになってい

ミネラル

モリブデンを多く含む食品

豆類

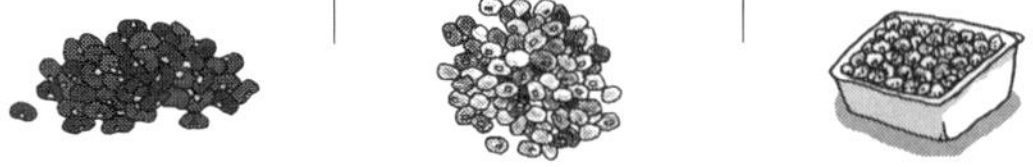

糸引き納豆	緑豆(乾)	ささげ(乾)
100gで モリブデン**290μg**	100gで モリブデン**410μg**	100gで モリブデン**380μg**
●	●	●
1パック(50g) の場合 モリブデン**145μg**	⅕カップ(35g) の場合 モリブデン**144μg**	⅕カップ弱(30g) の場合 モリブデン**114μg**

モリブデン Mo

モリブデンの食事摂取基準（μg/日）

年齢	男性			女性		
	推定平均必要量	推奨量	耐容上限量	推定平均必要量	推奨量	耐容上限量
0～5(月)	—	2※1	—	—	2※1	—
6～11(月)	—	10※1	—	—	10※1	—
1～2(歳)	—	—	—	—	—	—
3～5(歳)	—	—	—	—	—	—
6～7(歳)	—	—	—	—	—	—
8～9(歳)	—	—	—	—	—	—
10～11(歳)	—	—	—	—	—	—
12～14(歳)	—	—	—	—	—	—
15～17(歳)	—	—	—	—	—	—
18～29(歳)	20	25	550	20	20	450
30～49(歳)	25	30	550	20	25	450
50～69(歳)	20	25	550	20	25	450
70以上(歳)	20	25	550	20	20	450

※1は目安量。
・授乳婦は推定平均必要量、推奨量ともに3μgを付加する。

ます。これらは体内で多様な代謝にかかわっていますが、中でも、尿酸の生成に不可欠です。尿酸は、代謝過程で発生したさまざまな物質が排泄《はいせつ》されるさいの最後の形、すなわち最終老廃物です。

ほかに、体内の銅の排泄や鉄の代謝、間接的には糖質や脂質の代謝にもかかわっています。

どのくらいとればいいの？

「日本人の食事摂取基準（2015年版）」では、モリブデンの基準は暫定値として定められ、**表**のように示されています。

これらの量は、アメリカやカナダ、WHO（世界保健機関）の基準ともほぼ同じですが、おもな根拠となっているのは、動物実験を除くと、被験者が4人しかいない、わずか一つの論文です。そのため、暫定的な基準とされています。

なお、小児（1～17歳）では設定

大豆（乾）

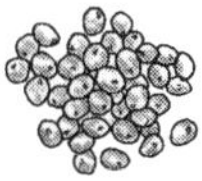

国産100gで
モリブデン**350μg**
●
1/5カップ（30g）
の場合
モリブデン**105μg**

大豆（乾）

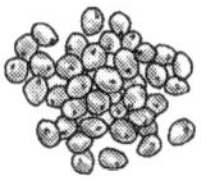

アメリカ産100gで
モリブデン**300μg**
●
1/5カップ（30g）
の場合
モリブデン**90μg**

えんどう豆（乾）

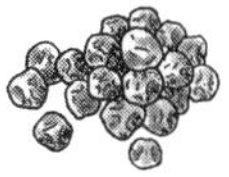

100gで
モリブデン**280μg**
●
1/5カップ（35g）
の場合
モリブデン**98μg**

らい豆（乾）

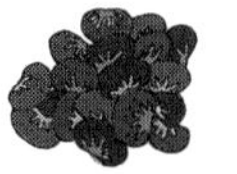

100gで
モリブデン**380μg**
●
1/5カップ（30g）
の場合
モリブデン**114μg**

されていません。これは、17歳以下での根拠（データ）がなく、さらには18歳以上での基準値の根拠も不充分であるためにその値からの算定も無理があると判断されたからです。妊婦の付加量についても、同様の理由で設定が見送られています。

吸収率

　2006年に報告された、20歳代の日本人女性を対象とした試験では、食事中モリブデンの吸収率は93％でした。また、これまでの別の報告から、摂取量の差が大きくても吸収率に大差はないと考えられています。一方、尿中の排泄量は摂取量に左右されます。吸収よりも排泄によって体内の濃度が一定に保たれているようです。

不足すると

●通常は欠乏症が出ることはありません。これまでに、健康な人において、欠乏症が観察されたという報告も見られません。

●完全静脈栄養によってモリブデンが不足したクローン病患者で、尿や血液中の尿酸の減少などが観察されたほか、神経過敏、昏睡《こんすい》、頻脈などの神経症状が発生したという報告があります。

●モリブデンを必要とする3つの酸化酵素が遺伝的に欠損している場合、脳の萎縮《いしゅく》やけいれん、精神遅滞、目の水晶体異常などが認められています。

ひよこ豆（乾）

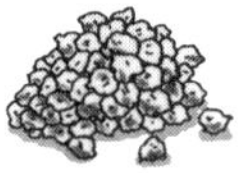

100gで
モリブデン**150μg**
●
1/5カップ（35g）
の場合
モリブデン**53μg**

レンズ豆（乾）

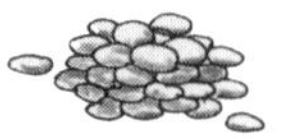

100gで
モリブデン**180μg**
●
1/5カップ（35g）
の場合
モリブデン**63μg**

あずき（乾）

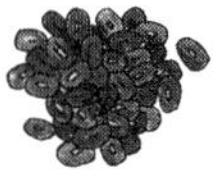

100gで
モリブデン**210μg**
●
1/5カップ弱（30g）
の場合
モリブデン**63μg**

野菜類

枝豆（生）

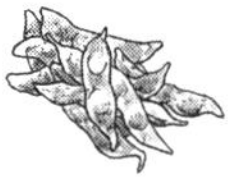

100gで
モリブデン**240μg**
●
1皿（正味40g）
の場合
モリブデン**96μg**

とりすぎると

●過剰にとった分は尿中に排泄されるため、日常の食生活の中でとりすぎによってなんらかの害が現われることはまずありません。

●モリブデンをとりすぎることがなくても、銅の栄養状態が極端に低い場合には、モリブデン中毒のリスクが高まると懸念されています。モリブデン中毒に関する研究はラットやマウスなど動物実験によるものがほとんどで、ヒトの健康障害に関する研究はごくわずかですが、モリブデンの摂取量が多くて銅の摂取量が少ないアルメニア人で、高尿酸血症や関節痛などの痛風様の症状が観察されたという報告があります。すなわち、モリブデン中毒の状態になると、尿酸の代謝に影響が出ることが示唆されていますが、詳細は明らかになっていません。

食べ方のヒント

●食品中に含まれているモリブデンの量はごくわずかですが、豆類や穀類に比較的多く含まれています。モリブデンは不足する心配はまずないため、数値にとらわれずにバランスのよい食生活を心がければ充分に摂取できます。

そら豆（生）

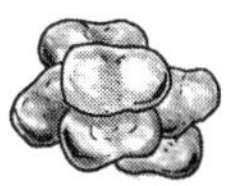

100gで
モリブデン**150μg**
●
10粒（正味40g）
の場合
モリブデン**60μg**

穀類

玄米ごはん

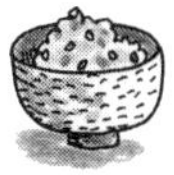

100gで
モリブデン**34μg**
●
ごはん1膳（150g）
の場合
モリブデン**51μg**

精白米ごはん

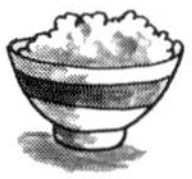

100gで
モリブデン**30μg**
●
ごはん1膳（150g）
の場合
モリブデン**45μg**

その他

あられ

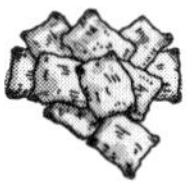

100gで
モリブデン**130μg**
●
ひとつかみ（20g）
の場合
モリブデン**26μg**

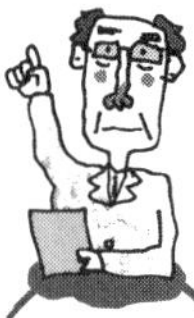

モリブデンの大ネタ小ネタ

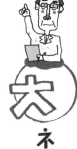

大ネタ 1

モリブデンとがん

はっきりした欠乏症は知られていないモリブデンですが、がんとの関連性が示唆される報告があります。

植物中のモリブデンの量は、土壌中のモリブデンの量に左右されますが、じつは中国の土壌中のモリブデン濃度が低い地域で食道がんが多いとの研究結果が報告されているのです。また、飲用水中のモリブデン含有量が少ない地域でも、食道がんによる死亡率が高いとの報告があります。動物実験では、モリブデンに抗がん作用がある可能性も示唆されています。

とはいえ、これらの報告だけではモリブデンとがんとに関連性があるとはいえず、詳細は明らかになっていません。

小ネタ 1

モリブデンと鉛

モリブデンの名前の由来はギリシア語の鉛（molybdos）に由来しているといわれています。日本語では以前は「水鉛」と呼ばれていたそうですが、現在はその呼称は用いられていません。一方、見た目が鉛に類似した亜鉛は鉛とは別の金属ですが、現在も「亜鉛」という言葉が使われています。

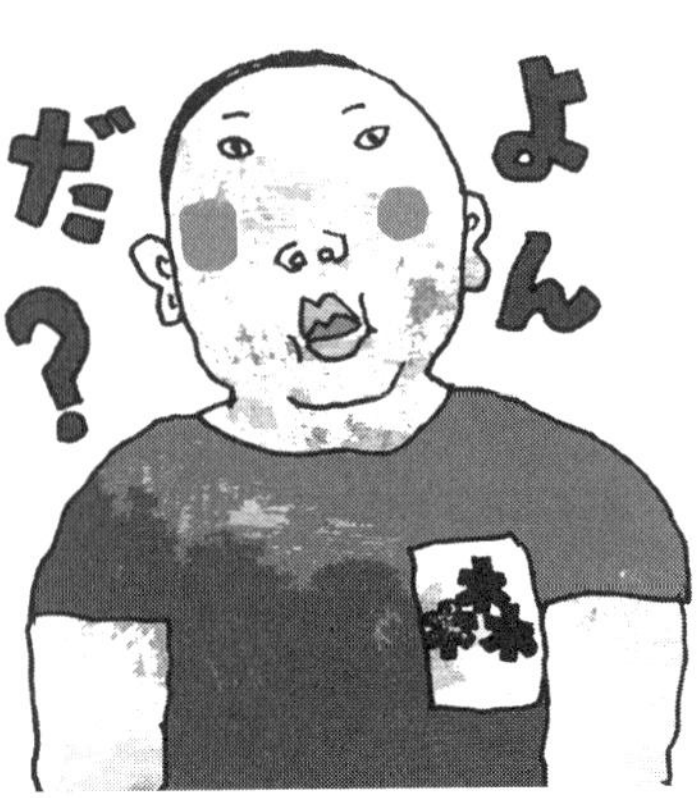

小ネタ 2

食品中のモリブデンの量

「食品成分表」を見ると、モリブデンはこれまで報告されていたように、豆類に特に多く含まれています。この理由はマメ科の植物では、空気中の窒素をとり入れるための酵素の成分としてモリブデンが含まれているためです。

モリブデンは必要量が少ないために、特にこれらの食品の摂取を意識しなくても、通常の食事で充分に必要量が摂取できるはずです。

小ネタ 3

モリブデンと窒素

モリブデンはある種の微生物に含まれ、空気中の窒素をアンモニアに変換する酵素（ニトロゲナーゼ）の成分でもあります。窒素は空気中に最も多く存在する元素ですが、私たちは空気中の窒素をそのまま利用することはできません。微生物が窒素を固定し、それを食物連鎖的に利用しているというのが現状で、その重要な役割を担っているのがモリブデンなのです。

小ネタ 4

潤滑油としてのモリブデン

モリブデンはステンレス鋼に添加されることが多く、ステンレスの包丁などでもモリブデンを含有しているものが多くあります。また、グリスや潤滑油などにも使用されています。

このように工業用として多く利用されているモリブデンですが、私たちが健康を維持、増進するためにも必要な栄養素で、酵素の成分として、体内でやはり潤滑油のような働きもしているのです。

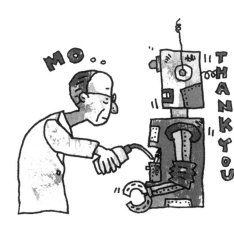

水

栄養素を運搬し、体温を維持する

水は栄養素に分類されていませんが、生命維持に不可欠な成分です。体内の水分量はつねに一定に保たれています。血液をはじめ、皮膚や筋肉、臓器、骨などあらゆる部分に存在し、体を構成する成分の中で最も多い割合を占めます。

基礎データ

●分子式
…H_2O

●特徴
…体内の量はつねに一定。非栄養素だが生命維持に不可欠

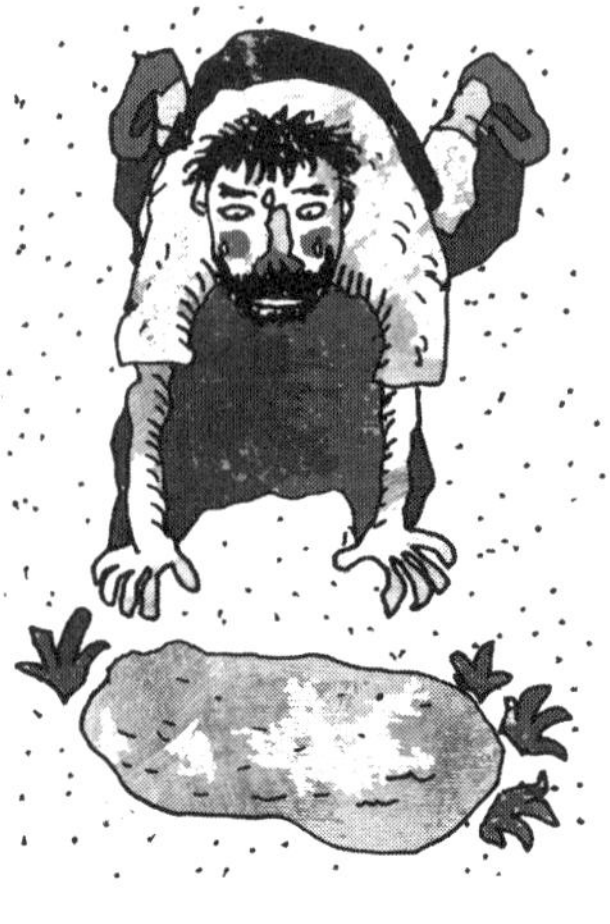

体内での働き

化学反応の場を提供

栄養素の代謝をはじめ、体内での生理化学反応は、体液（血液やリンパ液、細胞間を満たす組織液など体内の液体）と呼ばれる水溶液中で行なわれます。すなわち、水は生体に化学反応の場を与えているため、水なしでは生命活動に必要な反応が起こりえません。

栄養素や老廃物の運搬

おもに血液の成分として、栄養素や酸素など体に必要な多くの物質をとかし込み、全身に運ぶ役割を担っています。その一方で、生体内での反応で生じた老廃物や炭酸ガスを細胞から運び去り、尿として排泄《はいせつ》する役目も果たしています。

番外編

体温の維持

水は、気体を除いた全物質の中で最も比熱（物質1gの温度を1度上げるのに必要な熱量）が大きく、外気温の影響を受けにくいので、体温を一定に保つのに役立っています。

どのくらいとればいいの？

「日本人の食事摂取基準（2015年版）」では、水の摂取基準は示されていませんが、体内の水分量はつねに一定に保たれています。

体内に含まれる水の割合は、健康な成人男性では60％ほど、女性では55％ほどです。高齢者では50％ほどまで減少し、新生児では70～80％ほどと多くなっています。成長期は物質代謝が盛んなので、物質代謝の場となる水が多量に必要なため、体水分が多いのです。成長が進むにつれて、また、老いるにつれて減少します。

水分の割合は個人差も大きいことが知られています。たとえば、体脂肪が多いと水分の割合は小さくなります。脂肪組織に水分が非常に少ないためで、男性に比べて女性の水分割合が小さいのもこのためです。

水の必要量は、生活活動レベルが低い集団で2.3～2.5ℓ／日程度、生活活動レベルが高い集団で3.3～3.5ℓ／日程度と推定されています。これは発汗量が大きく影響するからです。

水は私たちの生命に重要な成分です。腎《じん》結石や高尿酸血症の予防、便秘の解消など水摂取の健康効果の可能性もいわれています。しかし、現在のところ、その必要量を決めるだけの科学的根拠は少ないのが現状です。

水の摂取源は欧米諸国では食物由来がおよそ20～30％、残りが飲物で70～80％と報告されていますが、日本人のデータはありません。私たちはご飯やみそ汁を摂取することから、食物由来が少し多いかもしれません。

体内の水分の絶対量が少なく、かつ割合が大きく、代謝が活発な乳幼児の場合には、暑い中で汗や蒸発によって水分が失われると、容易に脱水症状を起こすので、注意が必要です。また、高齢者でも、体内の水分量が少ないうえに、のどの渇きを自覚しにくいので、のどが渇いていなくても積極的に水を飲むほうがよいでしょう。

水の摂取量と排泄量の目安

摂取（mℓ/日）	
飲料水	1200mℓほど
食物中の水分	1100mℓほど
代謝水※1	300mℓほど

排泄（mℓ/日）	
尿	1300mℓほど
糞便	100mℓほど
不感蒸泄※2	1200mℓほど

・環境や生活活動などによって大きく変動する。
※1 糖質やたんぱく質、脂肪が体内で分解され、燃焼するときに生じる水分のこと。
※2 意識されずに皮膚や呼気から蒸発する水分のこと。

不足すると

●体内の水分量が不足するとのどが渇きます。水分補給を怠ると、まず尿量が抑制され、血液の粘度が高まって循環障害を生じることもあります。極度の発汗、下痢、嘔吐《おうと》などで水分が多量に失われれば、頭痛や食欲不振、脱力感などの脱水症状が起こります。失われる水分量が20％以上になると、生命にかかわってきます。

とりすぎると

●健康な人では、水を多くとれば尿量が増えて排泄されるので、問題はありません。腎臓《じんぞう》の処理能力を超えるほど急激に多量に摂取すると、吐きけや嘔吐等が起こります。

食品中の水分の割合

穀類

ごはんやめん類は、パンより水分が多い

食パン

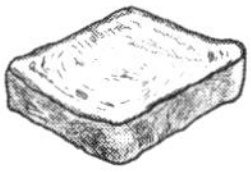

水分**38.0%**

●

フランスパンの場合

水分**30.0%**

精白米ごはん

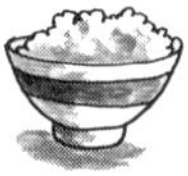

水分**60.0%**

●

胚芽精米や玄米のごはんの場合

水分**60.0%**

うどん（ゆで）

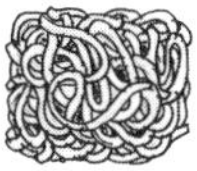

水分**75.0%**

●

干しうどんをゆでた場合

水分**70.0%**

魚類・肉類・豆類

同じ食品・部位の場合、脂肪の少ないもののほうが水分が多い

牛もも肉（赤肉部分）

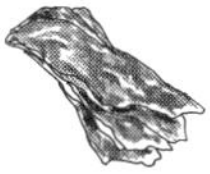

水分**71.7%**

●

脂身つきの場合

水分**65.8%**

サンマ

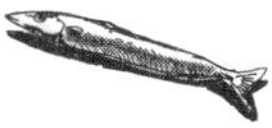

水分**57.7%**

●

焼いた場合

水分**55.1%**

クロマグロ（赤身）

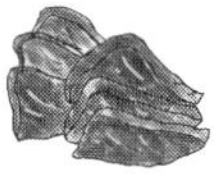

水分**70.4%**

●

トロの場合

水分**51.4%**

白サケ

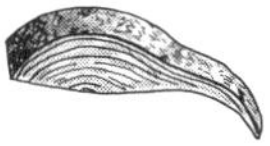

水分**72.3%**

●

焼いた場合

水分**64.2%**

もめん豆腐

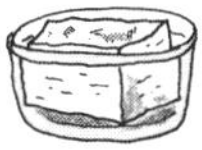

水分**86.8%**

●

絹ごし豆腐の場合

水分**89.4%**

豚ロース肉（脂身つき）

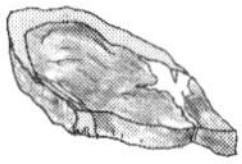

水分**60.4%**

●

焼いた場合

水分**49.1%**

野菜類・芋類

ゆでても水分の割合はさほど変わらない

大根

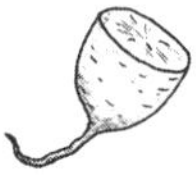

水分**94.6%**

●

切り干し大根の場合

水分**8.4%**

きゅうり

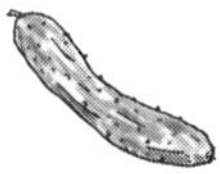

水分**95.4%**

●

ぬか漬けの場合

水分**85.6%**

じゃが芋

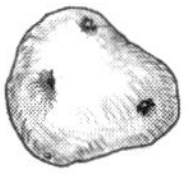

水分**79.8%**

●

フライドポテトの場合

水分**52.9%**

ごぼう

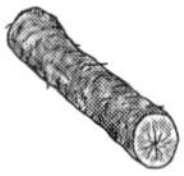

水分**81.7%**

●

ゆでた場合

水分**83.9%**

ほうれん草

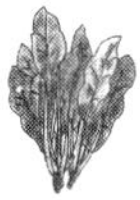

水分**92.4%**

●

ゆでた場合

水分**91.5%**

トマト

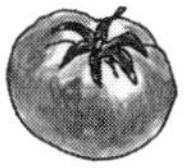

水分**94.0%**

●

トマトジュースの場合

水分**94.1%**

水の大ネタ小ネタ

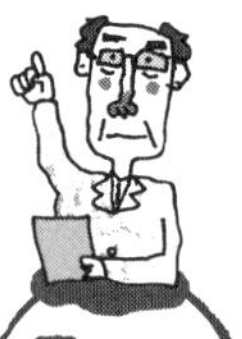

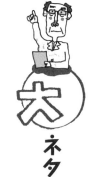

小ネタ1 水のかたさって?

硬水、軟水といういい方をしますが、水にかたさがあるのでしょうか?

水の硬度とは、水に含まれるカルシウムやマグネシウムの量を基に算出される数値です。WHO(世界保健機関)の基準では、軟水とは硬度0~60未満、中程度の軟水は60~120未満、硬水は120~180未満、非常な硬水は180以上です。

料理やお茶、コーヒーなどにはおもに軟水が適しています。日本の水は軟水が多いので、硬水は飲みにくく感じる人が多いようですが、カルシウムを非常に多く含む水もあり、その供給源として注目されています。

大ネタ1 コップ1杯15万円の水

たったコップ1杯で15万円という水があります。高級ワインにも引けをとらない価格ですが、さて、どのような水でしょうか?

水は酸素と水素からできています。分子式はH_2Oです。この酸素と水素をそれぞれの安定同位体というものにかえたものが二重標識水と呼ばれる水です。通常の酸素は16という原子量(重さ)、水素は1という重さを持っていますが、二重標識水は18の酸素、2の水素でできています。

これが高価な水の正体で、エネルギー消費量を測定するために利用されています。この水を飲んだあと約2週間にわたって採尿を行ない、尿中への安定同位体の排泄を見ることで、この間のエネルギー消費量が正確に測定できるのです。

それにしても、高価です。きっと飲むときには手がふるえることでしょう。

大ネタ2

海洋深層水

「海洋深層水」という言葉をよく目にします。皆さんご存じのように海水は塩分量が多く、そのまま飲用にするには問題があります。いったい「海洋深層水」とはどんな海水でしょうか。

海水というのは均一ではなく、場所によって成分が異なります。黒潮などの海流によっても異なります。明確な定義はありませんが、海洋深層水とは海の深いところ（水深200～300m以上）を循環している水のことをいいます。光の届かない場所なので、細菌などが少なく、成分が安定していること、ミネラルを豊富に含むことなどで注目されています。

そのままでは飲用に適さないので、脱塩処理などをし、濃縮水や原水がさまざまな用途に使用されています。

小ネタ2

水を飲んでも太る？

水にはエネルギーがありません。いくら飲んでも0kcalですから、水を飲んで太る、肥満になるということはありえません。

いわゆる「むくみ」のように、体内に水が余分に貯留すると体重は重くなってしまいますが、これは一時的に水分がたまっているだけです。脂肪が蓄積する肥満とは異なります。太るからといって水分摂取を控えるのはまちがいなのです。

ただし、これは、エネルギーを含まない水の話。アルコール飲料やジュースなどの清涼飲料水にはエネルギーがありますので、飲みすぎれば肥満につながることもあるでしょう。

日本の水道水

地方区分	ナトリウム (mg/100g)	カルシウム※ (mg/100g)	マグネシウム※ (mg/100g)	硬度
全国	0.87	1.27	0.30	44
北海道	0.81	0.84	0.20	29
東北	0.85	0.87	0.20	30
関東	1.18	1.93	0.46	67
中部	0.66	1.10	0.26	38
近畿	0.93	1.21	0.29	42
中国	0.87	1.01	0.24	35
四国	0.70	1.38	0.33	48
九州	1.02	1.36	0.32	47
沖縄	2.02	1.44	0.34	50

※硬度から計算した推計値
『日本食品標準成分表2015年版』より

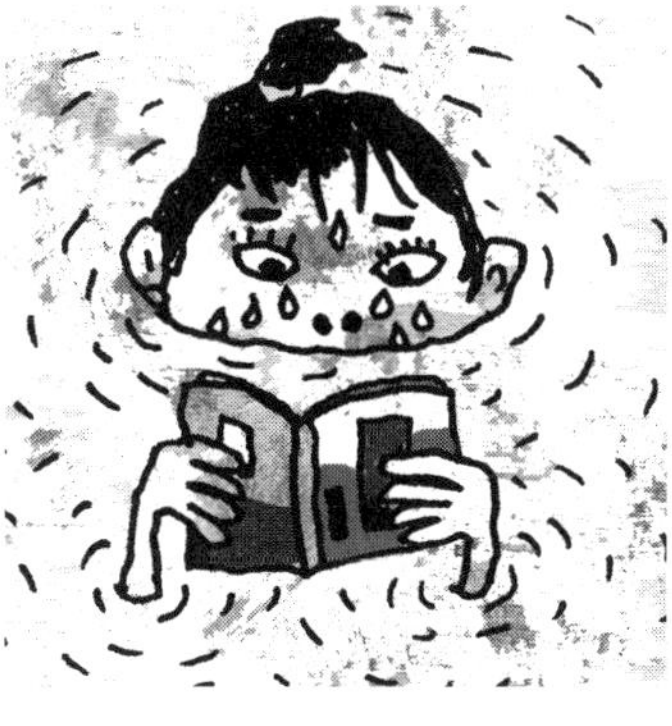

機能性成分について

～注目される食品の「三次機能」～

近年、食品あるいは食品に含まれる栄養素やその成分の持つ機能性が注目されています。「高血圧のかたに」「抗酸化作用」といった宣伝文句を目にすることもあるでしょう。

食品には多くの物質が含まれています。食品が栄養素またはエネルギーの供給源となることを食品の「一次機能」といいます。食品のおいしさのことを「二次機能」といいます。そしてこれらとは別に、食品の持つさまざまな生理機能のことを食品の「三次機能」と呼びます。

この「三次機能」に注目して研究開発が進められているのが**機能性食品**です。そして、食品の持つ機能性を、ヒトで科学的に証明し、消費者庁が表示を許可したものが「特定保健用食品（トクホ）」です。いわばトクホは国のお墨付きをもらった機能性食品といえます。トクホとは別に食品の機能をうたった健康食品なども数多く販売されていますが、科学的な検討が行なわれていないものも多く、注意が必要です。

おもな機能性成分とその期待される効果、それを含んでいる食品を次ページからの一覧表に示しました。これらの効果はかならずしも科学的に証明されたものばかりではないので、あくまでも参考程度に考えてください。

食品は薬ではありません。即効性を求めるのは疑問ですし、危険です。多く摂取すれば、その効果が増すものでもありません。特定の食品の過剰摂取は、全体で見ると食事のバランスをくずすことになり、かえって健康をそこなうこともあります。

ビタミン様物質と呼ばれているもの

ビタミンと同等の生理作用が認められている物質のこと。ビタミンと異なるのは、その物質をとらなくても、体内で合成されるなどしてこれまでに特に欠乏症が確認されていないという点である。

ビタミン様物質の例

ビタミンP	作用 毛細血管の透過性を正常に保つ働きにかかわる 特徴 水溶性のフラボノイド。そばに多く含まれる「ルチン」もビタミンPの一種で、脳出血などの予防や、抗酸化、抗アレルギー作用が注目されている
ビタミンQ	作用 抗酸化作用。エネルギー産生に重要な働きをする 特徴 別名「コエンザイムQ_{10}」「ユビキノン」。脂溶性で、魚類、肉類などに多く含まれる
ビタミンU	作用 胃酸分泌《ぶんぴつ》抑制、胃潰瘍《かいよう》予防 特徴 別名「キャベジン」。キャベツ、レタスなどの野菜や牛乳に多く含まれる
イノシトール	作用 脂質の代謝をスムーズにし、脂肪肝予防に働く 特徴 オレンジなどのくだものや、穀類、豆類などに多く含まれる

ビタミン様物質としてはほかに、糖質の代謝にかかわり、抗酸化作用のあるリポ酸、葉酸の合成に不可欠なパラアミノ安息香酸などがあげられる。

ポリフェノール類

植物の葉、茎、樹皮、果皮などに含まれる色素で、渋味を持つものが多い。抗酸化作用を持つ物質として注目され、研究が進められている。

ポリフェノール類の例

アントシアニン	作用 抗酸化作用、眼精疲労回復 特徴 ブルーベリー、ぶどう、なすなどに含まれる青紫の色素成分
カテキン	作用 抗酸化作用、抗菌・抗ウイルス作用 特徴 緑茶に含まれる渋味成分

クルクミン	**作用** 抗酸化作用、肝機能改善作用 **特徴** ウコン（ターメリック）に含まれる黄色い色素成分
ケルセチン	**作用** 抗酸化作用 **特徴** 柑橘《かんきつ》類、玉ねぎなどに含まれる茶色い色素成分
大豆イソフラボン	**作用** 更年期障害の緩和、骨粗鬆症《こつそしょう》予防 **特徴** 大豆の胚芽に含まれ、女性ホルモンと似た作用がある
大豆サポニン	**作用** 脂質代謝改善作用 **特徴** 大豆に含まれるえぐみ、渋味成分
フランス海岸松樹皮エキス	**作用** 抗酸化作用、抗炎症作用 **特徴** フランス南西部の海岸の松の樹皮から抽出される成分

カロテノイド類

植物だけでなく、動物性食品にも含まれるオレンジ色系統の色素で、抗酸化作用を持つ。脂溶性で、カロテン類とキサントフィル類に分けられる。
（136ページ「カロテンとカロテノイド」参照）

カロテノイド類の例

アスタキサンチン	**作用** 抗酸化作用、動脈硬化予防 **特徴** エビやカニに含まれる赤い色素成分
カプサイシン	**作用** 食欲増進作用、脂質代謝促進 **特徴** とうがらしに含まれる辛味成分
リコピン	**作用** 抗酸化作用 **特徴** トマトやすいかなどに含まれる赤い色素成分

その他

その他、特定保健用食品などに使われたり、話題になったりした機能性成分の一例。

オリゴ糖	**作用** 整腸作用、便秘の予防 **特徴** 特定保健用食品の関与成分としては、フラクトオリゴ糖、大豆オリゴ糖などがある

γ−アミノ酪酸	作用 血圧上昇抑制作用 特徴 別名「ギャバ」。発芽玄米などに含まれるアミノ酸の一種
キチン・キトサン	作用 血中コレステロール低下作用 特徴 カニ、エビなどに含まれる食物繊維
ギムネマ酸	作用 血糖上昇抑制作用 特徴 ギムネマ・シルベスタという植物から抽出される成分
クエン酸	作用 疲労回復、血流改善 特徴 柑橘類などに含まれる酸味成分
セサミン・セサミノール	作用 抗酸化作用、血中コレステロール低下作用 特徴 ごまなどの種実の脂質に含まれる化合物
タウリン	作用 血圧の調整、肝機能改善作用 特徴 魚介類に多く含まれる含硫アミノ酸
ナットウキナーゼ	作用 血栓溶解作用 特徴 納豆に含まれる酵素
乳塩基性たんぱく質（MBP）	作用 骨代謝の改善 特徴 牛乳中の乳清たんぱく質に含まれる成分
乳酸菌・ビフィズス菌	作用 便秘・下痢の予防、改善 特徴 ヨーグルトなどの発酵食品に含まれる
フコイダン	作用 血中コレステロール低下作用 特徴 海藻類に含まれる多糖類で食物繊維の一種
ラクトフェリン	作用 免疫機能の調節 特徴 母乳や牛乳に含まれるたんぱく質の一種
レシチン	作用 動脈硬化予防 特徴 大豆、大豆製品に含まれるリン脂質の一種

栄養素ごとの摂取量ベスト5

～栄養素のおもな供給源はこれだ！～

食事摂取基準で数値が示された主要な栄養素について、私たちが実際にどのような食品から摂取しているかを、国民健康・栄養調査の結果から紹介します。今回引用したのは平成26年（２０１４年）の調査結果です。平成26年は日本全国３６４８世帯、８０４７人を対象とした調査です。

エネルギーについてみると、最も大きな供給源になっているのは穀類です。日本人の米の消費量が減っているといわれますが、やはり米を中心とした食生活のあらわれでしょう。たんぱく質は意外な結果と思われるかもしれませんが、エネルギーと同様、穀類が第一の供給源、次いで肉類、魚介類となっています。

ビタミンAもおもしろい結果です。野菜類が目立っており、動物性のレチノールではなく、植物性のカロテノイドからの供給が多いことがわかります。ビタミンDはやはり魚介類が主要な供給源であり、日本人の魚離れがビタミンDの栄養状態に大きく影響することが危惧されます。ナトリウム、食塩相当量は調味料や香辛料が主要な供給源です。調味料そのものを減塩する意義がわかります。鉄といえばレバーを想像しますが、供給源を見ると野菜類や豆類が多くなっています。

どのような食品群が、どのような栄養素の供給源になっているかを知ることは、食生活を見直すうえでも大切です。今回のベスト５の結果、今の日本人の平均的な食事では、このような順位になっていることに興味を持っていただけたでしょうか。国民健康・栄養調査の結果では、それぞれの食品群の種類など、もう少しくわしい内容も発表されています。ぜひ、ホームページをご覧ください。

国民健康・栄養調査報告
http://www.mhlw.go.jp/bunya/kenkou/eiyou/dl/h26-houkoku.pdf
※栄養素等摂取量は「日本食品標準成分表2010」を基に算出

付録

1人1日当たり

エネルギー (kcal)

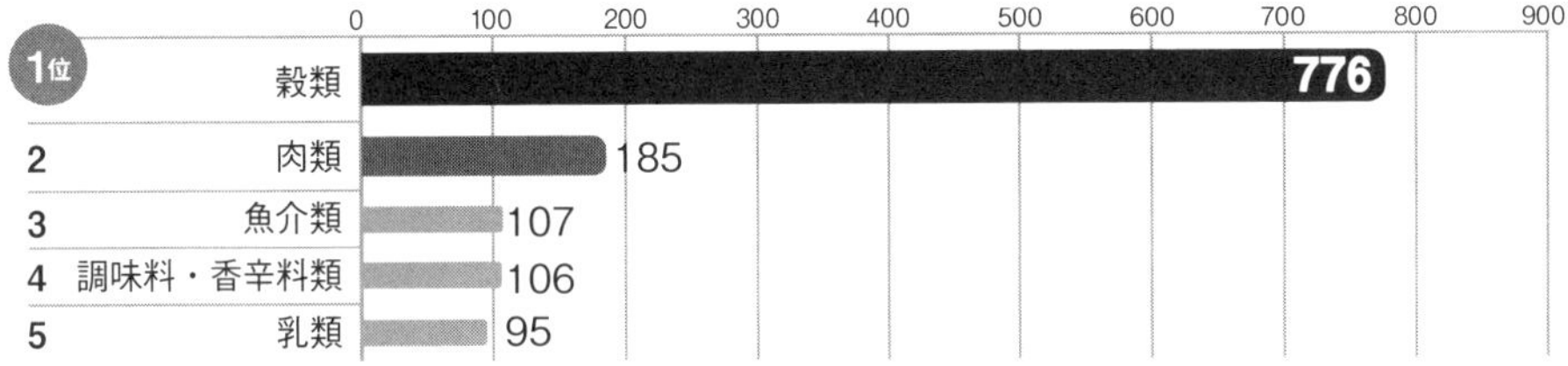

たんぱく質 (g)

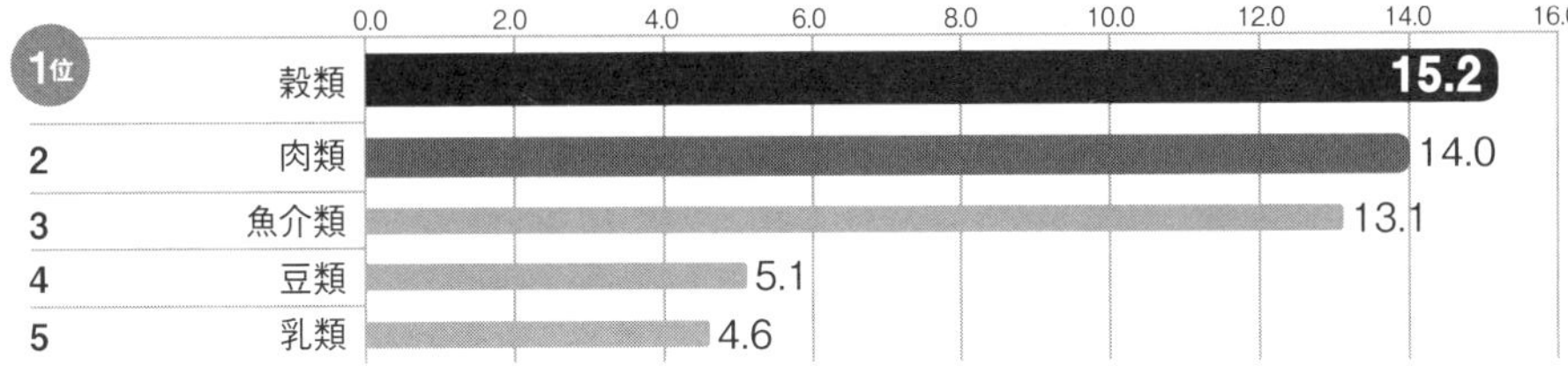

脂質 (g)

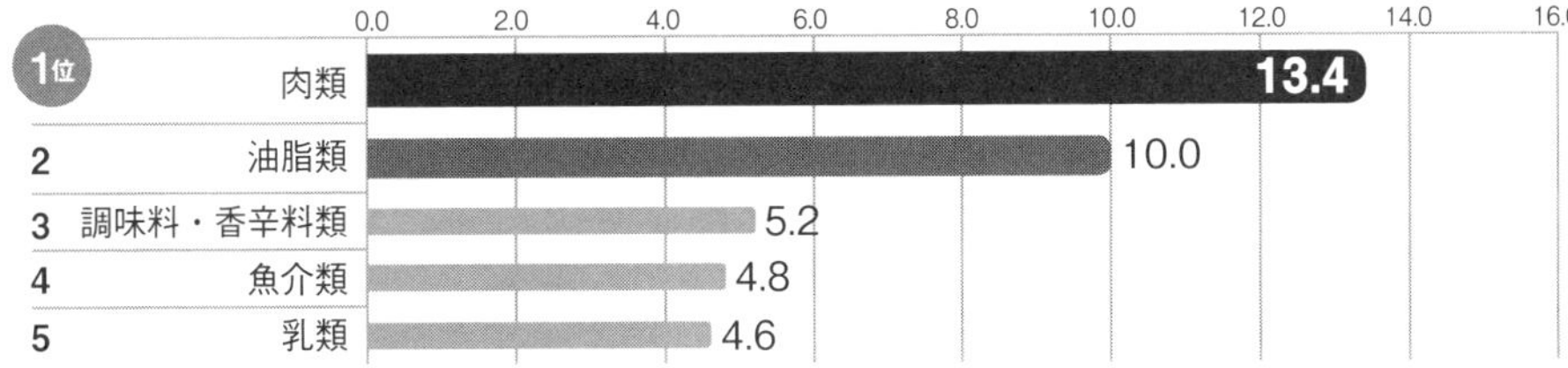

脂肪酸——飽和脂肪酸 (g)

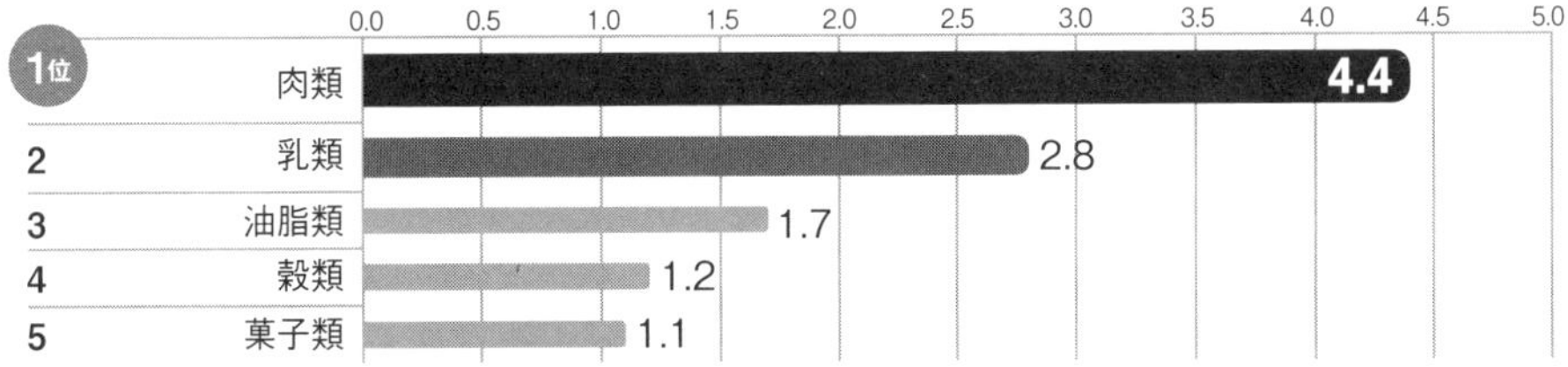

脂肪酸——一価不飽和脂肪酸 (g)

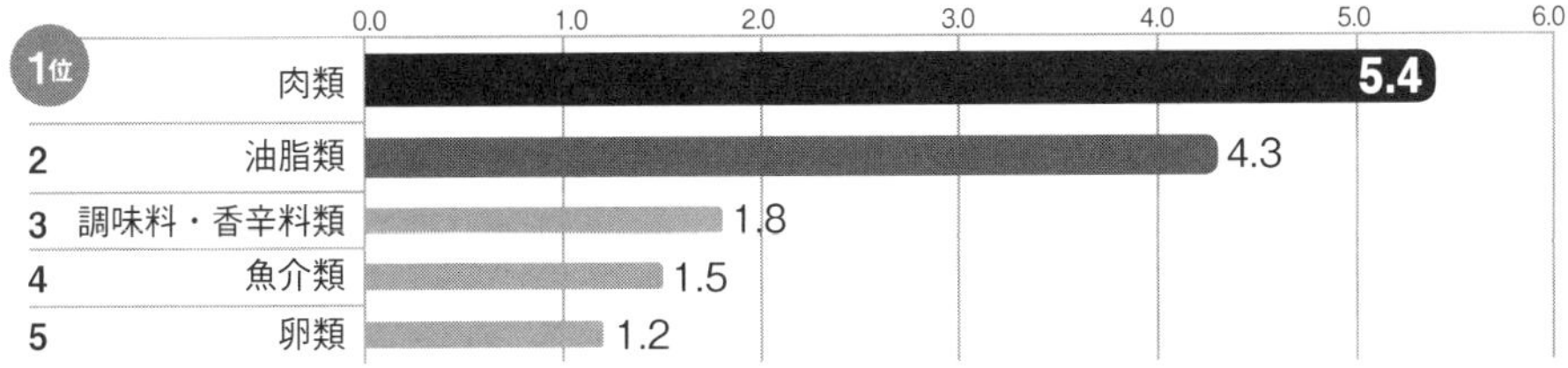

1人1日当たり

脂肪酸——n-6系脂肪酸 (g)

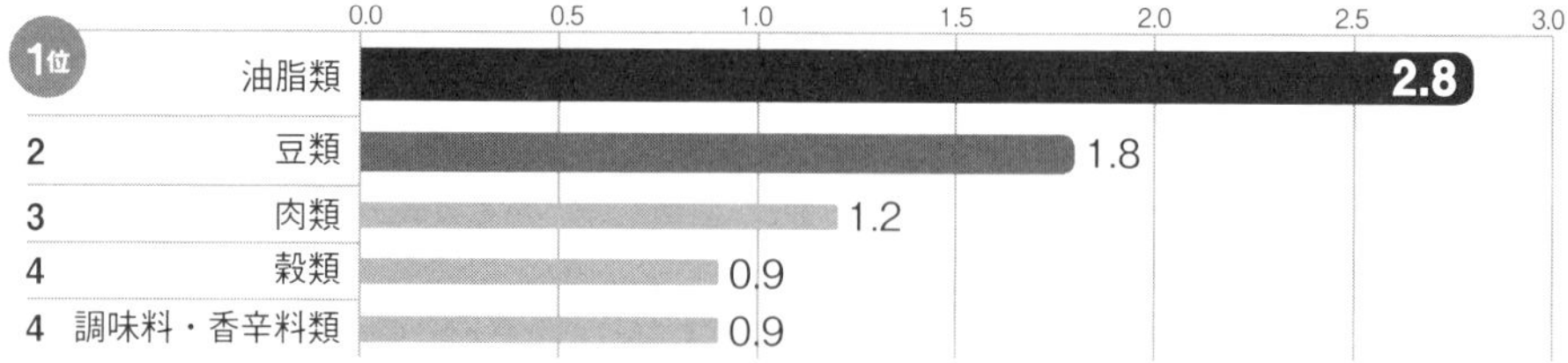

脂肪酸——n-3系脂肪酸 (g)

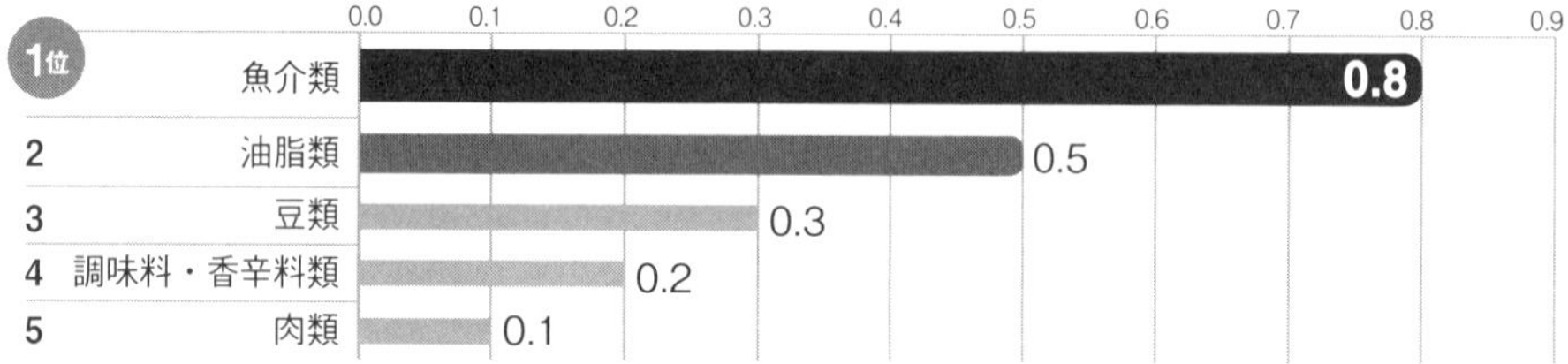

コレステロール (mg)

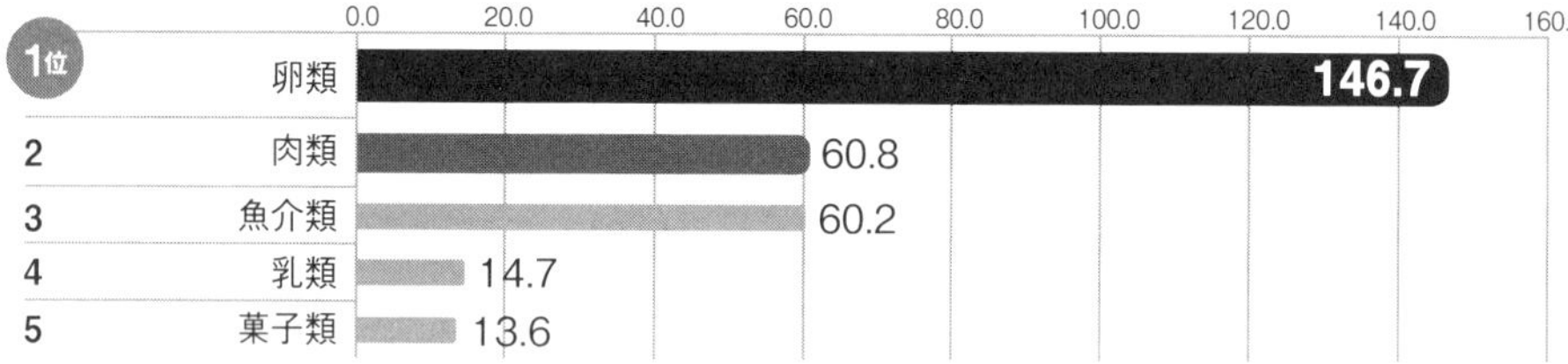

炭水化物 (g)

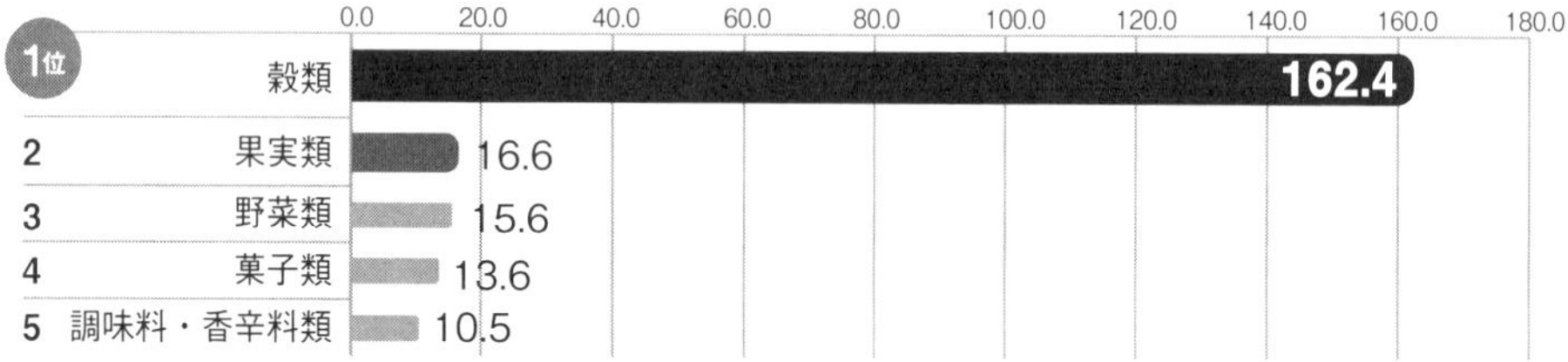

食物繊維 (総量・g)

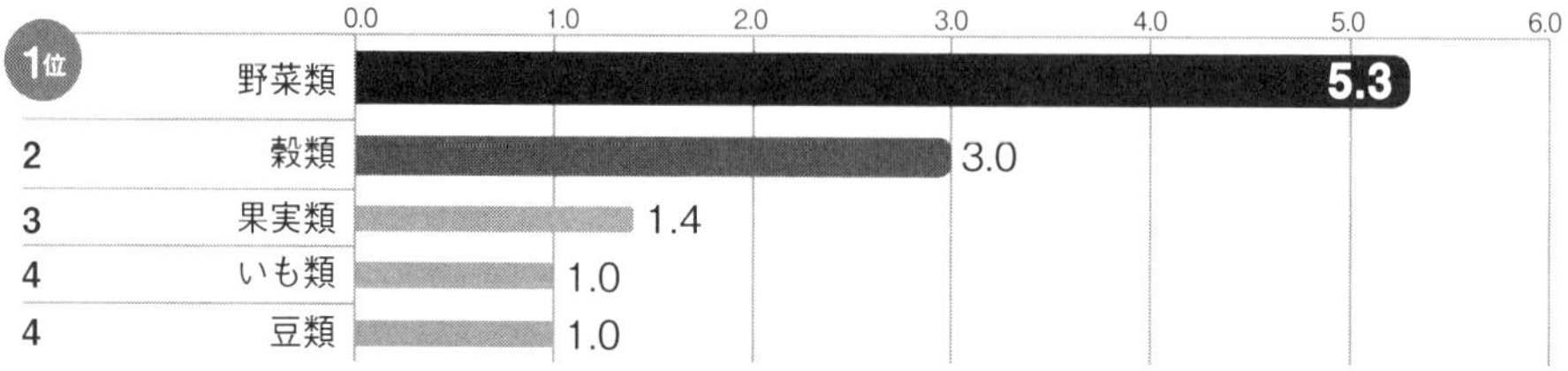

1人1日当たり

ビタミンA (μgRE※1)

※1…RE：レチノール当量

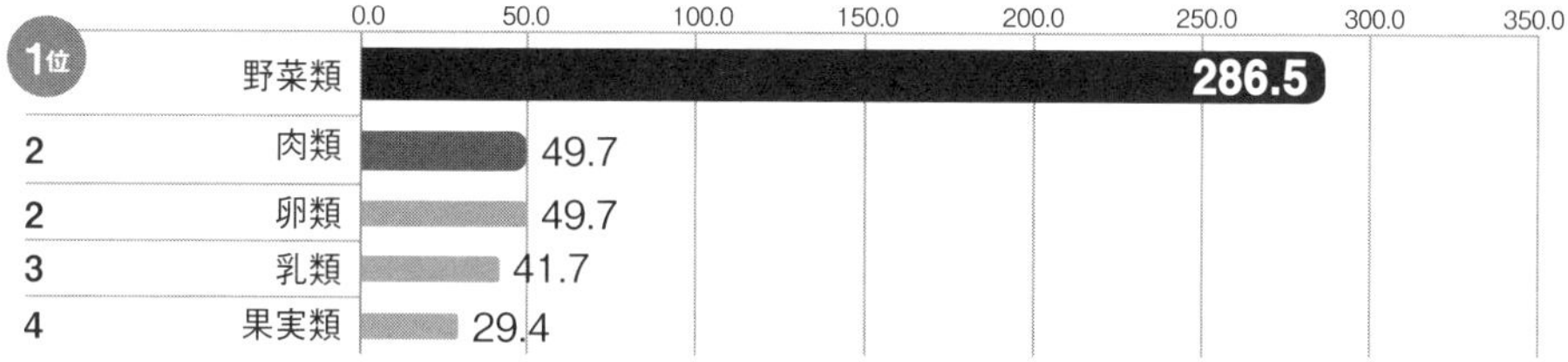

ビタミンD (μg)

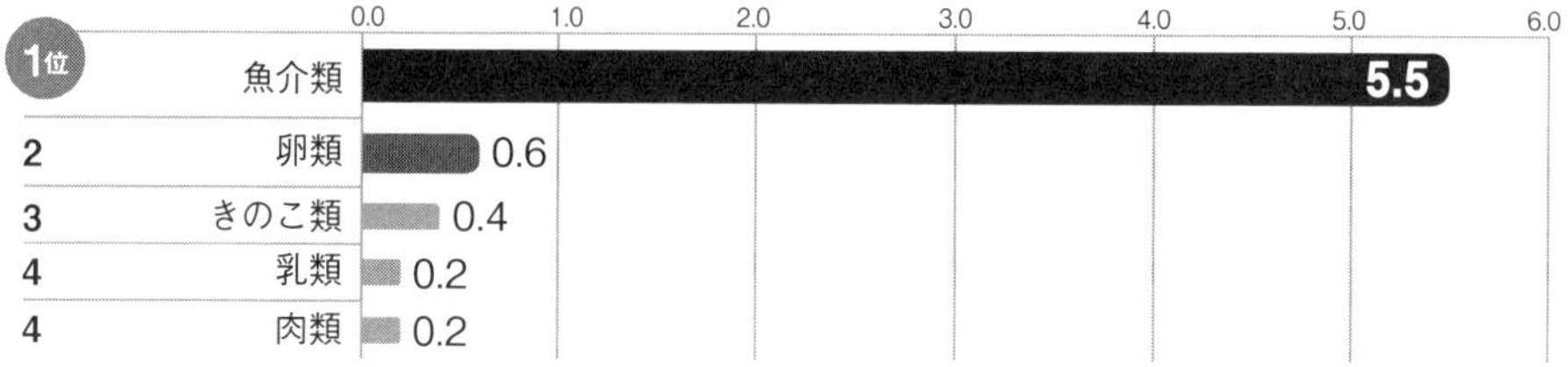

ビタミンE (mg※2)

※2…α-トコフェロール量（α-トコフェロール以外のビタミンEは含んでいない）

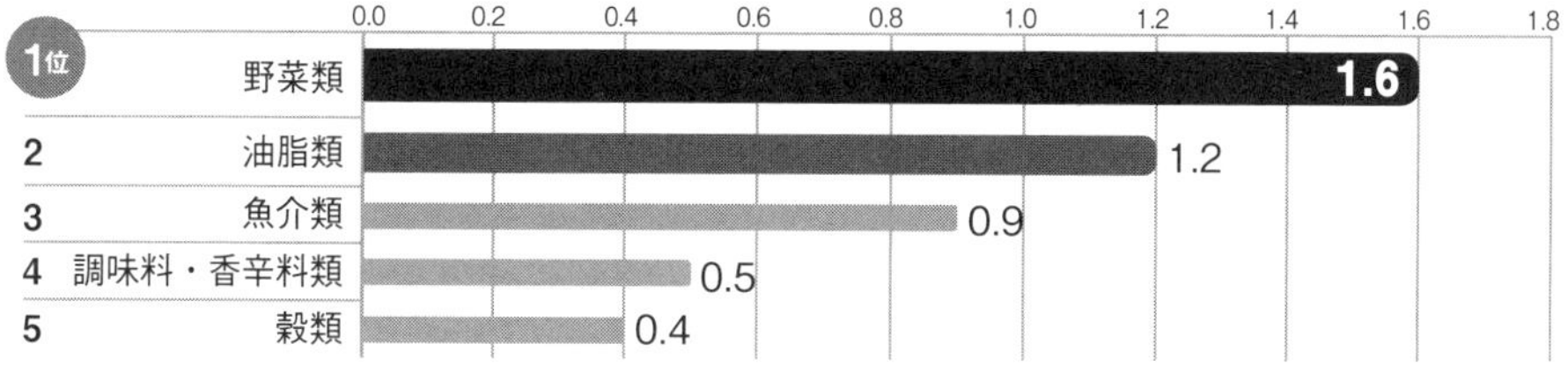

ビタミンK (μg)

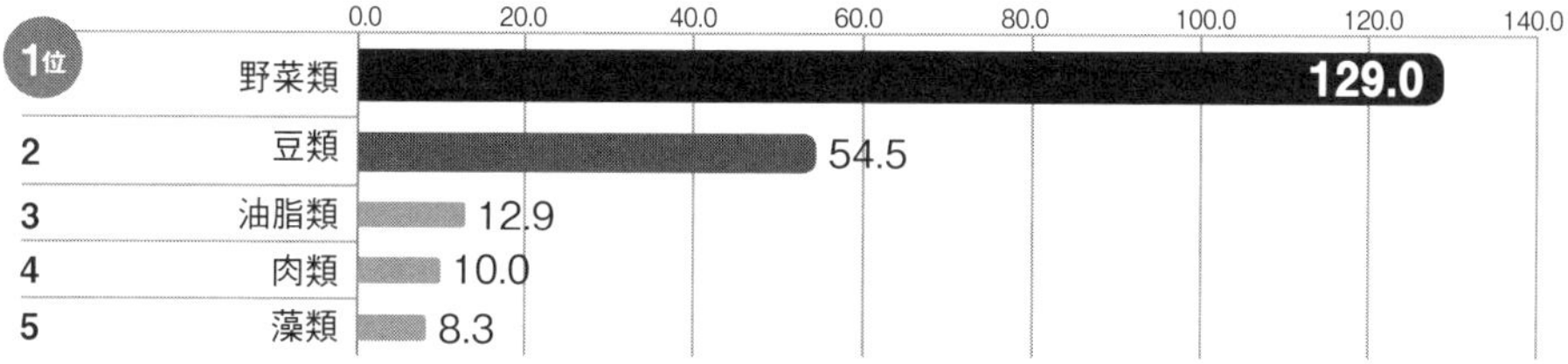

ビタミンB_1 (mg)

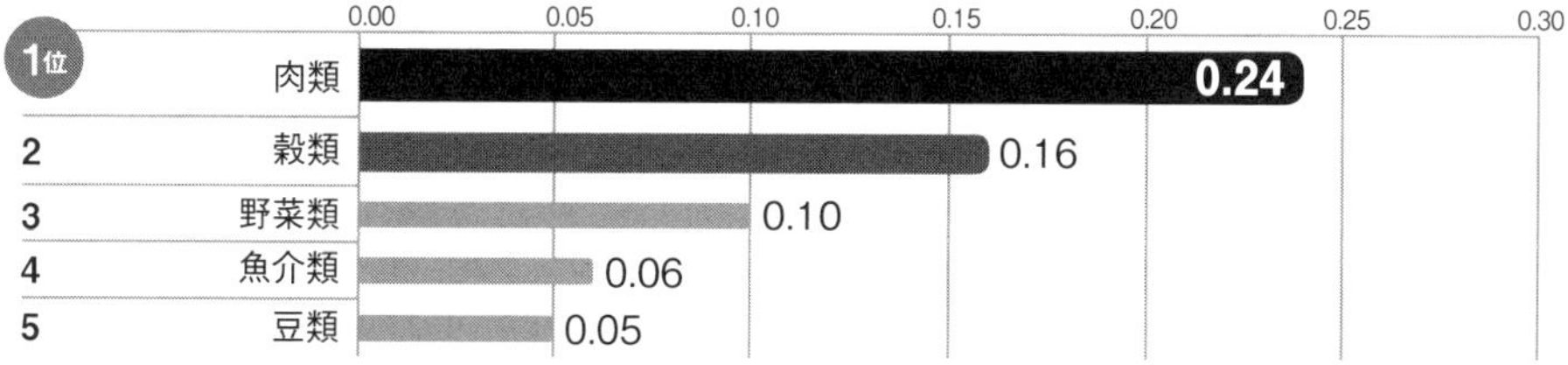

1人1日当たり

ビタミンB_2 (mg)

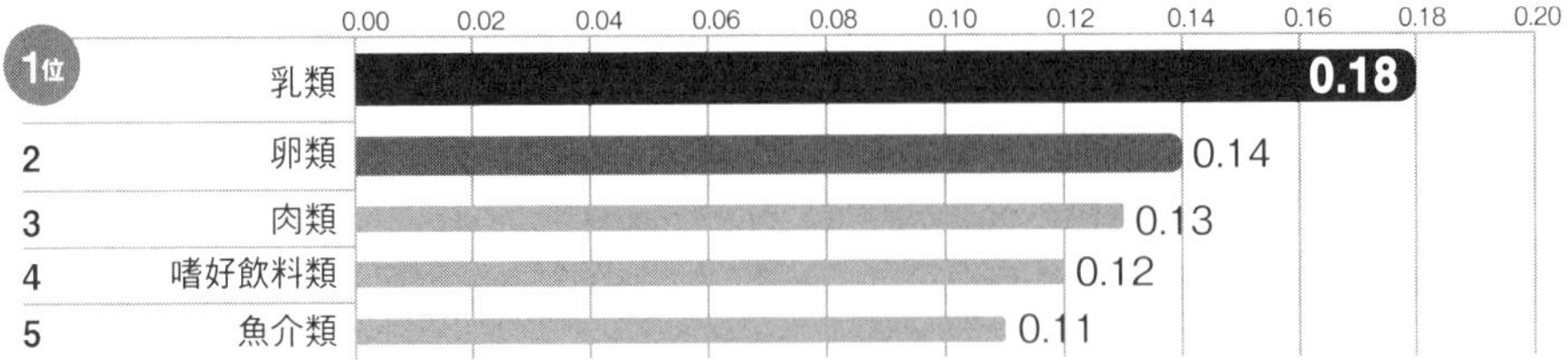

ナイアシン (mgNE※3)

※3…NE：ナイアシン当量

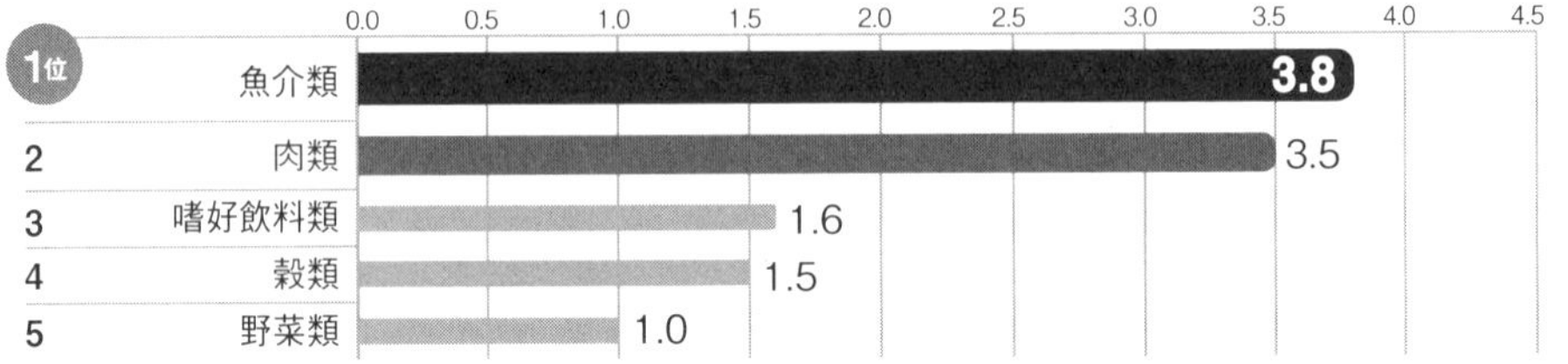

ビタミンB_6 (mg)

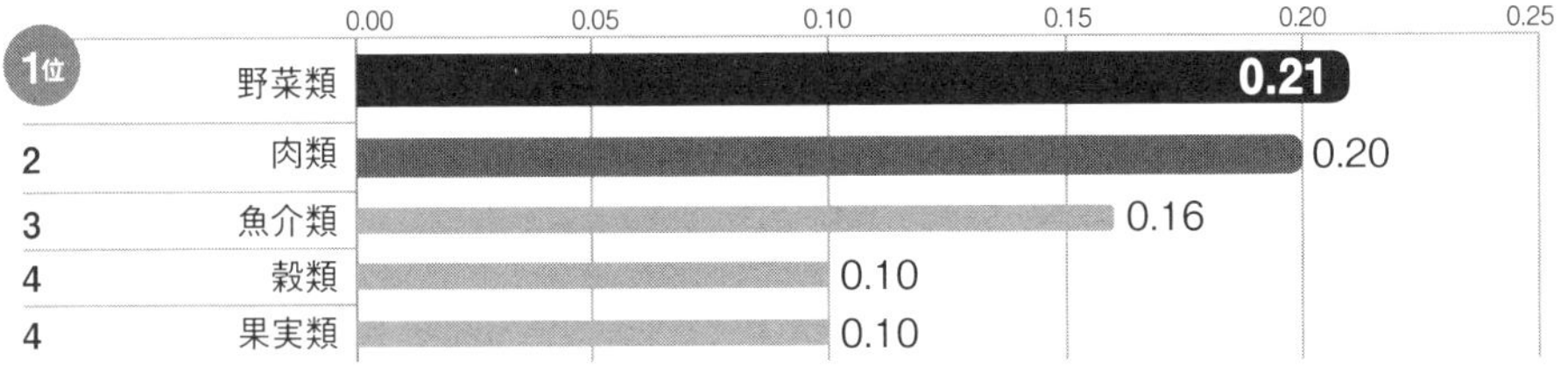

ビタミンB_{12} (μg)

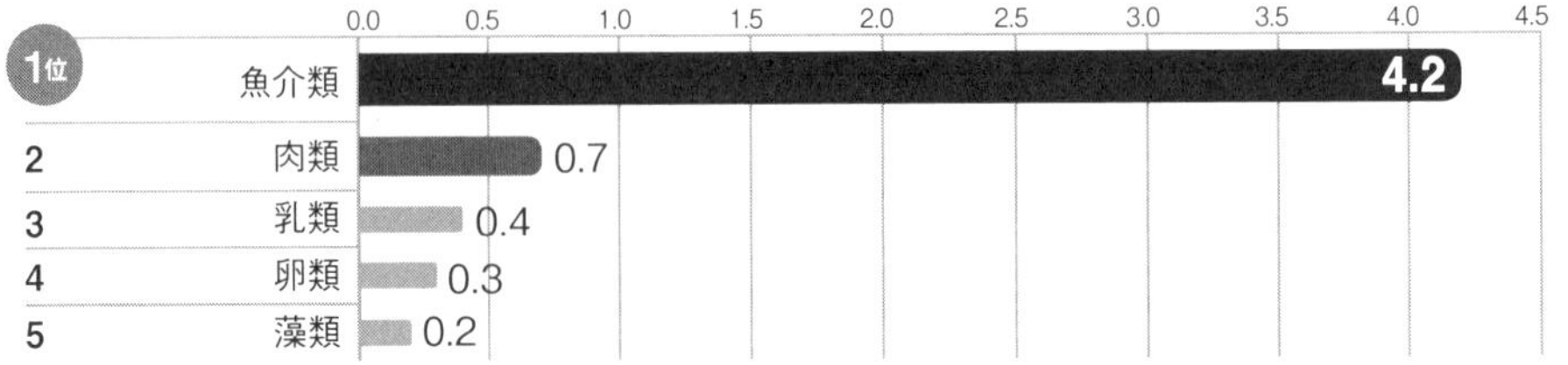

葉酸 (μg)

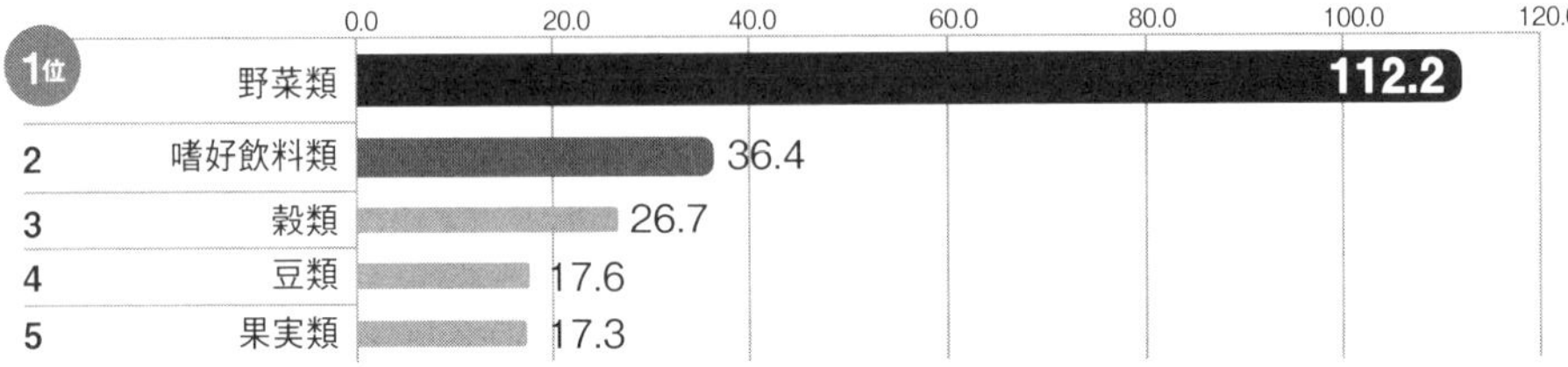

1人1日当たり

ビタミンC (mg)

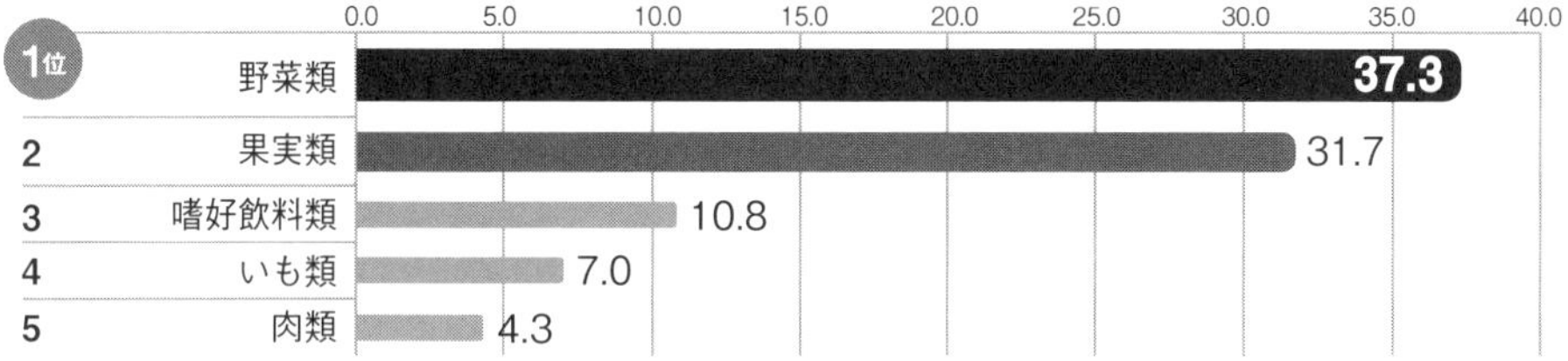

ナトリウム (mg)

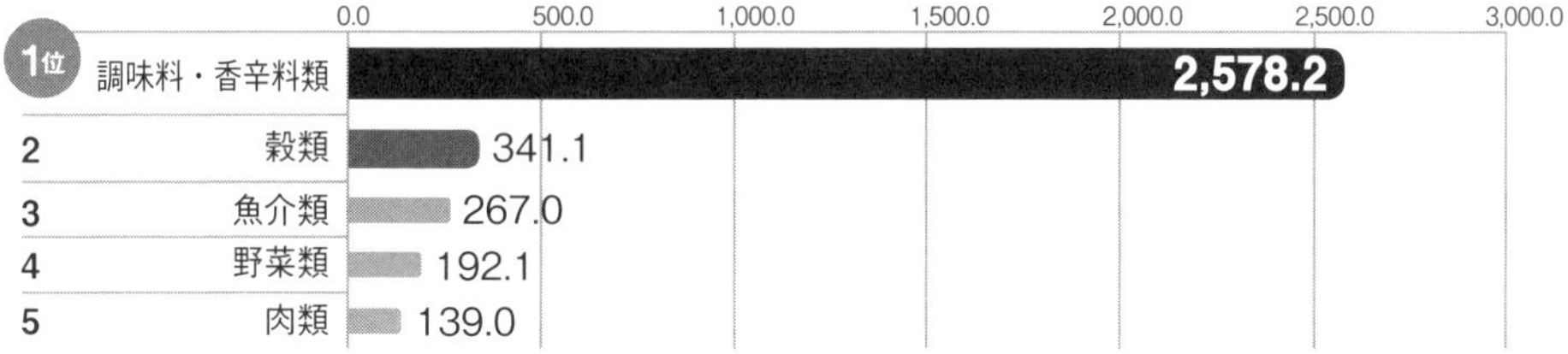

食塩相当量 (g※4)

※4…食塩相当量＝ナトリウム量（mg）×2.54/1,000 で算出。

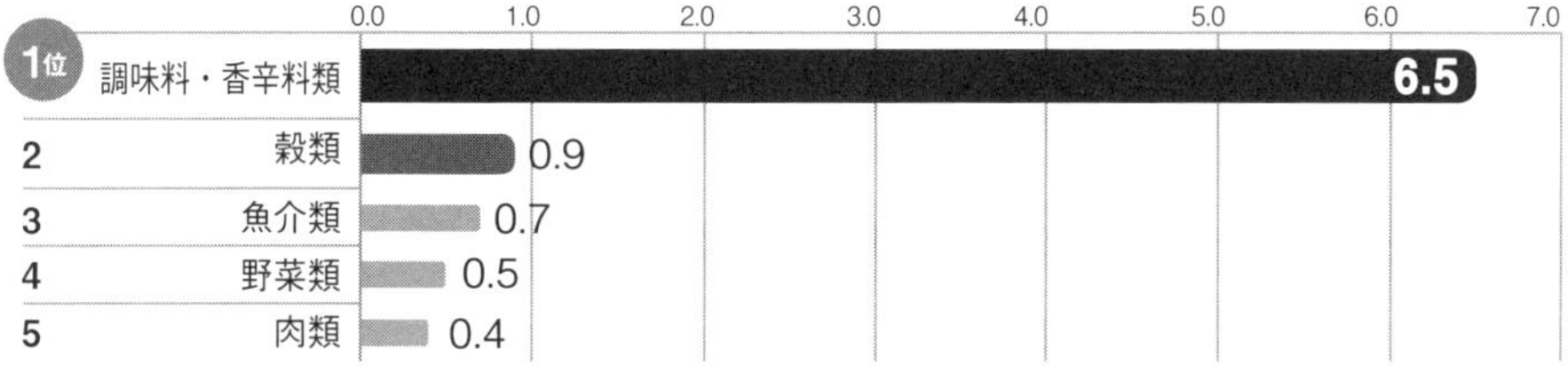

カリウム (mg)

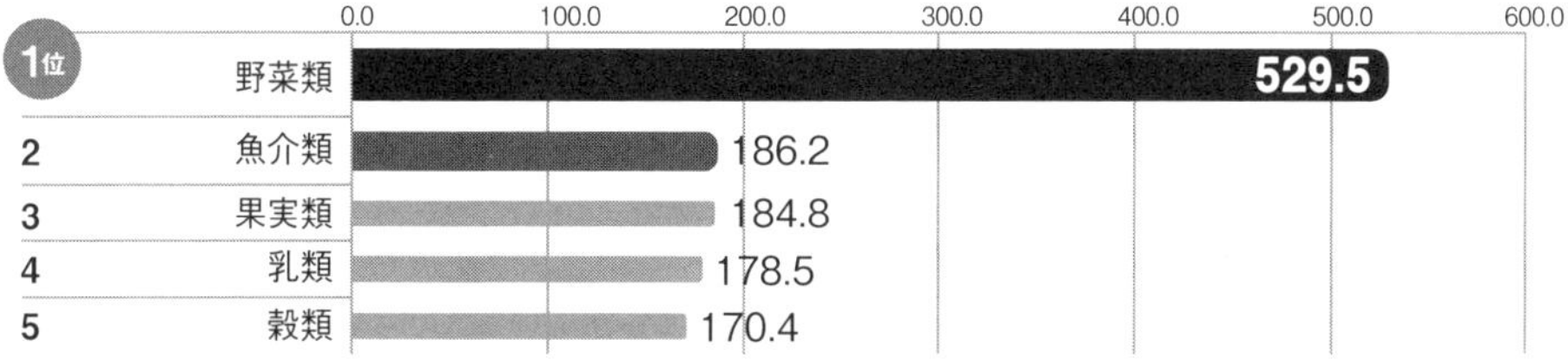

カルシウム (mg)

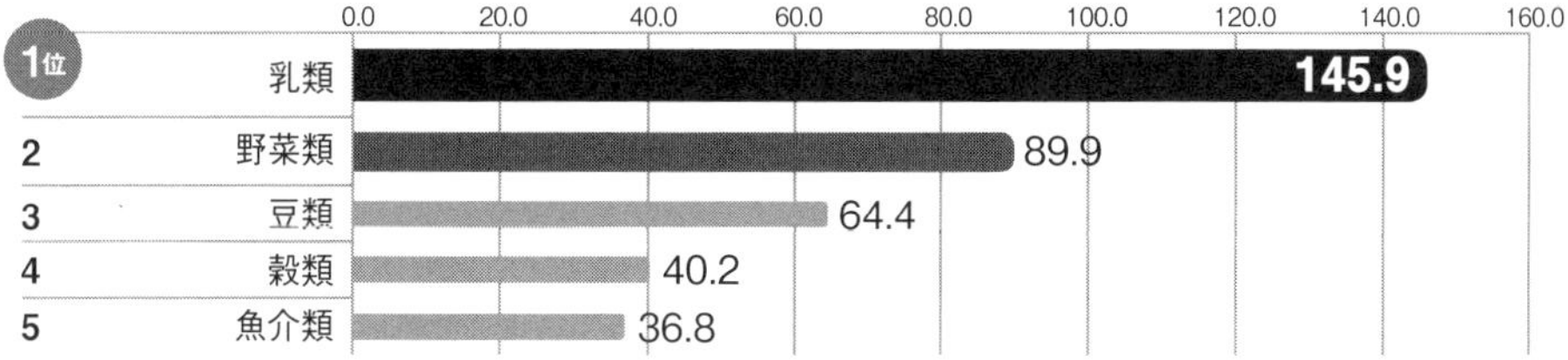

1人1日当たり

マグネシウム（mg）

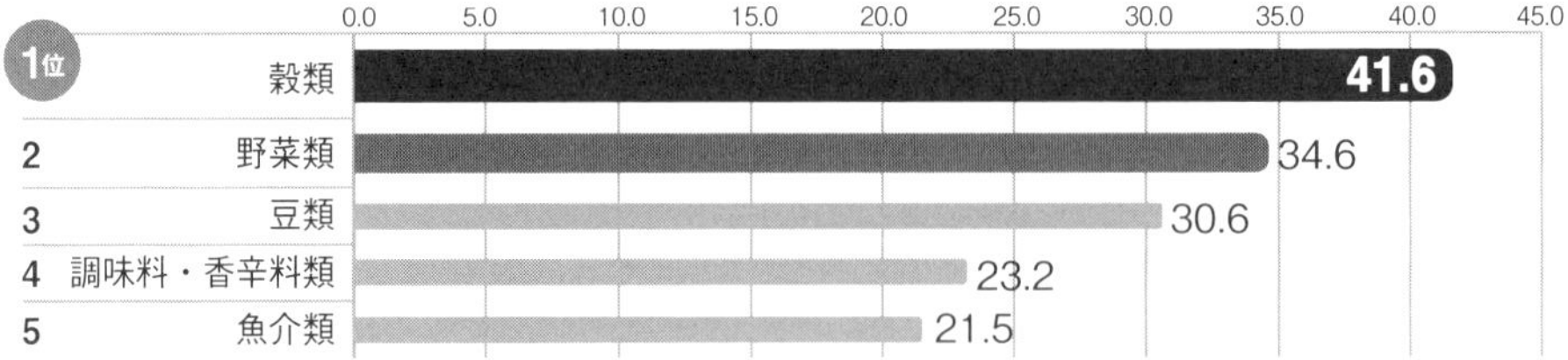
0.0 5.0 10.0 15.0 20.0 25.0 30.0 35.0 40.0 45.0
1位 穀類 41.6
2 野菜類 34.6
3 豆類 30.6
4 調味料・香辛料類 23.2
5 魚介類 21.5

リン（mg）

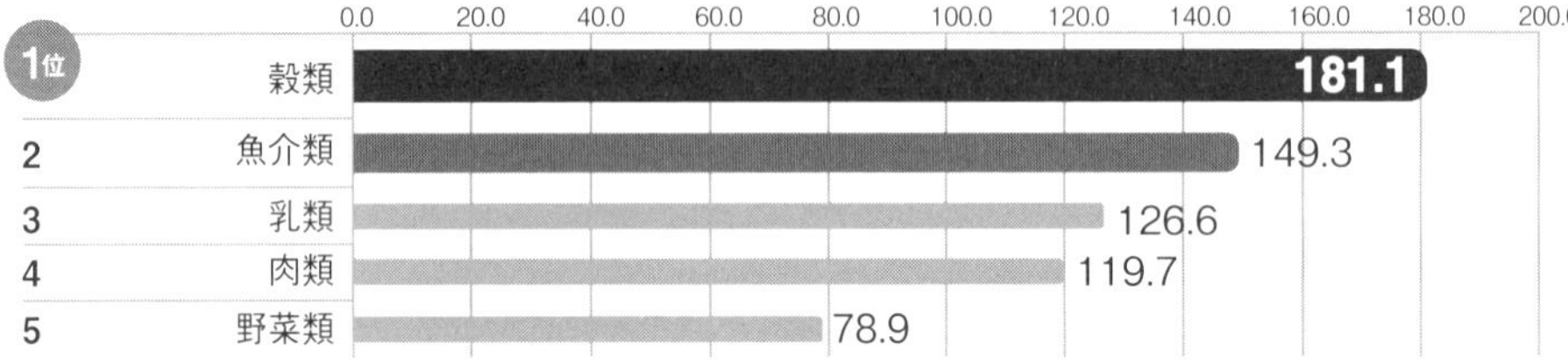
0.0 20.0 40.0 60.0 80.0 100.0 120.0 140.0 160.0 180.0 200.0
1位 穀類 181.1
2 魚介類 149.3
3 乳類 126.6
4 肉類 119.7
5 野菜類 78.9

鉄（mg）

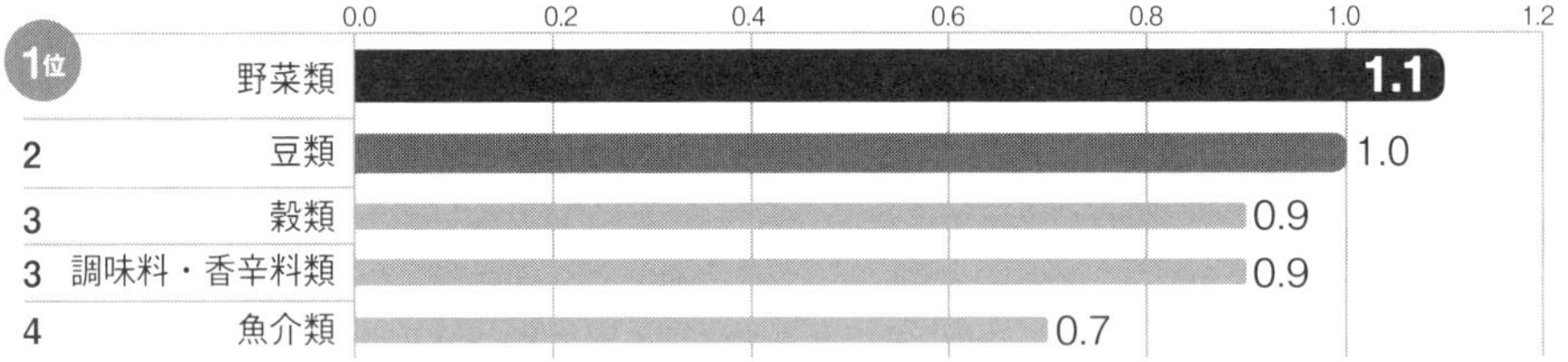
0.0 0.2 0.4 0.6 0.8 1.0 1.2
1位 野菜類 1.1
2 豆類 1.0
3 穀類 0.9
3 調味料・香辛料類 0.9
4 魚介類 0.7

付録

亜鉛（mg）

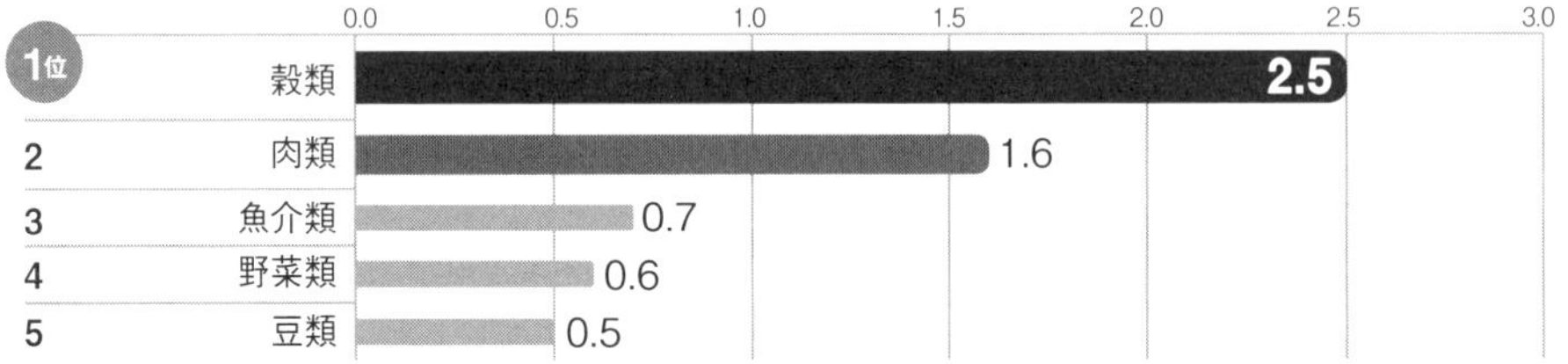
0.0 0.5 1.0 1.5 2.0 2.5 3.0
1位 穀類 2.5
2 肉類 1.6
3 魚介類 0.7
4 野菜類 0.6
5 豆類 0.5

銅（mg）

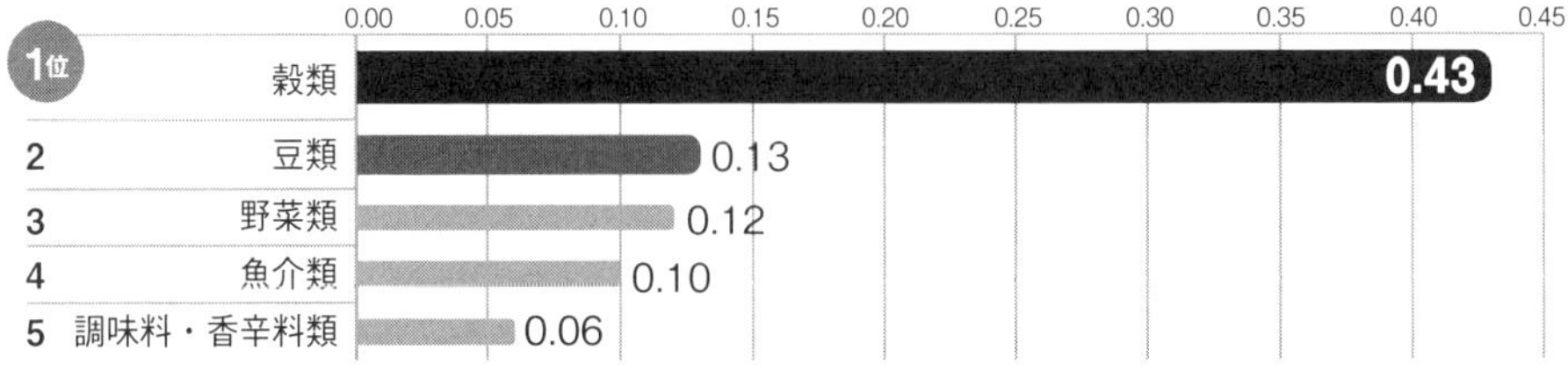
0.00 0.05 0.10 0.15 0.20 0.25 0.30 0.35 0.40 0.45
1位 穀類 0.43
2 豆類 0.13
3 野菜類 0.12
4 魚介類 0.10
5 調味料・香辛料類 0.06

用語解説

消化
摂取された食物が、胃の蠕動《ぜんどう》運動や消化管から分泌《ぶんぴつ》される消化酵素などの働きによって、生体内に栄養素をとり込みやすい大きさに分解されること。

生体利用率
摂取した栄養素が消化管から実際に体内にとり込まれる割合。吸収率とほぼ同じと考えてよい。

代謝
生体内で起こる化学反応のことで、体外からとり入れた物質から他の物質を合成したり、エネルギーを得たりする。

腸内細菌
腸管内に生息する細菌。腸内細菌の大部分は酸素があると増殖できない嫌気性菌である。ヒトの大腸には500種を超える腸内細菌が生息しているといわれている。

BMI
栄養状態評価に用いる体格指数。身長と体重の身体計測値を組み合わせて算出する。18歳以上において適用される。日本人の食事摂取基準2015年版では望ましいBMIとして、18～49歳では18.5～24.9、50～69歳では20.0～24.9、70歳以上では21.5～24.9という値が示されている。算出式はBMI＝[体重(kg)]÷[身長(m)]÷[身長(m)]。

ヘモグロビン
酸素の運搬を行なう色素たんぱく質。赤血球中に含まれる。

補酵素
酵素たんぱく質に結合して、化学反応を助ける有機化合物。コエンザイム、コエンチームなどとも呼ばれる。補酵素の構造にはビタミンB群を含む場合が多い。

ホルモン
動物の体内において、特定の内分泌腺《せん》から血液中に分泌されて、目的の器官で作用する微量物質。

吸収
摂取された食物が、消化管内において消化されて消化管粘膜を通過し、生体内にとり込まれること。栄養素の吸収のほとんどは、小腸粘膜上皮の細胞表面で行なわれる。

グルコース
食品に含まれるでんぷんやショ糖、乳糖の構成糖であるとともに、糖質代謝の基本となる物質。エネルギー源として重要。ブドウ糖とも呼ばれる。グリコーゲンはグルコースが重合した多糖類のこと。余剰のグルコースは、グリコーゲンの形で肝臓と筋肉に貯蔵されている。

血糖値
血液中のグルコース濃度のこと。健康な人の空腹時血糖値は70～110mg/dℓ、食後の高いときでも140mg/dℓ未満。

特定保健用食品（トクホ）
生活習慣病の予防に役立つようにくふうされた食品で、消費者庁の審査を受け、有効性、安全性が科学的に明らかと認められている食品。

酵素
生体内で起こる化学反応を触媒する物質。触媒とは、それ自身は変化しないが、化学反応の速度を変化させる物質のこと。酵素はたんぱく質からなり、それぞれの酵素が特定の化合物に作用して消化・吸収・代謝といった一連の流れをスムーズにしている。

国民健康・栄養調査
国民の健康増進のための必要な情報を得る目的で実施される調査。年1回行なわれている。

細胞
生物の体を構成する最小の単位。細胞構成物である核は遺伝情報を持つDNAからなり、細胞質では代謝が行なわれている。

参考文献（五十音順）

- 『アルコール代謝改訂第２版』
  塚本昭次郎著（新興医学出版社）1988
- 『アルコールと栄養』
  糸川嘉則ほか責任編集（光生館）1992
- 『イラストレイテッドハーパー・生化学』
  Robert K. Murrayほか著（丸善）2003
- 『医療従事者のための「完全版」サプリメント
  機能性食品ガイド』吉川敏一・辻智子編著（講談社）2004
- 『栄養・食糧学データハンドブック』
  日本栄養・食糧学会編（同文書院）2006
- 『お酒の健康科学』
  「アルコールと健康」研究会編（金芳堂）1996
- 『基礎栄養学』伏木亨編著（光生館）2004
- 『機能性食品の安全性ガイドブック』
  津志田藤二郎他編（サイエンスフォーラム）2007
- 『健康・栄養食品アドバイザリースタッフ・テキストブック』
  独立行政法人国立健康・栄養研究所監修（第一出版）2007
- 『健康と元素』千葉百子・鈴木和夫編（南山堂）1996
- 『コーン・スタンプ生化学第5版』
  E. E. Connほか著（東京化学同人）1992
- 『コレステロール』
  菅野道廣・今泉勝己共著（三共出版）1986
- 『最新栄養学第10版』
  木村修一・小林修平翻訳監修（建帛社）2007
- 『最新ビタミン学』糸川嘉則著（フットワーク出版）1998
- 『サプリメントデータブック』
  吉川敏一・桜井弘共編（オーム社）2005
- 『サプリメントと栄養管理』
  細谷憲政・浜野弘昭監修・著（日本医療企画）2006
- 『脂質栄養と健康』
  日本栄養・食糧学会監修（建帛社）2005
- 『脂肪酸栄養の現代的視点』
  五十嵐脩・菅野道廣責任編集（光生館）1998
- 『食品の微量元素含量表』鈴木泰夫編（第一出版）1993
- 『食物繊維改訂新版』
  印南敏・桐山修八編（第一出版）1995
- 『生体内金属元素』
  糸川嘉則・五島孜郎責任編集（光生館）1994
- 『糖と健康』
  日高秀昌・坂野好幸編（学会センター関西）1998
- 『七訂食品成分表2016』
  香川芳子監修（女子栄養大学出版部）2016
- 『日本食品標準成分表2015年版（七訂）』
  文部科学省科学技術・学術審議会
  資源調査分科会報告（全官報）2015
- 『日本人の食事摂取基準（2015年版）』
  菱田明・佐々木敏監修（第一出版）2014
- 『ビタミンE』五十嵐脩編（医歯薬出版）1985
- 『ビタミンEの臨床』
  平井俊策編（医薬ジャーナル社）2005
- 『ビタミン学Ⅰ』
  日本ビタミン学会編（東京化学同人）1980
- 『ビタミン学Ⅱ』
  日本ビタミン学会編（東京化学同人）1980
- 『ビタミンＤ』須田立雄ほか著（講談社）1982
- 『ビタミンの事典』
  日本ビタミン学会編（朝倉書店）1996
- 『ビタミンハンドブック①脂溶性ビタミン』
  日本ビタミン学会編（化学同人）1989
- 『ビタミンハンドブック②水溶性ビタミン』
  日本ビタミン学会編（化学同人）1989
- 『ビタミンハンドブック③ビタミン分析法』
  日本ビタミン学会編（化学同人）1989
- 『ビタミンハンドブック④ビタミンと栄養』
  日本ビタミン学会編（化学同人）1990
- 『ビタミンハンドブック⑤ビタミンと医学』
  日本ビタミン学会編（化学同人）1989
- 『ビタミン・ミネラルの安全性 第２版』
  ジョン・ハズコック著（第一出版）2007
- 『ヒューマン・ニュートリション』
  J. S. Garrow, W. P. T. James, A. Ralph編
  （医歯薬出版）2004
- 『微量金属の生体作用』
  日本化学会編（学会出版センター）1995
- 『微量元素と生体』
  木村修一・左右田健次編（秀潤社）1987
- 『微量元素の世界』木村優著（裳華房）1990
- 『平成26年国民健康・栄養調査報告』
  （厚生労働省HP）
- 『ミネラルの事典』糸川嘉則編（朝倉書店）2003
- 『ミネラル・微量元素の栄養学』
  鈴木継美・和田攻編（第一出版）1994
- 『リン酸のはたらき』
  小原哲二郎ほか編（第一出版）1983
- 『レチノイド・カロテノイド』
  武藤泰敏著（南山堂）1997
- 日本ビタミン学会ホームページ
  http://web.kyoto-inet.or.jp/people/vsojkn/

食品の成分値については次の資料より
引用・転載しました。

- 『日本食品標準成分表2015年版（七訂）』
  文部科学省科学技術・学術審議会
  資源調査分科会報告（全官報）2015

付録

著者紹介

上西一弘 うえにし かずひろ

女子栄養大学栄養生理学研究室教授。
徳島大学大学院栄養学研究科修士課程修了後、雪印乳業生物科学研究所を経て、1991年より女子栄養大学に勤務。専門は栄養生理学、特にヒトを対象としたカルシウムの吸収・利用に関する研究、成長期のライフスタイルと身体状況、スポーツ選手の栄養アセスメントなど。2015年版の「日本人の食事摂取基準」策定において、2005年版、2010年版に続きワーキンググループメンバー（ミネラル）を務める。骨粗鬆症の予防と治療ガイドライン作成委員会委員。

食品成分最新ガイド

栄養素の通になる 第4版

2008年 3月20日 初版第1刷発行
2010年 7月10日 第2版第1刷発行
2012年 7月12日 第3版第1刷発行
2016年10月10日 第4版第1刷発行

著 者 上西一弘
発行者 香川明夫
発行所 女子栄養大学出版部
http://www.eiyo21.com

〒170-8481
東京都豊島区駒込3-24-3
電話 03（3918）5411（営業）
03（3918）5301（編集）
振替 00160-3-84647
印刷所 凸版印刷株式会社

ISBN978-4-7895-0923-7

アートディレクション 石倉ヒロユキ（レジア）
デザイン 小池佳代（レジア）
DTP制作 プロスト
イラスト 伊波二郎
校正 編集工房DAL 小野祐子 くすのき舎
編集協力（第4版） 鈴木 充

本書は月刊『栄養と料理』（女子栄養大学出版部）2005年1月号～2007年12月号の連載記事を2008年に単行本として刊行し、改訂を重ねています。